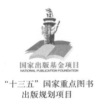

国家出版基金项目
NATIONAL PUBLICATION FOUNDATION

"十三五"国家重点图书
出版规划项目

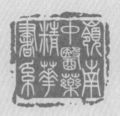

岭南中医药精华书系

邓铁涛 禤国维 周岱翰 韦贵康 总主编

岭南中医世家传承系列

孙晓生 主编

八桂韦氏
正骨世家

韦贵康 韦 坚 著

SPM 南方出版传媒

广东科技出版社 | 全国优秀出版社

· 广 州 ·

图书在版编目（CIP）数据

八桂韦氏正骨世家/韦贵康，韦坚著．—广州：广东科技出版社，2019.1

（岭南中医药精华书系·岭南中医世家传承系列）

ISBN 978-7-5359-7046-6

Ⅰ．①八… Ⅱ．①韦…②韦… Ⅲ．①正骨疗法—中医临床—经验—中国—现代 Ⅳ．①R274.2

中国版本图书馆CIP数据核字（2019）第001097号

八桂韦氏正骨世家
Bagui Weishi Zhenggu Shijia

出 版 人：朱文清
项目策划：丁春玲 吕 健
责任编辑：吕 健 邓 彦 马霄行 曾永琳
封面设计：林少娟
版式设计：林少娟
排版设计：友间文化
责任校对：梁小帆 杨峻松 陈 静
责任印制：彭海波
出版发行：广东科技出版社
　　　　　（广州市环市东路水荫路11号 邮政编码：510075）
销售热线：020-37592148 / 37607413
http：//www.gdstp.com.cn
E-mail：gdkjzbb@gdstp.com.cn（编务室）
经　　销：广东新华发行集团股份有限公司
印　　刷：广州一龙印刷有限公司
　　　　　（广州市增城区荔新九路43号1幢自编101房 邮政编码：511340）
规　　格：730mm×1 020mm　1/16　印张20.5　字数410千
版　　次：2019年1月第1版
　　　　　2019年1月第1次印刷
定　　价：105.00元

《岭南中医药精华书系》出版工作委员会

序

岭南中医又被称为"岭南医学"，是中医的学术流派之一。

岭南，首先是地理概念。《汉语大词典》谓："指五岭以南的地区，即广东、广西一带。"而对"五岭"则解释说："大庾岭、越城岭、骑田岭、萌渚岭、都庞岭的总称，位于江西、湖南、广东、广西四省之间，是长江与珠江流域的分水岭。"这样岭南的方位就很清晰了。

岭南这片土地上的许多文化都自成特色，过去就有"岭南派"一词，《汉语大词典》解释为"现代中国画流派之一"。这说明最早被认为自成一派的，首先见于画坛。不过随着岭南文化的发展，有越来越多领域都呈现出鲜明的特色。所以，后来人们将画学上的"岭南派"加上"画"字，称其为"岭南画派"，而其他领域方面的"岭南派"则有岭南琴派、岭南园林、岭南音乐……

岭南医学则是医学上的派别，主要指岭南地区的中医。"岭南医学"这一名称虽然出自现代，但它是对岭南中医发展的历史文化特色的总结，可以说其内涵是源远流长的。

从中国文化发源来看，中国文化的主流发源于中原一带。岭南文化源于中原文化，随着征战的军士、民族的迁徙传入岭南地区。中医药学就是和传统文化一道，从中原传入岭南的，并在岭南地区与当地的民俗相结合，形成了有本地特色的医学流派。

晋唐时期，岭南的中医学就已经体现出自身的特色。例如对地方性流行病研究有突出的成果。晋代有葛洪、支法存、仰道人等活跃于广东，记载了对蛊毒、沙虱热（恙虫病）、疟疾、丝虫、姜片虫等流行病的认识与治疗方药。唐代开始有《岭南脚气论》等多种以岭南为名的方书，后来南宋郑樵在《通志》中为唐以前医药文献划分门类，就专门划出一类叫"岭南方"，计有《岭南急要方》三卷，《南中四时摄生论》一卷，《南行方》三卷，《治岭南众疾经效方》一卷，

《广南摄生方》三卷，共五部九卷。在《诸病源候论》《千金要方》《外台秘要》等综合医书中也多有关于岭南疾病的记载。由此可见，当时研究岭南的疾病与治疗已经发展成中医药学科的一个分支。

如果说唐以前的岭南医学偏于研究地方性疾病，那么在宋元明清时期，岭南医学则开始向两个方面全面发展。一是对地方性的疾病研究更加深入，二是开始进而探讨疾病背后的体质因素，指出岭南地理气候环境对人群体质的特定影响。重要标志是元代医家释继洪所撰《岭南卫生方》，集宋元医家治疗瘴病经验之大成，既对主要指疟疾的瘴病在证治规律方面有更深入的认识。到了明清时期，中医的各个学派都传入岭南，岭南医药学家对河间、丹溪、伤寒、温病等流派理论在岭南的适用性进行了多方探讨，还系统地发掘整理了岭南草药的应用经验，将其充实到中药宝库之中。

清中期以后，随着十三行贸易的兴盛，广东经济愈来愈发达。医学方面随之人才辈出，儋州罗汝兰著《鼠疫汇编》，丰富了对急性传染病的诊治经验；晚清伤寒名家陈伯坛名扬海内外，著作《读过伤寒论》《读过金匮》为世所重；岭南骨伤世家梁氏、管氏等注重总结学术经验，撰写了多种讲义。同时岭南地区在对外开放交流中，得风气之先，引种牛痘的先驱邱熺，一门三代中西医汇通的陈定泰家族，以及"中西汇通四大家"之一的朱沛文等，均有较重要学术影响。

到了现代，岭南的医药学家更加注意总结地方医药特色。邓铁涛教授在1986年中华医学会广东分会广东医史分会成立大会上，作了题为《略谈岭南医学之特点》的学术报告，提出了岭南医学的三个特点：①重视岭南地区的多发疾病；②重视岭南地区特产的药材和民间经验；③重视吸收新知。并提出这些特点是与岭南的地理、人文、环境密切关联的。随后，岭南中医各科的理论与临床研究不断发展。2006年广东省启动中医药强省建设，我省中医药界与出版界通力合作，组织编撰并出版了《岭南中医药文库》系列丛书，较全面地总结了岭南名医、名院、名科、名药等成就与贡献，产生了巨大反响。"岭南医学"这一名称，在国内中医学术界得到广泛认同。

岭南医学有何特色？其实，问题的答案就在"岭南"二字之中。关于学术流派，有不同的定义。所谓流，是支流；派，意味着派生。一般认为流派的形成以师承名家为起点，然后源流相继，派生支系，如此不绝。这其实是指以某一杰出人物为中心的单点播散式。而岭南医学，是整个岭南地区中医药群体共同探索的成果，呈现出多线式传播的特点。在岭南医学这一大的学术流派当中，有许多世家流派、专科流派，各有传承。像潮汕地区的"大娘巾"蔡氏女科，有400多年历史，至今已14代。佛山梁财信所创的梁氏伤科，传承至第6代。内科方面有国家大师邓铁涛的邓氏内科流派，针灸有现代"靳三针"流派，皮肤科有国医大师禤国维的岭南皮肤病流派，妇科还有罗元恺的罗氏妇科等，均享誉全国。

如果说以上这些学科与流派是纵向式的线性传播，那么，由于它们共同置身于岭南地域环境之中，面对着同在岭南气候与风俗下生活的人群。中医自古以来就注意地理环境、气候与人的体质对疾病和医药的影响，提出了"因时制宜、因地制宜、因人制宜"的原则。唐代《千金要方》指出："凡用药，皆随土地所宜，江南岭表，其地暑湿，其人肌肤薄脆，腠理开疏，用药轻省，关中河北，土地刚燥，其人皮肤坚硬，腠理闭塞，用药重复。"因此在岭南中医各科的学术中，都存在人群特有性质、地区多发病证与常用地产药材等方面的特色内涵。这些如同横向的纬线，将纵向的各个学科与流派贯穿织成"岭南医学"这一幅大画卷。

由此可见，要想深入地阐明"岭南医学"，需要中医理论与临床紧密合作，各个专科专病各自深入总结，才能为宏观上的规律总结提供具体支撑。自《岭南中医药文库》出版以来，岭南中医药界在理论探讨与临床总结方面又取得了不少新进展。为了进一步总结发展中的岭南医学，我们又策划了《岭南中医药精华书系》，采用开放式系列架构，首批书目规划为80个品种，分为名医卷、世家卷、技法卷、名药卷、名方卷、典籍卷、民族医药卷和港澳卷八大系列：

名医卷：旨在对广东、广西和海南三省区获"国医大师"称号及获批建设"全国名老中医传承工作室"的中医专家，以及部分省级名老中医的学术经验进行总结，成规模展示岭南当代名医的群体水平。

世家卷：以族群记录方式挖掘和整理岭南传承四代以上、特色鲜明，且有代表性传承人的中医世家的传承文化和研究成果，展示世家的临床秘验精华，具有存亡接续的重要意义，填补岭南中医药和文化研究中以往忽视的空白。

技法卷：系统展示入选国家级、省级和市级非物质文化遗产名录的中医药技法项目，以及入选国家中医药管理局"中医适宜技术推广项目"的岭南中医绝技绝学，突出展现岭南中医药技术水平亮点和中医药文化传承成果。

名药卷：系统总结岭南传统"十大广药""四大南药"的历史源流、品种分类、性状鉴别、规范化生产技术、临床功效和古今医家应用经验等，全方位展现名药的文化内涵和实用价值，树立岭南优质中药的品牌形象。

名方卷：着眼于名方传世，注重名方临床实用价值，汇集有确证来源的历代岭南经典名方，同时注重对近现代岭南著名医家名方的搜集和整理。全系列以疾病系统为纲，首次对岭南古今名方的组成、功效、方解和临床应用进行系统展示。

典籍卷：遴选岭南古医籍中在全国影响较大、流传广远的品种，精选古籍善本、孤本，采用校注加研究集成的方式出版，是首次对岭南珍本古医籍的系统整理和挖掘，力求系统展示原味的岭南中医诊疗方法和理论，对丰富中医药从业者治疗手段、提高诊疗水平具有良好的借鉴作用。

民族医药卷：几千年来，岭南各族人民在共同创造具有地域特色的岭南文化的同时，也丰富和发展出具有本民族特色的医药文化，现已有不少民族医药技法列入岭南省、市级非物质文化遗产。本系列对岭南地区瑶族、壮族、黎族、侗族、苗族、京族等各民族医药进行梳理，填补岭南传统医药研究空白。

港澳卷：港澳地区南北交流，中西汇聚，其中医药屡得风气之先，一方面继承着鲜明的岭南中医特点，另一方面又表现出广纳中原和西方医学新知的交融特性，尤其是近代以来活跃着一代代特色鲜明的名医和世家名门，本项目首次将目光聚焦港澳中医药，以点带面展示港澳中医药临床和研究水平。

本丛书的策划，是在更大范围和更广深度上对岭南传统医药学术的一次新总结。相信本丛书的出版，将使岭南医学这一富有特色的我国地域中医学术流派的理论内涵更加充实，在理论和临床上进一步发扬光大。

邓铁涛

（国医大师，广州中医药大学

终身教授，博士生导师）

2018年10月

前 言

中医学形成发展的历史规律表明，"一源多流、流派纷呈"是中医临床与学术传承创新的基本特征，是贯穿于中医发展史的一个突出现象。一大批历史源远流长、学术底蕴深厚、临床疗效显著、特色优势明显、群众推崇公认的中医学术流派有力推动了中医学理论的不断创新和临床诊疗体系的丰富发展，其中传承多代、绵延不衰的中医世家更是"皇冠上的明珠"。

作为中医师徒授受传承模式的典型代表，中医世家的代代经验秘传历来为人所重。古人有谓"医不三世，不服其药"，可以说是对中医世家这一学科特色的高度概括。它不但说明中医世家的发展历史源远流长，而且也说明中医世家所传经验较之医家个体的经验来说弥加珍贵，更有深入研究、努力发掘的必要。

岭南中医药有着悠久的应用历史和广泛的社会基础。自秦汉以降，岭南医学因地制宜地结合岭南的地域特点，勇于吸收民间医学经验和外来医学新知，充分开发利用本地药材资源，逐渐形成了鲜明的流派风格和疗效良验的用药模式，涌现出许多本土或占籍的著名医家，其医术代代传承，造就了一批各具特色的医学世家。

例如全国首批六十四家中医流派之一、有"送子观音"称誉的广府罗氏女科世家，还有从明代起十六代从未间断、秘制妇科良药求者如潮的粤东大娘巾蔡氏女科世家；例如列入广东省非物质文化遗产名录的西关何氏伤科世家、骆氏腹诊推拿世家、平乐郭氏正骨世家等，或以独特手法著称，或以祖传伤药享誉；再例如擅长慢病快治、创制凉茶秘方为"国家非物质文化遗产代表作"的端州梁氏杂病世家，领风气之先、中西汇通派陈氏中医世家等。它们集高度的实用性和文化价值于一身，是岭南民众的智慧结晶和岭南文化的优秀代表，更是人类共同的文明和文化成果。

为了有效拯救、展示和传承中医世家余绪，助力岭南文化发扬光大，让更多的人群共享中医世家的宝贵经验，我们组织出版了《岭南中医世家传承系列》，首次以族群记录方式挖掘、整理和展示岭南中医世家的最新研究成果，填补了全国中医药尤其是岭南中医药研究的空白。

《岭南中医世家传承系列》为保证其专业性和高质量，在组织编撰过程中，我们牢牢把握以下几个原则：

注重认识把握传承传播规律：研究中医世家的传承发展，就要深入研究世家的内核吸引规律、外力推动规律、情感共鸣规律、人才培养规律、实践真知规律和时代发展规律等，从具有一定共性的传承传播规律中探寻世家得以生存发展的土壤和空间。

注重探究培养内在创新特质：世家经验的继承绝非照搬照抄，而是批判性取舍，对原有精华要素的总结凝练、充实完善和发扬光大。在这一过程中，还要深入发掘出本世家发展历史中独特的内在创新特质、内在动因以及对当前实际的借鉴意义等，从具有顽强生命力的传承发展规律中揭示世家特色医术不断得以提升的路径。

注重发掘阐扬深厚文化底蕴：中医学是医学与中国传统文化的结晶。研究中医世家，不仅要传承其宝贵的学术思想、临证经验，还要重视世家代代流传的人文精神和人文特质。例如修身齐家的传统美德、爱国爱民的社会公德、大医精诚的医风医德、严谨认真的治学品格等，这既是中医学术流派形成与发展的灵魂，也是中医药学术传承创新发展的凝聚力所在。

注重推广应用独特理论与临床技艺：世家学术研究的出发点和落脚点都应归结于突出中医药特色优势，不断提高中医药临床疗效。在这一过程中，就要考虑如何将世家的研究成果及时转化为临床应用的有效路径，而以图书的形式对其加以挖掘和传播，就具有开山辟路的重要作用，希望以此能带动后续世家学术示范诊疗室、世家特色技术培训等的陆续参与，从而将其广泛验证于临床，充分彰显其疗效。

注重协调整合世家之间相互关系：世家学术除了共有的专业特性外，还历史性地存在着对立关系、互补关系、共生关系、地域关系、派生关系等，正是这种不同学术之间互相激发、互相竞争、互相借鉴所产生的强大而持续的驱动力，构成了中医学术百花齐放、百家争鸣的繁荣景象。这就需要在尊重历史的前提下对世家独具特质的理论与临床诊疗技艺全面、深入地继承，同时不断刮垢磨光、精辟总结、提炼比较，使理论发展与临床实践间形成一个不断循环促进的良性过程。

秉承上述原则，我们从2014年甚至更早就展开了岭南中医世家情况的摸查和挖掘，并参照国家中医药管理局"中医流派传承工作室建设项目"规划逐步清晰了《岭南中医世家传承系列》的入选标准：①岭南三省及港澳地区，或占籍岭南并在此发扬壮大的世家群体。②传承四代以上，绵延超过百年，目前仍有后辈传承和应用家族特色医术的鲜活体。③有一个或几个学术上的代表人物。④在学术上有创新，在理论或技法上特色鲜明，在论著上有一家之言。⑤有清晰的家学传承谱系。

由此，形成了《岭南中医世家传承系列》分阶段、开放式的整理和出版规划：凡符合上述世家入选标准的图书随时可纳入本项目，成熟一批，出版一批。此次出版的第一辑分为四种：《粤东蔡氏女科世家》《西关何氏伤科世家》《骆氏腹诊推拿世家》《端州梁氏杂病世家》，此次出版的第二辑四种：《八桂韦氏正骨世家》《广府罗氏妇科世家》《惠州黎氏儿科世家》《西关甄氏杂病世家》，根据摸查情况，后续还有将近20种相关图书陆续面世。

筚路蓝缕，以启山林。《岭南中医世家传承系列》的编辑、出版，是一项需要细致筹划的系统工程，这也同时意味着建设工作的要求之高，只有怀着一腔热诚真正投入其间，才能体味其中的甘苦。例如传承十六代、从未间断的大娘巾蔡氏女科虽在国内乃至东南亚久负盛名，但因为后辈分散且家族之秘矜而不传，此前从未进行过系统的挖掘和总结。为此，我们数十次奔赴潮州、汕头、香港、澳门，乃至泰国、越南等地，与蔡氏后人们交心对谈，甚至用我们的古籍珍本与其互鉴，才终于完整地呈现了这个绵延五百多年女科世家的传奇风采。再例如，骆氏腹诊推拿世家，发源于河北、兴盛于岭南，几年的时间里，我们与世家后人一起挖掘、整理其丰富材料和宝贵经验，并共同见证了它从享誉民间到成功列入广东省非物质文化遗产名录的过程……

策马前途须努力，作为一名从事中医药事业四十年的行业工作者，能有幸肩负组织、编写这个大型项目的重任，虽年近耳顺却从不敢苟且偷闲。岭南先贤梁启超先生诗云："世纪开新幕，风潮集远洋。"相信本套丛书能以海纳百川的气魄，深挖岭南医学的精髓，开拓岭南医学研究的新视野。

是为序。

（广州中医药大学教授，

博士生导师，副校长）

目 录

■■■■ **第一章 世家史略**……………………………………… **001**

　第一节 世家风貌……………………………………… 002

　　一、韦氏手法，独树一帜……………………………… 002

　　二、仁心仁术，大医精诚……………………………… 005

　　三、杏林传道，名播四海……………………………… 006

　第二节 世家源流……………………………………… 008

　　一、与医结缘，实践民间……………………………… 008

　　二、跟师至南北，博学贯西中………………………… 009

　　三、首创颈椎性血压异常，研发脊柱相关疾病诊疗

　　　　技术………………………………………………… 014

　　四、砥砺前行，让中医走向世界……………………… 016

　　五、韦氏正骨，薪火相传……………………………… 020

■■■■ **第二章 世家精粹**……………………………………… **023**

　第一节 韦氏正骨学术思想探讨……………………… 024

　　一、理论与临床的并重观……………………………… 024

　　二、筋伤科疾病治疗的阴阳观………………………… 025

　　三、脊柱相关性疾病的督脊观………………………… 026

　　四、脊柱相关性疾病的治疗以通为用观……………… 028

　　五、脊柱亚健康的防治观……………………………… 032

　第二节 脊柱相关疾病认识…………………………… 034

　　一、脊柱相关疾病的概念……………………………… 034

二、脊柱相关疾病临床表现 ·············· 035

第三节 脊柱相关疾病手法治疗 ·············· 041

一、手法机理与治疗原则 ·············· 041

二、手法治疗的作用 ·············· 043

三、手法治疗原则 ·············· 044

第四节 韦氏正骨常用基础手法与注意事项 ·············· 046

一、常用基础手法 ·············· 046

二、手法治疗注意事项（手法操作的基本要求）··· 056

三、手法的适应证与禁忌证 ·············· 057

第五节 骨伤整治及骨伤后遗症内治 ·············· 058

一、骨伤整治及骨伤后遗症内治 ·············· 058

二、外伤重危证中药内治 ·············· 060

第六节 脊柱相关疾病内治法 ·············· 063

一、强调"通督补肾"原则 ·············· 063

二、强调分型论治 ·············· 063

三、重视皮肉筋骨伤的局部与内脏关系 ·············· 064

四、注重调理二便 ·············· 064

五、治疗用药善于与现代研究新成果相结合 ·············· 065

第七节 韦氏奇穴 ·············· 066

一、奇穴表现的特点 ·············· 066

二、奇穴手法治疗机理探讨 ·············· 066

三、奇穴使用主要治疗手法 ·············· 067

四、奇穴操作要点 ·············· 068

五、线、区释义 ·············· 075

六、讨论 ·············· 076

第三章 世家论治 ·············· **079**

第一节 颞下颌关节紊乱症 ·············· 080

一、临床表现 ·············· 080

二、诊断要点 ·············· 081

三、辨治方法 …………………………………………… 081

第二节　颈部扭挫伤 …………………………………… 084

一、临床表现 …………………………………………… 084

二、诊断要点 …………………………………………… 085

三、辨治方法 …………………………………………… 085

四、典型病例 …………………………………………… 087

第三节　落枕 …………………………………………… 088

一、临床表现 …………………………………………… 088

二、诊断要点 …………………………………………… 089

三、辨治方法 …………………………………………… 089

四、典型病例 …………………………………………… 091

第四节　自发性寰枢关节半脱位 ……………………… 092

一、临床表现 …………………………………………… 092

二、诊断要点 …………………………………………… 094

三、辨治方法 …………………………………………… 094

第五节　斜颈（肌性斜颈） …………………………… 096

一、临床表现 …………………………………………… 096

二、辨治方法 …………………………………………… 097

第六节　颈椎病 ………………………………………… 099

一、临床表现 …………………………………………… 099

二、诊断要点 …………………………………………… 103

三、辨治方法 …………………………………………… 104

第七节　颈椎间盘突出症 ……………………………… 110

一、临床表现 …………………………………………… 110

二、诊断要点 …………………………………………… 111

三、辨治方法 …………………………………………… 112

四、典型病例 …………………………………………… 114

第八节　颈椎管狭窄症 ………………………………… 115

一、临床表现 …………………………………………… 115

二、诊断要点 …………………………………………… 116

三、治疗 …………………………… 117

第九节　颈肋综合征 …………………… 118

　　一、临床表现 ……………………… 118

　　二、辨治方法 ……………………… 119

　　三、典型病例 ……………………… 120

第十节　胸椎小关节紊乱症 …………… 121

　　一、临床表现 ……………………… 121

　　二、诊断要点 ……………………… 123

　　三、辨治方法 ……………………… 124

第十一节　背肌筋膜炎 ………………… 129

　　一、临床表现 ……………………… 129

　　二、诊断要点 ……………………… 129

　　三、辨治方法 ……………………… 130

第十二节　胸廓出口综合征 …………… 132

　　一、临床表现 ……………………… 132

　　二、辨治方法 ……………………… 134

第十三节　胸椎侧弯畸形 ……………… 137

　　一、临床表现 ……………………… 137

　　二、辨治方法 ……………………… 138

　　三、预防 …………………………… 138

第十四节　胸壁挫伤 …………………… 140

　　一、临床表现 ……………………… 140

　　二、诊断要点 ……………………… 141

　　三、辨治方法 ……………………… 141

　　四、治疗方案 ……………………… 142

　　五、典型病例 ……………………… 142

第十五节　肋软骨炎 …………………… 143

　　一、临床表现 ……………………… 143

　　二、诊断要点 ……………………… 144

　　三、辨治方法 ……………………… 144

四、典型病例 ……………………………………… 145

第十六节 棘上韧带损伤 …………………………… 147

一、临床表现 ……………………………………… 147

二、辨治方法 ……………………………………… 148

三、注意事项 ……………………………………… 149

第十七节 急性腰部韧带损伤 ……………………… 151

一、临床表现 ……………………………………… 152

二、辨治方法 ……………………………………… 152

三、预防与调理 …………………………………… 153

第十八节 急性腰肌筋膜扭伤 ……………………… 154

一、临床表现 ……………………………………… 154

二、辨治方法 ……………………………………… 156

第十九节 急性腰椎关节突关节扭伤 ……………… 159

一、临床表现 ……………………………………… 159

二、辨治方法 ……………………………………… 160

第二十节 慢性腰肌劳损 …………………………… 162

一、临床表现 ……………………………………… 162

二、辨治方法 ……………………………………… 163

三、注意事项 ……………………………………… 165

第二十一节 腰椎间盘突出症 ……………………… 166

一、临床表现 ……………………………………… 166

二、诊断要点 ……………………………………… 169

三、辨治方法 ……………………………………… 170

四、典型病例 ……………………………………… 176

第二十二节 腰椎后关节紊乱症 …………………… 177

一、临床表现 ……………………………………… 177

二、诊断要点 ……………………………………… 178

三、辨治方法 ……………………………………… 178

四、注意事项 ……………………………………… 181

五、典型病例 ……………………………………… 182

第二十三节　脊柱相关疾病 ⋯⋯⋯⋯⋯⋯ 183

一、眩晕 ⋯⋯⋯⋯⋯⋯⋯⋯⋯ 183

二、头痛 ⋯⋯⋯⋯⋯⋯⋯⋯⋯ 188

三、视力障碍 ⋯⋯⋯⋯⋯⋯⋯ 192

四、血压异常 ⋯⋯⋯⋯⋯⋯⋯ 199

五、耳鸣耳聋 ⋯⋯⋯⋯⋯⋯⋯ 203

六、慢性咽炎 ⋯⋯⋯⋯⋯⋯⋯ 206

七、甲状腺功能亢进 ⋯⋯⋯⋯ 208

八、颅损伤并颈外伤综合征 ⋯⋯⋯ 213

九、胸痛 ⋯⋯⋯⋯⋯⋯⋯⋯⋯ 218

十、心律不齐 ⋯⋯⋯⋯⋯⋯⋯ 222

十一、胃脘痛 ⋯⋯⋯⋯⋯⋯⋯ 225

十二、胃下垂 ⋯⋯⋯⋯⋯⋯⋯ 229

十三、慢性胆囊炎 ⋯⋯⋯⋯⋯ 232

十四、功能性消化不良 ⋯⋯⋯⋯ 236

十五、腹泻与便秘（大便异常）⋯⋯⋯ 240

十六、排尿异常 ⋯⋯⋯⋯⋯⋯ 245

十七、慢性结肠炎 ⋯⋯⋯⋯⋯ 249

十八、痛经 ⋯⋯⋯⋯⋯⋯⋯⋯ 252

第四章　世家验方 ⋯⋯⋯⋯⋯⋯⋯ **257**

第一节　通窍活血汤 ⋯⋯⋯⋯⋯ 258

第二节　解痉散瘀汤 ⋯⋯⋯⋯⋯ 260

第三节　脊髓康 ⋯⋯⋯⋯⋯⋯⋯ 262

第四节　痛安汤 ⋯⋯⋯⋯⋯⋯⋯ 264

第五章　世家医话 ⋯⋯⋯⋯⋯⋯⋯ **267**

第一节　八十岁上班族的养生经 ⋯⋯⋯⋯ 268

一、练武练骨架 ⋯⋯⋯⋯⋯⋯ 268

二、上班益身心 ⋯⋯⋯⋯⋯⋯ 270

　　三、唱歌防痴呆 ·· 271

　　四、漱口固牙齿 ·· 273

第二节　脊柱相关疾病与调控 ································ 277

　　一、脊柱是姿势的调控中心 ································ 277

　　二、脊柱生理曲度内在联系及其变化与颈肩腰背痛

　　　　关系的临床研究 ·· 279

　　三、脊源性亚健康的防治观 ································ 281

　　四、心脑血管疾病——请给发动机充足的空间 ······ 283

第三节　现代生活方式的健康认识 ························ 286

　　一、现代生活方式暗含的危机 ···························· 286

　　二、养生先养骨，养骨重姿势 ···························· 288

　　三、温度、饮食、劳逸与病损 ···························· 292

　　四、为"第二心脏"添活力 ································ 295

　　五、运动得当，才会长高 ································ 297

■■■　第六章　世家薪火 ································ **299**

第一节　传人选介 ·· 300

　　一、中国内地弟子名单 ···································· 300

　　二、中国香港弟子名单 ···································· 301

　　三、中国台湾弟子名单 ···································· 301

　　四、外国弟子名单 ·· 302

第二节　韦贵康导师的研究生列题论文一览（部分）··· 303

　　一、博士研究生列题 ······································ 303

　　二、硕士研究生列题 ······································ 303

　　三、中国香港研究生列题 ································ 304

　　四、外国研究生列题 ······································ 304

第一章 世家史略

第一节　世家风貌

广西，位于祖国的西南边陲。这里山水相接，江海相连。"唱山歌，这边唱来那边和，山歌好比春江水，不怕滩险弯又多……"不但浓缩着这一方水土奇特的地理风貌，更彰显了这一方人民不畏艰险的精神气质。

在八桂广袤的大地上，有这样一个中医家族，他们用双脚丈量着广西的山山水水，以满腔赤诚弘扬着"大医精诚"的宝贵精神，以妙手丹心为民众的健康保驾护航。他们就是以国医大师韦贵康为代表的八桂韦氏正骨世家。

一、韦氏手法，独树一帜

提起韦氏正骨世家，就必然要提到享誉中外的韦氏手法。

韦氏手法是以脊柱旋转复位手法为代表的，诊治脊柱、四肢软组织损伤及脊柱相关疾病的一系列手法，以"三联治法""四大理论"和"五大手法"为特色，具有"稳、准、轻、巧、透（透达深部组织，深入病灶之意）"的特点，因其疗效显著，在全国乃至世界各地得到广泛推广。

中国中医骨伤科学会会长、国家科学技术委员会评审委员、第二批全国名老中医学术经验继承班导师施杞教授在一篇文章中说："韦贵康教授是我国著名的中医骨伤专家、学科带头人。他博采众长，茹古涵今，学渊术高，其在脊柱相关疾病及手法研究方面颇具开拓创新、独树一帜的精神，尤为业界所推崇。"

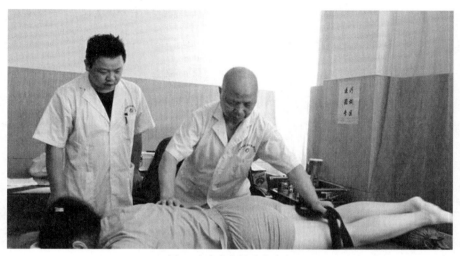

图1 韦贵康在做手法治疗

在20世纪70年代，合并高血压的颈椎病曾经是旋转复位手法治疗禁区。韦贵康率先突破禁忌，开展旋转复位手法治疗颈椎性血压异常研究。说起这项突破，还缘起于一次偶然的治疗。

"韦医生，您就帮我治疗一下颈椎痛，其他的不用管！"1975年，一位患有颈椎痛和高血压的患者找到韦贵康，恳请韦贵康帮他治疗。韦贵康以家族长期的临床实践和经验积累为基础，熟练掌握了"旋转复位手法治疗骨关节损伤"技术。但颈椎是人体脆弱部位，医疗界对手法治疗颈椎病十分谨慎。

看到患者难受的模样，韦贵康心里被触动了，作为治病救人的医生，他生出一股"巧手解除患者病痛"的豪气，胆大心细地给患者做了旋转复位手法治疗。谁知效果出乎意料的好，当天患者颈痛头晕的症状就减轻了。5天后，该患者高兴地送来感谢信。

这一意外发现与收获，令韦贵康在临床实践中特别注意观察伴有血压异常的颈椎病手法治疗影响，陆续治愈了数十例血压异常的颈椎病患者。

又经过近8年的艰苦探索，韦氏世家的"手法治疗颈椎性血压异常"成果通过了省级技术鉴定，获广西科学技术成果奖。其进一步的研究成果"旋转复位手法与治疗颈椎性血压异常疗效研究"在1991年获国家"中医药科学技术进步"三等奖，成果被推广至国内外，解除了众多患者的痛苦。

手法治疗颈椎性血压异常的成功，为研究脊柱相关疾病打开了一个突破口。随后，韦氏正骨同道一起运用手法治愈了一批脊柱损伤引起的头晕、头痛、视力障碍、失眠、心律异常、低热、排尿异常、颅脑损伤并颈椎损伤后综合征、产后损伤性腰腿痛等病症。此类病症被称为"脊柱相关疾病"。

最终，韦氏以"手法治疗脊柱相关疾病"为起点延伸出了"脊柱整治三十六法"与"韦氏奇穴"等系统手法，创新脊柱相关疾病理论，提出"脊督一体论""脊柱六不通病机"和"六通治则"，发明"移动式脊柱均衡牵引架""脊髓康""痛安汤"，治疗颈椎病、腰椎间盘突出症、老年退行性骨关节炎、颈性高血压等疾病疗效卓著，得到业界的广泛认可。

在此基础上，韦贵康编著《脊柱相关疾病学》等著作26部，先后在国内外出版发行，发表论文166篇，获专利3项、省部级成果6项，主持或指导课题31项，获广西科技进步二等奖2项、广西教学成果二等奖1项。

1994年《软组织损伤与脊柱相关疾病》一书的出版与1996年《脊柱损伤性疾病整治手法研究》一文的公开发表，标志着韦氏手法成熟期的来临。

业精于勤，近百年来，韦氏家族骨伤科疾病治愈率达85%以上；应用其团队创新成果的国内外医疗单位、诊治机构达100多家，诊治患者达200多万人次。作为资深保健专家，韦贵康教授擅长运用中医手法治疗骨伤科疑难杂症，他多次受邀为中央、省部级领导，港澳台地区政要以及外国政要诊治疾病，还为一些明星诊疗，其独创的"韦氏正骨脊柱整治系列手法"充分展现了中医自然疗法的显著疗效，受到国内外同行的推崇，中央电视台、阿拉伯半岛电视台和美国、德国、新加坡等国的多家媒体多次对其诊疗技术进行专题报道。

2017年6月29日，韦贵康教授荣获中医行业最高荣誉——"国医大师"称号。

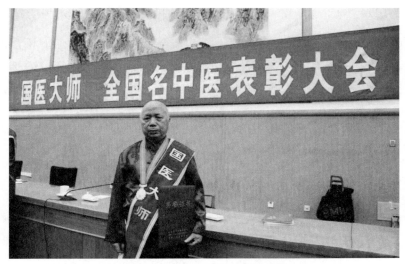

图2　韦贵康获得"国医大师"称号

二、仁心仁术，大医精诚

韦贵康有一双厚实的手掌，大拇指比常人更粗壮，这是苦练出来的。少年时，他体弱多病，为了强身健体，苦练功夫。他身体倒立，双手撑地，来回在学校的操场上"走"；手戳沙袋，练指功和劈功，单手曾劈断4块叠放的砖。如今他的大拇指可以对抗40kg的力量，令很多年轻人都甘拜下风。除了手指的力量，韦氏手法还加入了现代科学理念和生物力学原理。

在治疗患者时，他的双手如同长了眼睛，在患者身上一点一按，病根在哪，椎节往哪个方向错位，都能摸个八九不离十。一推一扳，能快速正骨复位。"稳、准、轻、巧、透"，是业内人士对韦氏手法的评价。

由于手术费用高，韦贵康坚持"不到万不得已，不能让患者多花钱还挨一刀"。"曾经有个腰椎病患者来看病，说没钱，管我借了3000元，后来说还不起，我就说算了。我的医疗收费，是只能低于标准，不能高于标准。"韦贵康说。

"曾经有一位50多岁患者，腰椎间盘突出比较严重，去了多家医院看病，都说要动手术才能治疗。患者不想动手术，坐着轮椅找到我这儿。我诊断后说，不用动手术，用手法就可以治疗。做完两周后，他不用轮椅了；一个月后，完全康复了。他来感谢我时，把轮椅送给了我，有的徒弟觉得莫名其妙，说这是当面砸招牌。我说不要紧，要理解患者的心情，患者这是真心高兴，因为他再也不用轮椅了。我把轮椅捐给了医院。"说起这件事，韦贵康仍感到有趣。

韦贵康坐诊时，诊室里总会不时传出笑声。他说，要让患者在风趣、亲和的环境中，轻松地完成治疗。"治疗骨伤，就怕患者紧张，所以要风趣一点。有些病人长年忍受病痛折磨，容易心情烦躁，在治疗中不配合。他生气，我可不生气，而是耐心劝导、讲解。"韦贵康说，有一次一位患者因为排队不耐烦，把病历撕烂了，吵着要走。韦贵康便走过去，把碎纸一片片捡起来，耐心安慰他，让他按规矩排队，后来还治好了他的病。

在韦贵康医治的患者中，最小的仅几个月大，最年长的一名颈椎错位患者则有100岁。患者家属都放心地让他采用旋转复位法。由韦贵康创建的瑞康医院骨伤科，如今已成为国家临床重点专科，是广西规模最大的骨科诊疗中心之一，广泛开展中西医结合诊疗技术，治疗骨科常见病、多发病及疑难杂症。近年来，骨伤科开展的使用关节镜、椎间盘镜、腰椎侧入镜等进行的微创手术，深受骨科疑难疾病患者的欢迎。

三、杏林传道，名播四海

作为世界杰出的中医骨伤教育家，韦贵康教授在广西中医学院创建了骨伤专业、骨伤研究所和附院骨伤科，授课学生达3万多人，培养了硕士和博士100余人。他弟子众多，已形成五代传承队伍，其中黄有荣、周红海、黄俊卿等已成为国内著名中医骨伤专家，其所创立的事业薪火相传、蓬勃发展。

在担任广西中医学院院长的10年间，他高度重视传统中医的教学及中医药文化的传承，大力推进中医教育改革，开展博士研究生培养，强化"院系合一"的教学模式，深入挖掘整理壮族医药，创建两所三甲医院，创立百年乐品牌，促进了中医药高等教育和民族地区医药卫生事业的振兴发展。

为让中医药走向更广阔的天地，韦贵康从20世纪80年代后期起，逐年增加到广西中医学院的国外医师进修培训名额，进一步扩大招收国外考生到该校攻读中医骨伤等专业。如今来该校学习中医药、中医骨伤专业的国外进修生已有1000多人次，传带的国外中医骨伤科硕士研究生、博士研究生100多人。这些学生身怀中医技艺，为世界各地的患者造福，也成了推动中医发展的"引擎"。

他创立的广西国际手法医学协会、世界手法医学联合会、世界手法医学联盟，在海内外影响深远。从20世纪80年代起，他在世界各地组织召开国际手法医学学术会议23次，参会人员1万多人次。他在世界各地推广中医传统手法，致力于在新加坡、马来西亚、越南等邻近国家的医疗与学术传播。在他培养的数百名境外弟子中，杰出代表有香港医管局中医药管理委员会中医组主席黄杰、新加坡中华医学会会长丘德兴等，在东南亚形成"广西正骨脊柱整治手法流派"。作为先行者与推动者，他为加强与"一带一路"沿线国家医药领域的交流合作，实现中央赋予广西的"三大定位"，开创中医药全方位对外开放格局做出了卓越贡献。

"我的理念不是要什么荣誉目标，就是要实干。在我看来，能够把自己的专长变为一个资源反馈社会，将这一辈子最宝贵的时光献给中医事业，我无悔无怨。"这既是韦贵康教授的心声，也展示了韦氏正骨世家的精神。

第二节　世家源流

一、与医结缘，实践民间

广西南宁市宾阳县原高田乡新阳村，依山起势，风光清秀。

韦氏家族原住沙梨村，1911年，由于泥石流毁坏本村，韦氏家族被迫迁移，暂住高田圩3年。1914年，韦氏家族依靠加工米粉积攒的钱财，应好友邀请，又举家迁来新阳村这块风水宝地，开拓坡地建设新屋居住，又在山麓斜坡上，垦荒造地。

在此期间，韦氏医学世家第一代韦富田在考取秀才之余，开始捧读经典中医学书籍，以解家族及乡邻身体苦痛的不时之需。除了攻读理论，他还到高田圩中药店跟民间医生黄掌柜实践学习，黄掌柜后来成为他的岳父。由此他逐渐掌握了常见病的中医治疗技术，如骨伤、刀伤、蛇咬伤、慢性咳嗽、感冒发热、腰痛、腹泻等。

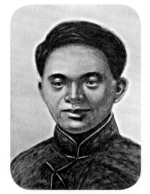

图3　韦富田像

几年下来，通过勤奋学习和实践，韦富田成为附近乡村一位小有名气的医生。

1938年，韦富田之妻诞下一名男婴，为保孩子平安成长，起名为"贵康"，四年后，韦家再育一女"贵容"，一家四口人其乐融融。

然而，天有不测风云，因积劳成疾，年纪尚轻的韦富田患上肺结核，当时农村缺医少药，三年后，因得不到有效医治，撒手西去。

少年的韦贵康正逢中华人民共和国成立初期，在国家政治大局安定的环境中，求知若渴的韦贵康可以在安宁的环境中读书求学。1952年夏，韦贵康与堂哥韦贵生顺利考上初中。两人均勤奋好学，尤其是堂哥韦贵生，学习出类拔萃，成绩名列前茅。不幸的是，由于医疗水平有限，初中二年级时，韦贵生因为肺炎感染离开了人世。父亲和堂兄的离世在韦贵康心中留

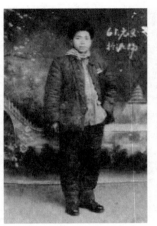

图4　年轻时的韦贵康

下了抹不去的记忆，年轻的韦贵康捶胸立誓："我要学医，将来当医生。"

1959年，韦贵康如愿考入广西中医专科学校（广西中医学院前身，2012年更名为广西中医药大学）学习中医专业。为了挣到学费，韦贵康坚持勤工俭学，经常在课余时间到南宁火车站拉煤，补助生活费用，同时，他刻苦用功学习，成绩出类拔萃，深深打动了樊茂春校长和其他老师，一年后，韦贵康经过严格考试，被保送到全国第一所中医骨伤科大学——河南平乐正骨学院学习，攻读中医本科骨伤科专业。

在平乐正骨学院4年学习期间，韦贵康在校长、平乐郭氏正骨第五代传人高云峰的言传身教以及各位老师的精心指导下，吸足了丰富的医学养分。

二、跟师至南北，博学贯西中

（一）天津师从尚天裕，归来举办培训班

1964年，韦贵康学成归来。因为刻苦钻研，业务能力突出，韦贵康从事教学和医疗工作才1年多时间，就得到学院领导的好评，决定将韦贵康作为业务骨干进行重点培训。因此，韦贵康又被推荐到天津人民医院（现为天津骨伤科医院）

进修学习。在进修半年多时间里，韦贵康非常幸运地得到"中国创伤之父"——著名骨伤科专家尚天裕教授和周映清、姚树源等著名教授专家的热心指导，使韦贵康在业务理论上和医疗诊治技术方面有了新的突破。

尚天裕教授曾参加抗美援朝医疗队，后历任天津人民医院骨科主任、研究所所长。他早年主要学西医并从事西医治疗工作。1958年开始学习中医，并与天津苏家祖传骨伤科技术结合起来，创立了中西医结合小夹板治疗骨折的新疗法。他根据对立统一的辩证关系，提出了"动静结合、筋骨并重、内外兼治、医患配合"的治疗四大原则，这种新疗法具有"减少手术率、缩短疗程、功能恢复快、后遗症少、痛苦少、费用低"等优点，总体疗效高于单纯西医，也高于单纯的中医。其编著的《中西医结合治疗骨折》在国内多次再版印刷发行，并被翻译成英国、德国、日本等国家文字在国外发行，在中西医结合治疗骨折方面处于世界领先地位。

在180多天的宝贵时光里，韦贵康在尚教授的精心指导下，克服种种困难，刻苦钻研知识，加班加点投入临床诊治工作。于是，韦贵康在临床运用中西医结合小夹板治疗骨折的新疗法，掌握得比较快，且疗效显著，获得专家们的一致赞扬。1966年夏天，韦贵康圆满完成进修学习任务，按时返回南宁市。

韦贵康为了将自己学到的中西医结合小夹板治疗骨折新疗法传授给广西各地同行们，使这项处于国际领先地位的新疗法为更多的患者服务，并积极筹备举办培训班工作，包括寻找培训场地、挑选骨干学员、住宿安排等。在上级领导的关心支持下，韦贵康主持开办了广西第一期中西医结合小夹板治疗骨折培训班，有骨科医师学员李德文、石世莹、黄国智等5人，学习时间为3个月。在不到100天的时间里，学员们要熟练掌握这项新疗法，可谓时间紧、任务重。作为负责办班培训的教师和骨干医生，韦贵康以恩师尚天裕教授为榜样，尽职尽责、毫无保留地把此项新疗法传授给进修学员们和临床实习诊治的大学生。由于当时的各种原因，广西教育、医疗系统的业务骨干人员不足，韦贵康作为一名大学教师和骨干医生，业余时间基本上都扑在一线工作上，全心全意为教学和临床诊治患者服务。学员们也通过加班加点、勤学苦练这项医技新疗法，结果他们按期、圆满地完成进修学习任务，并在临床实践中运用此项新疗法诊治病人，疗效显著，韦贵康由衷感到欣慰和高兴。此后，经过多层次办班培训新的医生学员，使骨科领域的这项新技术疗法得以在广西各地医院广泛应用。

（二）北京学习喜收获，创新攻关打基础

1975年，韦贵康在教坛上、杏林中，已"磨剑"11年多的风雨春秋。虽然获得主治医师、大学讲师职称多年，并担任广西中医学院二附院医教组组长、广西中医学院外伤教研组副组长，但是，韦贵康手中的"剑"还不够锋利，"剑术"技巧还不够高明，还须刻苦磨炼，才能进一步提高"剑术"本领。

1975年10月，卫生部举办"第二届全国中西医结合治疗骨关节损伤学习班"，韦贵康又一次得到上级组织的关心和推荐，与广西医学院（现为广西医科大学）骨干讲师谭家祥一同参加这次为期3个半月的培训学习。这期培训学习班，主要任务是学习掌握、推广运用著名医疗专家冯天有医师的"新医正骨疗法"。

冯天有是中国软组织损伤临床研究的开拓者之一，大学毕业后被分配到空军某部当航空军医，主要从事西医工作，一次偶然的机会，与名震骨伤界的"北京双桥老太太"罗有名家族结缘学习，从而创立了"新医正骨疗法"。

这次3个半月的培训学习，韦贵康又一次获得尚教授和冯天有医师的精心指导。韦贵康从此更加刻苦勤奋地学习，就连业余时间都用来钻研"新医正骨疗法"等新的科技成果或学术文章及相关的医学书籍，从而使自己的理论知识和临床医疗技术水平得到进一步提高。与此同时，韦贵康将自己10年来从民间著名骨伤科专家梁锡恩学到的临床经验与"新医正骨疗法"结合起来，进行比较分析研究，然后运用到临床诊治患者，疗效明显。

为了满足当时开门办学的要求，进修学员一边上课一边深入厂矿企业、农

村、部队、学校机关等地为伤病患者诊治，主要是推广应用"新医正骨疗法"。在学习业务知识与临床诊治中，韦贵康和另一个学员一组，共诊治了患者近100人次，经临床观察和跟踪调查，其疗效普遍良好。

除此之外，韦贵康在中国民航门诊进修实习期间，还意外得到可喜的收获。每日，他接诊了一个患有颈痛又伴有高血压的患者顾师傅。

由于这样的病症，当时还是手法推拿的禁忌证，由此，韦贵康婉言谢绝了顾师傅想做手法治疗的要求，他失望地走了。次日，由于顾师傅颈痛加重，无奈之下，他又来找韦贵康治疗，并说："医生，我只求您帮治疗颈椎病，而高血压、头晕等，您可以不管它，就帮忙治疗一下颈痛吧！"韦贵康看着他因病痛而难受的模样，听着他诚恳的请求，心灵深处也被撼动了……然而，运用手法治疗颈椎病的患者比较少，因为颈椎在解剖上是一个特殊部位，里面有神经、血管、脊髓，同时颈椎病的结构比腰椎、胸椎等部位脆弱，曾经有资料报道过有医生搬动推拿颈椎病患者而引起瘫痪死亡的例子。因此，韦贵康的思想在激烈地斗争着，自己该不该为这位顾师傅做手法治疗呢？当时辅导老师又不在场，怎么办呢？已当骨伤科医生11年的韦贵康，用手法推拿治疗颈椎病虽然没有试过，但这项医疗技术只要谨慎实施，试试也未尝不可。于是韦贵康在如履薄冰中，十分谨慎、胆大心细地给顾师傅做了旋转复位手法治疗，结果顾师傅经过韦贵康医生精心地进行旋转复位手法治疗后，感觉颈痛、头晕的症状明显减轻了，连连向韦贵康道谢。

5天后，顾师傅又来门诊。这一次，他不是来看病，而是给学习班送来了热情洋溢的感谢信。顾师傅在信中夸奖韦贵康道："韦医生，您不但将我的颈椎病治好了，而且连高血压也治好了。"

韦贵康第一次运用旋转复位手法同时治好顾师傅的两种相关疾病——颈椎痛和高血压病，这是他从医11年来的偶然性发现与收获，令他大喜过望，也大惑不解。韦贵康认真查阅了国内外大量的医学技术资料，却未发现有类似医疗记载。他在惊喜中，敏锐地意识到，这可能是医疗领域里的一个新发现。

后来，韦贵康和同事把这一边缘科学现象命名为"颈椎性血压异常"，为创新攻关——研究世界医疗领域的新课题打下了基础，为征服"脊柱相关疾病"而揭开了序幕。

（三）上海深造长本领，回邕实施新疗法

20世纪80年代，改革开放的新政策逐步深入人心，各行各业都在着手进行各种改革，以适应新形势发展的需要。那时候，韦贵康已算是一位小有名气的骨科专家和大学骨干教师了。当韦贵康从报纸和医学杂志上了解到，上海市各大医院已推广应用"镍钛记忆钉固定技术""全关节置换术"等先进的新技术时，他向学院领导打报告，要求到上海市新华医院进修深造，很快就得到上级组织的批准同意。

韦贵康进修深造的上海市新华医院，是一所集医疗、教学、科研于一体的现代化综合性医院，在上海市各大医院中，综合实力一流。在新华医院进修的日子里，为了增长新的医术本领，使自己成为一名多面手的医疗专家，韦贵康非常虚心地向胡清潭、姜为民、苏国礼等专家请教，向他们学习"镍钛记忆钉固定技术""全关节置换术""脊柱侧弯畸形手术"等先进的新技术疗法。当韦贵康熟练地掌握了这些新医术后，他又专门投入"显微外科""小儿骨科"的紧张学习中。在此期间，韦贵康还专程到上海瑞金医院、上海市第六人民医院、上海市第九人民医院等医疗单位参观学习，从而全面提高了"显微外科""小儿骨科"的医术水平。

1981年3月，韦贵康圆满地完成了在上海市新华医院的进修深造任务，返回南宁进行业务推广。经过近一年的辛勤努力，认真传授，医院骨伤科医生、进修医生学员都能熟练或比较熟练地掌握运用以上这几项先进的手术新疗法了，这为促进医院整体医疗技术水平起到了积极的推动作用。骨伤科成了广西中医学院二附院的重点科室。从此，该院逐步在八桂杏林中扬名。

三、首创颈椎性血压异常，研发脊柱相关疾病诊疗技术

韦贵康返回广西中医学院后，又治愈了数十例患有血压异常的颈椎病人。于是，他召集了同事陈忠和、贺俊民两位医生一起，开展了围绕此医学技术的课题研究，并做了初步的临床总结报告。1983年，这项科研课题——"手法治疗颈椎性血压异常的研究"通过了省级技术鉴定，荣获广西科学技术成果奖。

获奖后，韦贵康和同事们并没有沾沾自喜，而是虚心学习找差距。他们进一步综合性地深入研究、开拓医技的新成果，经过8年艰辛的奋战，科研项目"旋转复位手法与治疗颈椎性血压异常疗效研究"于1991年获国家中医药管理局颁发的中国"中医药科学技术进步三等奖"。不久，这些科技成果被推广到全国各地包括香港、澳门等地，国外推广到新加坡、泰国、日本、澳大利亚等国家，海内外同行们运用这一新的手法治疗解除了许许多多病患的痛苦。由此，"颈椎性血压异常"得以命名，被国内外同行称为"韦贵康定律"。

手法治疗颈椎性血压异常的研究成功，为韦贵康和同事研究脊柱相关疾病打

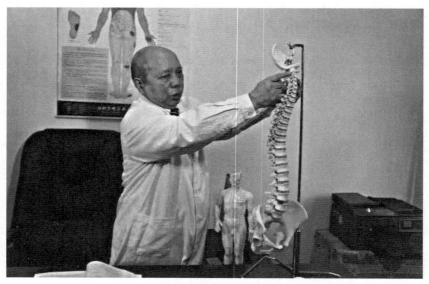

图5　韦贵康在做现场教学

开了一个重要的突破口，他们在进一步研究中又发现有不少疾病与脊柱损伤相关，如头晕、头痛、视力障碍、失眠、心律异常、低热、排尿异常、颅脑损伤并颈柱损伤后综合征、产后损伤性腰腿痛等。他们把这类病症称为"脊柱相关疾病"，就是指由于脊柱力不平衡而致肌张力失衡，骨关节轻度位移，刺激压迫周围的血管神经，引起身体其他系统的相应症状、体征。由于这类病症与内科、神经科、五官科等某些疾病有相似之处，因此，临床可能容易造成误诊或漏诊。为了避免或减少这种情况出现，韦贵康和同事进一步深入研究，从临床实践中加以总结，在理论上不断提高，韦贵康撰写了10多万字的"脊柱相关疾病"的学术论文阐述了他的发现和观点。这些学术文章的发表，在社会上引起了很大的反响和同行们的普遍关注。

在其后新世纪之交的岁月里，时任政协广西壮族自治区委员会常委、医药卫生委员会主任和广西中医学院骨伤科研究所所长、博士生导师的韦贵康教授，虽然年过花甲，但一直带领门下弟子和学生们，开拓创新地奋斗在医学科技攻坚克难的前沿阵地上。其中由韦贵康教授负责主持的国家中医药管理局的重点科研课题——"脊柱生理曲度内在联系及其变化与颈肩腰背痛关系的临床研究"项目，于2002年8月荣获广西科学技术进步奖三等奖。

2004年秋冬，作为广西骨伤科学术带头人的韦贵康教授，对以往获得的科技进步奖成果进行重点梳理，加以分析，阐明已知，求解未知，因此，韦教授又组织团队，构思设立"脊柱相关疾病诊治技术的创新及推广应用研究"的科技攻关课题，成果显著：①韦贵康应用中医"望、闻、问、切"的四诊方法及辨证的原理，结合现代医学理化检查（如X线、CT、MRI、血常规检查等）手段，最终确诊相关疾病。②确立与创新脊柱整治18法与子法16法的治疗技术，配合中医治疗探索到创新的规律与有效方药。③脊柱相关疾病理论整理与学术的提升。他们通过实践—理论—创新理论过程，对相关疾病提出以下观点：脊柱整体观、脊柱一体论、病理"六不通"论（"不正不通""不松不通""不顺不通""不动不通""不调不通""不荣不通")、姿势失衡致病论、手法力学原理治疗等。同时，发明"移动式脊柱均衡牵引架""脊髓康""痛安汤"，治疗颈椎病、腰椎间盘突出症、老年退行性骨关节炎、颈性高血压等疾病疗效卓著，得到业界的广泛认可。

在此基础上，韦贵康编著《脊柱相关疾病学》《中国手法诊治大全》及《实用中医骨伤科学》等著作26部，先后在国内外出版发行，发表论文166篇，获专利3项、省部级成果6项，主持或指导课题31项，获广西科技进步二等奖2项、广西教学成果二等奖1项。

桃李不言，凭着多年来教学、医学的卓越成就，韦贵康被评为八桂名师、桂派中医大师、全国骨伤名师、全国老中医药专家学术经验继承工作指导老师、全国优秀教育工作者，并获得全国"五一劳动奖章"，1992年起享受国务院政府特殊津贴，2017年被授予第三批"国医大师"荣誉称号。

四、砥砺前行，让中医走向世界

韦贵康教授不仅是一名中医大师，而且也是一位善于推动和发展中国传统中医药与现代手法医学技术的国际社会活动家。

从20世纪80年代后期起，韦贵康教授为了让中医药走向更广阔的世界，他采用着切实可行的措施和方案。他任广西中医学院院长后，每年逐步增加国外医生到该院进修培训名额，进一步扩大招收国外考生到该院攻读中医骨伤科等专业的规模。20多年来，韦贵康和其他老师共同指导来该院学习中医药、中医骨伤科专业的国外进修生已有1000人次；韦教授作为主导师与其他教授合作传带的国外中医骨伤科硕士研究生和博士研究生已有100多人。同时，韦贵康教授与国外相关院校还进一步加强有关教育等合作，如广西中医学院与泰国孔敬大学的合作交流等。20多年来，广西中医药大学已有近200人次的教授、学者专家被派到泰国等进行学术交流或讲学，有的担任泰国当地高等院校的教授或客座教授。通过进行学术交流或讲学，他们已经有效地将中医药、中医骨伤科等医学技术传播到泰国的各个医疗系统中，为当地更多的民众健康服务。

从1988年11月至今，韦贵康教授先后应邀到过新加坡、澳大利亚、马来西亚、美国、俄罗斯、日本、德国、奥地利、越南、泰国、瑞典、阿联酋、斯里兰卡等20多个国家和地区进行讲学、考察访问和学术交流。由于韦教授的中医学理论深厚扎实，临床医疗经验丰富，因此，在国外开展手法医学培训班期间，他每次讲课精彩纷呈、通俗易懂、内容丰富、头头是道，学员们听得津津有味。比如，1992年2月中旬，韦贵康又一次应林春发先生的盛情邀请，来到新加坡在林先生开的诊所里举办讲座，传授手法医术给当地的医生学员们。当韦贵康用3小时讲完"脊柱相关疾病与软组织损伤手法治疗"之后，一位名叫何保宗的听众，直接向韦教授表明，他对手法治疗疾病产生浓厚的兴趣，并向韦教授了解去广西中医学院学习的手续与条件……

1994年，何保宗、吴友贤、陈国全、苏成吉、沈融才、沈德才、谢幸财、刘

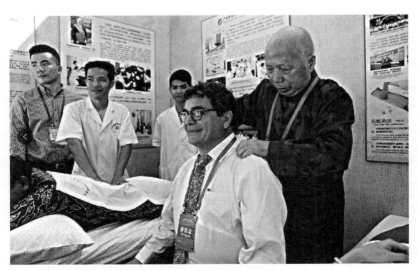

图6　韦贵康为外国患者治疗

爱顺、余有明、何丰明、文海全、林成福12名考生经过成绩审核和体格检查后，成为广西中医学院在新加坡录取的第一届中医骨伤科硕士研究生。与他们同期的还有马来西亚的丘德兴、澳大利亚的卢荣初，韦贵康担任他们的总导师。经过各位教授、专家的3年精心教学，同学们勤奋刻苦学习、不断追求上进。他们于1997年按期毕业，均取得骨伤科专业的硕士学位。其中何保宗还成了韦贵康教授门下（与王和鸣教授合作传带）的第一个国外中医骨伤科专业博士研究生。20多年来，韦贵康和其他教授共传带指导新加坡、马来西亚、澳大利亚3个国家的硕士研究生已达50多人、博士研究生4人。这些研究生毕业后，大部分已成为当地具有知名度的医疗专家和医疗企业的管理行家。他们又为推动中医药、中医骨伤科医术在当地的加速发展做出了新的贡献。

为了使中国传统中医之一的手法医学技术，以科学、健康持续的良好态势走向广阔的世界，时年担任广西中医学院院长的韦贵康教授于1991年10月正式创建了广西国际手法医学协会。该协会在科技部、广西人民政府等单位的支持下，开展国际性的手法医学与传统疗法学术交流活动和相关专题学术研究工作。参与创办协会的45名会员中，中国包括香港、澳门、台湾地区有33人，国外有俄罗斯、美国、澳大利亚等国家12人。作为该协会的倡议人和主要创建者之一的韦贵康教授，在协会成立大会上，被大家选为协会理事长。

在韦贵康的带领下，该协会先后在南宁、桂林、北海、柳州、上海、佛山、广州、沈阳、台北和新加坡、河内、迪拜、旧金山、硅谷、法兰克福、开普敦等地，成功主办或承办了20多届（次）国际性手法医学与传统疗法学术大会及相关专题学术研究会，与会者来自国内近30个省、市、自治区和香港、澳门、台湾地区，以及新加坡、马来西亚、越南、美国、加拿大、德国、俄罗斯、韩国、澳大利亚、印度尼西亚、乌干达、南非、坦桑尼亚、泰国、瑞士、以色列、丹麦、阿联酋、英国、法国、瑞典、葡萄牙、奥地利、新西兰等30多个国家和地区，人数达10 000多人，交流论文1000多篇。每年举办各种类型的手法医学学习班数期，为国内外培训手法医学与传统疗法专业人员5000多人。

2005年上半年，韦贵康教授又倡议成立"世界手法医学联合会"这一国际性社会组织的学术团体，于2005年7月16日获批准，并于同年10月由广西国际手法医学协会牵头，在新加坡第八届国际手法医学与传统疗法学术大会上，正式宣布成立。目前，该联合会会员所在的国家和地区有40多个，会员已达5000多人。

世界手法医学联合会成立以来，先后在台北、南宁、佛山、沈阳主办了第九、第十、第十一届国际手法医学与传统疗法学术会议暨第二、第三、第四届国际保健手法大赛，还在南宁、河内、迪拜、旧金山主办4次学术年会，学术会议代表累计达10 000多人，交流论文1000多篇，出版《世界手法医学杂志》7期，合编著作5部，编著特色医学丛书11本分册，联系协助国际医学人员交流访问或进修学习100多人。该会在国际医学领域中，普遍得到良好的评价，许多同道行家充分肯定了本会对促进手法医学与传统疗法的国际交流与发展具有重要的意义，为人类健康做出了重大的贡献。韦贵康教授和该联合会的同行们，为了让中医走向世界所付出的聪明才智和辛苦汗水，换来了可喜的成果，在振兴世界中医药事业史册上绽放异彩。

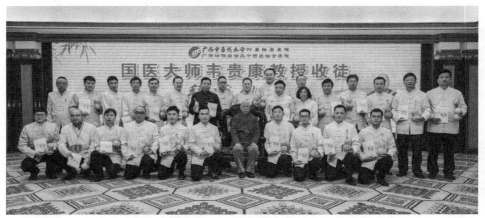

图7　韦贵康收徒仪式

五、韦氏正骨，薪火相传

韦氏正骨世家，在韦贵康的振兴下，代有传承，后继有人。

韦坚，韦贵康之子，博士，教授，韦贵康国医大师学术传承人，广西中医药大学附属瑞康医院国医大师馆特聘专家，深圳中医院国医大师韦贵康工作室特聘专家，香港贵康国际中医药研究院院长，世界手法医学联盟监事长、副主席。参加编写出版著作十余部，获省部级科技成果奖3项，在国内外发表医学论文20多篇，主要参与国家自然基金及省厅级科研项目12项。

作为韦氏家族新一代传承人，韦坚平时刻苦钻研医学理论知识，凭自己的综合实力投入临床医疗一线工作，逐步积累了临床实践经验，并逐渐从感性认识升华到理性认识。先后编著有《脊柱生理曲线变化的生物力学基础及临床意义》《颈椎曲度变化与退变关系的生物力学分析》《经筋疗法》等专著，获得有关专家和同行读者的一致好评。

韦坚从来不以其父亲的名气获取任何名利，反而默默无闻地当好父亲著书立

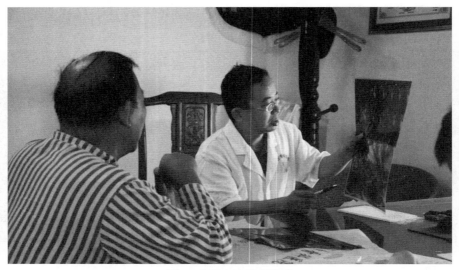

图8　韦坚在为患者诊病

传的助手，在父亲和张志刚教授主编的《中国手法诊治大全》一书中，韦坚担任编委，直接协助父亲做好图书的具体编写工作。此外，他还积极协助父亲完成一批又一批国家及省部级重点医学科技攻关课题，如期完成的国家中医药管理局重点医学科技攻关课题"脊柱四个生理曲度内在联系及其变化与颈肩腰背痛关系临床研究"课题，被鉴定专家一致评为具有较高的创新性和科学性，在综合性与系统性方面，达到国内领先水平。

2014年他应邀到美国国际医药大学博士院讲学并被聘为博士生导师；2017年他积极推动并亲自参与在香港注册创建世界手法医学联盟；2018年6月，他作为广西方的联系人和发起人，与深圳中医院合作成立韦贵康国医大师中医骨伤筋伤团队项目，成为广西医疗界唯一一个入选深圳医疗三名工程的团队，他本人也被聘为"深圳市政府医疗卫生三名工程团队专家"；2018年他被选为普通高等教育中医药类十三五规划教材、全国普通高等教育中医药类精编教材《中医骨伤科学》（第2版）编委。20多年来，他为促进学术发展还积极到美国、奥地利、德国、俄罗斯、澳大利亚、新加坡、印度尼西亚、泰国、斯里兰卡等国家与地区进行讲学与学术交流。

在韦贵康的影响和带动下，韦氏家族中韦丽珍、韦荣忠、韦剑华、吴梓华等都选择学习和从事中医，世家薪火相传，造福于一方人民。

乘风破浪会有时，在未来的医海征程中，韦氏正骨世家一定会不断攀登中医药学和教育事业的高峰，继续谱写杏林史的辉煌灿烂新篇章。

第二章 世家精粹

第一节　韦氏正骨学术思想探讨

韦氏正骨在长期的医疗实践基础上，借鉴和吸取国内外医学研究的新成果，以传统中医理论为指导，将中医正骨手法与现代医学的理论技术相结合，形成了自己独特的学术思想。

一、理论与临床的并重观

韦氏强调学习中医正骨手法必须对人体正常筋骨的结构关系有一个清楚的了解，如《医宗金鉴·正骨心法要旨》所述："必先知其体相，识其部位。"韦贵康毕业于河南平乐正骨学院，基础理论扎实，工作后曾先后到过天津、北京、上海等地大医院骨科进修，有扎实的手术根基，这些都为韦贵康精湛的手法奠定了坚实的基础，以致"一旦临证，机触于外，巧生于内，手随心转，法从手出……"。几十年如每日，临床不歇，如今他虽年过八旬，仍坚持出门诊，坚持亲自给病人诊治及进行手法治疗，就是为了更好地将理论运用于临床，在临床中不断验证，不断发展。韦贵康在教育学生时常言道："心到、眼到，不如手到。"只有多接触病人，才能找到手下的感觉，才能把理论运用在临床诊治中；韦贵康也强调，患者是大家最好的老师，加强跟患者的交流能更好地提高手法的技艺，这些都是书本上所没有的。韦贵康自始至终把理论与临床并重的理念贯穿其中，身体力行地做好榜样的带头作用。

二、筋伤科疾病治疗的阴阳观

阳主动，阴主静，韦贵康认为筋伤疾病的治疗在于动静结合。"动"是绝对的，也是治疗的最终目的。"动"能促进气血流通，濡养关节，避免关节粘连，有利于关节功能的恢复；"静"是相对的，"静"有利于软组织及关节在静止状态下得到修复，防止遗留后遗症。动与静既是对立的，又是统一的，没有相对的静止状态，组织就无法修复；没有恰当的运动，组织、关节就无法恢复原有的活动功能。只有将"动"与"静"有机地结合起来，才能收到良好的疗效。在临床应用上应遵循以下5个原则。

（一）动静平衡

"动"属阳，"静"属阴，只有动静之间达到动态平衡，即阴阳平衡则"其病乃治"。对于实质性损伤（如肌纤维撕裂、骨关节错缝、软骨盘脱出等）和损伤早期，应以静为主，如有小关节位移，首先复位并固定制动，对于局部瘀胀严重、疼痛剧烈者，暂不使用手法治疗，待症状缓解后再行手法治疗；损伤中后期，应以动为主，即可采用手法治疗，并鼓励患者多做关节功能锻炼。"动"与"静"在不同性质的疾病和疾病的不同阶段，达到动态平衡，即所谓"阴中有阳，阳中有阴"，"静中有动，动中有静"。

（二）功能活动要"早、渐、好"

"早"即早期功能活动，软组织损伤早期，应进行未固定关节的活动，呼吸吐纳，以通调气血，濡养肌筋。"渐"即循序渐进，病损关节的功能锻炼，力量应由弱到强，活动范围由小到大。"好"即活动方法要正确，要在生理范围内进行，以主动活动为主，被动活动为辅。

（三）顺生理，反病理

"顺生理"是指手法的方向和活动方式应顺应其生理活动的功能及范围，如颈椎具有一定的前屈、后伸、侧偏和旋转的生理活动，在对颈椎病进行手法治疗时，应在颈椎正常的生理活动范围内进行，如超出则易导致意外。"反病理"是指治疗的姿势与受伤姿势相反，与病理机制相反，如前屈位所致的腰部筋伤应将患者腰椎在后伸位进行治疗；腰背肌痉挛，应与腰肌纤维垂直方向进行分筋拨络，使痉挛的肌肉得以松解。

（四）急慢有别

急性筋伤多属外力所致，应以静制动，以免因过早活动而使软组织不能得到完全修复，遗留隐患；慢性筋伤多属劳损所致，应以动制静，以免组织关节因静而致活动功能障碍。

（五）治疗与预防结合

治疗骨关节疾病同时，也要重视预防，不但治疗已发生的疾病，更防治未发生或未发展的疾病，强调治疗结合保健。如筋伤病理，多有关节的解剖轻度移位或肌痉挛或炎变，治疗不当易遗留隐患，避免隐患在于复位完全，并与保健相结合。手法复位能使错缝的关节得到暂时的复位，而在治疗后的活动中往往容易再次错位。故在治疗后常常需要以保健的方法加以巩固复位的状态，如做相应的肌肉锻炼，使肌肉强健防止再发生错位。

三、脊柱相关性疾病的督脊观

在人体中，背属阳，为五脏六腑精气之所注，经络气血之总归，为督脉、足太阳膀胱经循行所过。《素问·脉要精微论》："头者精明之府""背者胸中之府""腰者肾之府"，就是着重从身后的背腰来说明这种联系。且背腰部有脊柱骨支撑人体，脊柱上托头颅，下连骨盆，内有脊髓及神经，为全身之要干。从督脉和足太阳膀胱经的循行来看：督脉，"起于小腹，出于会阴，沿脊柱内上行，经项入脑达顶，再沿额下行，止于上齿龈，入于脑"（《难经·二十八难》）。足太阳膀胱经，"膀胱足太阳之脉，起于目内眦，上额，交巅。……其支者，从巅入络脑，还出别下项，循肩膊内，挟脊抵腰中，入循为膂，络肾，属膀胱。其支者，从腰中，下挟脊，贯臀，入中。其支者，从膊内左右别下贯脚，挟脊内，过髀枢，循髀外后廉下合中一以下贯踹，出外踝之后，循京骨至小指外侧"。与背脊相联系的经脉及经筋有：足太阳经"挟脊"；足少阴经"贯脊"；足阳明之筋"上循胁属脊"；足太阴之筋"内者着于脊"；足少阴之筋"循脊内"；手阳明之筋支者"挟脊"，考"膂"乃脊柱两旁的肌肉，"循膂""挟脊"实均指脊柱两旁。脊柱是督脉通路，脊柱内含脊髓神经，脊柱两侧是交感神经干通路，也是膀胱经的通道。提出脊督一体观。从督脉生理功能和脊椎主治来看：督脉"总督诸阳"，"为阳脉之海"，"督脉气所发者二十八穴：项中央二，发际后中八，面中三，大椎以下至尻尾及旁十五穴"（《素问·气府论篇》），明确指出脊柱旁开的十五穴是"督脉气所发"，同时还指出督脉与脑、头面、五官、咽喉、胸、肺、心、肝、脾、肾、胃肠及生殖器官的联系，这些部位病变都与督脉、脊椎有关。如《素问·刺热篇》论述热病："三椎下间主胸中热，四椎下间主膈中热，五椎下间主肝热，六椎下间主脾热，七椎下间主肾热。""厥，挟脊而痛者，至顶，头沉沉然，目眈眈然，腰脊强，取足太阳腘中血络。"脊柱是督脉和足太阳膀胱经通道，外邪或脊背损伤的刺激可通过经络的传递作用而影响脏腑的功能，使其循行所过的组织器官功能失常，从而出现相应的症状；脊柱及其容纳的脊髓等的病变，可以通过经络而在体表上反映出来。如手太阳小肠经脉所出现的主要病症有：喉痛，下颊肿，颈部不能转动，肩痛似拔，腰痛似折，颈、下颌、肩、腰、肘、臀部外侧后缘疼痛，这些症状类似于颈椎或尺神经受刺激引起的症状；足太阳膀胱经所主病症主要有：头痛，脊背疼痛，腰痛如折，屈髋活动受限，膝中筋如被结扎，足跟似裂，项背、腰、骶、踝、足等部位疼痛，足小趾不能活动等，以上症候类似于现代医学之颈椎病、坐骨神经痛、腰椎间盘突出症等所出现的症状；脊髓型颈椎病及脊柱骨折脱位等引起的脊髓损伤，均可出现督脉损伤症候。故韦贵康认为脊柱相关性疾病的产生与督脉、足太阳膀胱经的气血不畅，经脉痹阻有关，而对脊柱进行正骨和脊旁的分理点按，可使骨正筋柔，血脉通畅，进而调节脏腑功能。现代解剖研究证实：督脉的循行类似脊髓的走向，足太阳经行走于脊柱1.5寸旁线，类似交感神经在脊柱旁的位置；其3寸旁线，几乎与脊神经后支的皮神经通路相一致。由于脊柱的特殊解剖结构与脊柱相关疾病的发生有密切关系，现代医学对脊柱相关性疾病的研究也是从脊神经及交感神经与内脏器官的关系来认识的。

四、脊柱相关性疾病的治疗以通为用观

脊柱相关疾病是由于脊柱肌力不平衡而致脊柱力学失衡，骨关节轻度位移和周围肌肉、韧带等软组织损伤，直接或间接刺激、压迫到其周围的血管、脊髓和自主神经等，引起相应的内脏和其他器官出现的一系列临床病症。明代《正体类要》提出"肢体损于外，则气血伤于内，营卫有所不贯，脏腑由之不和……"，"气伤则痛，血伤则肿，通则不痛，不通则痛"，脊柱相关疾病在外有脊柱的失稳，小关节的紊乱、错位、失稳，肌肉的痉挛、松弛、废痿、瘀肿以及血脉不畅等改变；在内有脏腑功能失调、气血津液不足等改变；临床表现为肢体的活动和感觉异常以及组织器官的功能障碍。韦贵康在大量临床实践的基础上，学习和吸收国内外先进的诊疗经验，并结合现代解剖学、生理病理学和生物力学等基本原理，以中医基础理论为指导，以中医骨伤科传统手法为基础，对脊柱相关性疾病

提出了以通为用的治疗原则，具体有以下6个方面的措施。

（一）正则通

"正"即"复位""纠正"之意。脊椎的增生、关节的移位可挤压或刺激其周围的神经、血管等，使血运和神经功能障碍，所支配的相应组织器官发生功能紊乱而出现一系列病症。治疗上应使骨正筋柔，经脉通畅。韦氏脊柱整治十八法中的"单人旋转复位法""角度复位法""侧旋提推法""掌推法""膝顶法""斜搬法""单髋过伸复位法""单髋过屈复位法""侧卧挤压法""旋转复位法"10种方法体现了这一原则。

（二）顺则通

"顺"即顺畅之意。韦贵康临床运用理筋正骨手法在治疗软组织损伤与脊柱相关疾病时，重视"顺生理"的原则，如使用韦氏脊柱整治18法中的"推散法""理顺法"时，强调肌纤维扭挫损伤应沿肌纤维正常解剖循行方向推按；动脉供血障碍，由近端向远端推按，静脉回流障碍，由远端向近端推按；脊源性肠胃功能紊乱则沿肠胃正常蠕动方向推按。

（三）松则通

"松"即松解之意。脊柱周围肌肉、韧带等软组织损伤，伤侧椎旁出现肌肉痉挛，进而使关节突关节、钩椎关节或椎体边缘的韧带、肌腱附着点等发生充血、水肿、渗出发展为纤维性变，以致肌肉、韧带、关节囊等发生粘连，形成瘢痕，以致筋脉拘急，脉道气血运行不畅，导致气滞血瘀，"不通则痛"。对此类病理改变，韦贵康常采用"活筋松解法""拿筋法"进行针对性治疗。

（四）动则通

"动"包括三个方面的含义：一是促进肢体的活动，二是促进气血的流动，三是肢体关节的被动运动。明代张介宾说："导引，谓摇筋骨，动肢节，以行气血也。"张隐庵也说："气血之不能疏远者，宜按跷导引。""导引"即活动之谓。韦贵康十分重视主动运动与被动运动的配合，常强调医者在治疗操作过程中应将被动运动与理筋手法有机地结合起来，通过被动运动理筋正骨，活利关节，有助于粘连的解除，肌力的增长，血液及淋巴循环的改善，从而促进关节周围血肿、水肿的吸收消散，预防挛缩的发生。已经变性的软组织，通过被动运动可改善局部的营养，使组织变得柔软，从而增进功能。除医师的有效治疗外，他还要求患者进行有针对性的活动锻炼，如颈部的"米"字功，腰部的"拱桥""飞燕""抱腿起伏"等。通过活动锻炼，使肌肉间的不协调得以改善，脊柱力学平衡得以恢复。

（五）调则通

"调"有调节和调和之意。脊柱相关性疾病属中"痹证""眩晕""心悸""耳鸣""头痛"等范畴，其病机有气血不畅、营卫失调、气血津液不足和脏腑功能失调等。韦教授除使理筋正骨手法纠正脊椎关节移位和治疗相应软组织损伤外，还对经脉循经部位进行点按和敲击以激发经气，调和营卫。如他常用"叩击法""传导法""反射法"。此外，他还重视药物的调理，在遣方用药上有以下方面的特点。

1. 强调通督补肾

韦教授认为脊柱为督脉通道，参与总督一身之阳，"肾主腰脚"，经脉不通，则诸症迭出。"不通"为病机基础，不通则清阳不升，浊阴不降，进而影响脏腑功能而出现复杂症状。临证时抓住督脉不通的病机基础，治疗用药强调以"通督"为法。然久病必虚，久病必瘀，后期则用通补兼顾，即活血补肾。

2. 强调分型论治

韦贵康根据脊柱相关疾病的病因病机，将脊柱相关疾病统分为瘀滞型、风寒湿型、脏躁型、亏损型并遣以相应的方药。

3. 重视皮肉筋骨伤的局部与脏腑关系

韦贵康在临证时，多重视局部与脏腑的关系。如背腰痛患者，在通督补肾的总则下，注意兼治，细辨诸症特点。如肿胀属脾虚湿盛而健脾利湿，皮肤干燥属肺阴虚而润肺，肌瘘筋露属肝阴亏损而补肝，脊骨深层痛属肾虚而补肾。

4. 注重调理二便

韦贵康在临床实践中，摸索出颈背腰痛与二便关系密切，主张治疗颈背腰痛要注意调理二便。调理二便，意在疏通气机，使浊阴得降而清阳自升，脏腑调和而诸症悉除。盖小便的形成与排泄在脏涉及肺、脾、肝、肾，在腑涉及三焦、膀胱、小肠，且与人体气化功能密切相关。脊柱相关疾病的发生、发展及其转归与膀胱经之气化功能密切相关，临证中通过调理小便，疏通经气而促进脊柱相关疾病的痊愈。通过调理大便，使腑气得通，浊阴得降而脏腑自安。调理二便亦寓"釜底抽薪""上病下治"之意也。

（六）荣则通

"荣"即荣华、荣养之意。韦教授认为人体最直观的症状、体征是了解疾病状态的依据，而患者的神色容貌是治疗后的外在表现，医者也是通过察言观色来了解治疗的效果，正如《黄帝内经》所云："目得血则能视，耳得血则能听……"皮肉筋骨受营卫气血的濡养才能发挥正常的功能活动，若气血不足，气血不畅，皮肉筋骨失其所养，则有肌肤干燥无泽、神疲懒言、筋骨痿弱无力等，是气血不通不畅的表现，如患者经治疗后表现出容光焕发、精力充沛、步行稳健、活动自如等，则是其气血充足、气血调和、血脉通畅之征。

五、脊柱亚健康的防治观

随着现代人生活方式、生活条件和疾病谱的改变，对亚健康状态与脊柱相关疾病的研究已逐渐引起现代医学界的关注，韦贵康教授在脊柱亚健康的防治方面有其独到的见解。

（一）脊柱相关疾病的前期先兆——脊柱亚健康状态

韦贵康在对脊柱相关疾病的治疗和研究中发现，高节奏的工作、不良的姿势、太软的床面、过高的枕头、长时间的端坐、封闭的办公环境等因素是引起脊柱亚健康的常见原因，特别是随着办公自动化和计算机的广泛应用，现代社会中应用计算机的人越来越多。如长时间低头，姿势不良，单一、重复的工作姿势，显示器高度不当，计算机低能量X射线和低频电磁辐射对颈椎的损害很大，因为重复、长时间的颈椎肌肉、韧带、肌腱和骨关节的负载可以造成肌肉劳损、韧带损伤、颈肌痉挛和颈椎关节的炎症反应，这些反应在躯体上可仅表现为躯体不适、头昏、记忆力下降等，大多数不会引起人们的注意，但随着时间的积累，在出现临床症状和体征后，甚至有临床检验指标和影像学改变后，才真正确诊为颈椎病。脊柱亚健康状态如长时间没有得到及时合理的调整，就会逐渐引发脊柱生理曲度的变化、椎旁肌紧张、脊柱小关节紊乱、生物力学平衡失调、自主神经系统功能紊乱等改变，最终导致脊柱相关疾病的发生。

（二）亚健康与脊柱相关疾病的区别与联系

脊柱相关疾病是指由于脊柱肌力不平衡而致脊柱力学失衡，骨关节轻度位移，直接或间接刺激、压迫到其周围的血管、脊髓和自主神经等，引起相应的内脏和其他器官出现的一系列临床病症。其发病因素有外伤、劳损、退变、感风寒湿邪等。临床表现为头痛、头晕、视力障碍、鼻塞、咽部异物感、血压波动、心律失常、类冠心病、胸闷气短、哮喘、胃痛、慢性消化不良、慢性胆囊炎、结肠功能紊乱、痛经、月经失调等，而这些病症的产生往往有一个长期不一的代偿期，由于脊柱结构尚未有明显改变，患者也仅表现为躯体的某些不适感，这种代偿期人体就可能处于一种亚健康的状态，在人体自身代偿能力下降时，就可能引发临床症状。所以，很多脊柱相关疾病是长期经历了骨骼、关节、软组织等功能失衡的亚健康状态后而发的。

韦贵康在长期临床实践中善于运用理筋正骨手法调整脊柱的平衡，配合穴位按压，通过调节经络系统和腧穴的作用来调整机体的生理功能，改善机体的内外环境，从而达到治疗和预防脊柱亚健康的作用。在日常生活中，他主张合理的功能锻炼和膳食，保持乐观情志、法于阴阳、和于术数、饮食有节、起居有常、劳逸结合以提高自身机体的抗病能力和保持机体平衡的良好状态。

第二节　脊柱相关疾病认识

一、脊柱相关疾病的概念

脊柱相关疾病是指颈，胸，腰椎的骨、关节、椎间盘及椎周软组织遭受损伤或退行性改变，在一定诱因条件下，发生脊柱小关节错位、椎间盘突出、韧带钙化或骨质增生、椎旁软组织肿胀、痉挛或粘连等，直接或间接对脊神经根，椎管内外血管、脊髓或交感神经等产生刺激或压迫，产生脊椎损伤疾患以外的多系统的症状和体征。

脊柱相关疾病诊治的理论及技术来源于长期的医学实践经验的积累和总结。中医二千多年前产生的《黄帝内经》即描述了人体的经络系统和作用，经络是人体气血的通路，是沟通上下表里，联络脏腑肢节的通路，其中足太阳膀胱经由上而下循行于脊柱两侧。五脏六腑均有俞穴注于脊柱相应节段，并可调整相应脏腑的阴阳盛衰变化。针灸调治多个系统的脏腑疾患，即由经络学说作为指导。而民间长期使用刮痧疗法、梅花针疗法、挑治疗法及推拿中的捏脊疗法，都着眼于脊柱两侧。通过施术而达到治疗各种内脏疾患。然而将脊柱相关疾病作为一个独立的边缘学科进行研究和认识是20世纪70年代后逐渐兴起的，1979年张长江发表了"中西医结合治疗颈椎病所致失明4例报告"。同年韦贵康教授提出了"颈椎性血压异常"的诊断病名及手法治疗疗效观察报告。1982年"颈椎性视力障碍及手法治疗"的成果通过鉴定。1984年全国脊柱相关疾病讨论会在北京举行，全国14个省市与会代表介绍了54种疾病与脊柱的力平衡失调有关，涉及神经、循环、消化、呼吸、泌尿、生殖及内分泌等系统。

二、脊柱相关疾病临床表现

（一）局部表现

1. 一般症状

（1）**疼痛**：伤后患处经脉受损，气机凝滞，经络阻塞，不通则痛，出现不同程度的疼痛。气滞者因损伤而致气机不利，表现为无形之疼痛，其痛多无定处，且范围较广，忽聚忽散，无明显压痛点。若伤在胸部，多有咳嗽、呼吸不畅、气急、胸闷胀满、牵掣作痛。气闭则因骤然损伤而使气机闭塞不通，多为颅脑损伤，出现晕厥、神志昏迷等症状。若肝肾气伤，则痛在筋骨；若营卫气滞，则痛在皮肉。伤处有直接压痛或间接压痛（纵轴叩击痛和骨盆、胸廓挤压痛等）。疼痛的性质、程度、时间与肢体活动的关系，往往可以反映伤病的性质与严重程度。如急性外伤早期呈剧烈的自发刺痛；慢性劳损成隐隐酸痛，劳累后疼痛加剧；一般退变、局部循环障碍者，呈胀痛，劳动或活动后疼痛缓解；风湿关节炎者疼痛与天气变化有关；外伤后遗疼痛，多为进行活动时局部引起疼痛；神经末梢受刺激多为局部表浅的疼痛；神经根受刺激多为沿神经方向深在的放射痛等。

（2）**麻木**：伤后患处经脉损伤受压，或瘀血不去，或因筋骨严重损伤，累及肝肾，肝血肾精不充，导致血虚而出现，或营卫气血循环受阻，气机不利、血行不畅而出现手足发麻、心烦失眠、头晕目眩、唇舌淡白等麻痹相关诸症。麻木与疼痛都是神经被刺激或损害的反应。麻木多为机械压迫所致，或炎症对神经的损害较严重的阶段才出现的症状。临床上大多数的软组织损伤疾病都出现麻木，麻木常与疼痛合并出现，有时亦可单独出现。

（3）**肿胀、瘀斑（青紫）**：伤后患处络脉损伤，营血离经，阻塞络道，瘀滞于皮肤腠理，因而出现肿胀。若血行之道不得宣通，"离经之血"较多，透过撕裂的肌膜与深筋膜溢于皮下，一时不能消散，即成瘀斑。伤血者肿痛部位固定，瘀血经久不愈，变为宿伤，严重肿胀时还可出现张力性水泡。急性外伤往往有较明显的肿胀，有些损伤还出现瘀血斑。慢性劳损如有炎症反应，有时也会出现水肿。前者的肿胀多为局限性，后者的肿胀多为弥漫性。如为间接暴力扭伤，容易使韧带、肌腱在起止点处撕裂，肿胀处往往触及有空虚的感觉；如为直接暴力致伤，多为挫伤，局部肿胀触及较硬，一般无空虚感觉。瘀血斑早期为暗褐色，后转青紫，逐渐变黄色而消退。

（4）**肌紧张或痉挛**：四肢关节或脊柱附近的软组织损伤引起疼痛的结果，是引起有关肌肉的收缩，其目的是减少关节活动以减轻疼痛，它有稳定关节与减轻疼痛的作用。故视为保护性的肌紧张或痉挛，但肌紧张或痉挛的存在与发展又可加重或产生新的症状，如出现牵扯性软组织损伤变性，关节不平衡加剧，神经受刺激增加，微血管受压等，使原来病情有进一步恶化的可能。因此，肌紧张或痉挛也可视为产生疼痛与病情发展的继续因素，如不及早在治疗措施上打断这种病理恶性循环，病情就有发展的可能。

（5）**解剖位移**：解剖结构位置发生变化，简称解剖位移。较大的解剖位移，如韧带的撕裂、关节的移位、脊柱生理曲度的改变与椎间关系的改变。外表表现可有局部畸形，棘突或横突偏位等表现，X线片多可以确定。但有些微小的变化，如小纤维束的撕裂、小关节的轻度移位，特别是轻度旋转移位等，往往在外表无明显的变化，甚至一般X线片也显示不了。所以一时尚查不出来的解剖结构微小变化，未能进行有效的治疗，虽用一般治疗手段将疾病暂时治愈，但由于结构改变未恢复正常，这就存在隐患，来日容易反复损伤或一旦有些诱因，如寒冷刺激、活动过多等就引起原伤病复发。

（6）**功能障碍**：由于损伤后气血阻滞引起剧烈疼痛、肌肉反射性痉挛及组织器官损害，可引起肢体或躯干发生不同程度的功能障碍。伤在手臂则活动受限，伤在下肢则步履无力，伤在腰背则俯仰阻抑，伤在关节则屈伸不利，伤在颅脑则神明失守，伤在胸肋则心悸气急，伤在肚腹则纳呆胀满。若组织器官仅仅功能紊乱，无器质性损伤，功能障碍可以逐渐恢复。若组织器官有形态的破坏与器质性损伤，那么功能障碍将不能完全得以恢复，除非采用手术或其他有效的治疗措施。软组织损伤疾病，由于解剖位移，关节失衡、疼痛和肌痉挛等因素均可引起肢体功能障碍。如骨关节的损伤，同向的挤压活动可使局部疼痛加剧，韧带肌腱的损伤，反向的牵拉活动可使局部疼痛加剧，又如椎间盘突出症，脊柱的前屈受限明显，后关节病变，则脊柱后伸受限明显等。

疼痛、麻木、肿胀、青紫、肌紧张或痉挛及功能障碍是损伤较普遍的一般症状。由于气血是相辅相成、互相依存的，故临床多气血两伤、痛肿并见，仅有偏重而已。

2. 特殊症状

（1）**畸形**：发生骨折或脱位时，由于暴力作用以及肌肉韧带的牵拉，常使骨端移位，出现肢体形状改变，而产生特殊的畸形。

（2）**骨擦音**：骨折时，由于断端相互触碰或摩擦而产生，一般在检查骨折局部时用手触。

（3）**异常活动**：指受伤前不能活动的骨干部位，在骨折后出现屈曲旋转等不正常活动。

（4）**关节盂空虚**：原来位于关节盂内的骨端脱出，致使关节盂空虚，关节头异常，这是脱位的特征。

（5）**弹性固定**：脱位后，关节周围的肌肉痉挛收缩，可将脱位后的骨端保持在特殊的位置上，对该关节进行被动活动时，仍可轻微活动，但有弹性阻力，被动活动停止后，脱位的骨端又恢复原来的特殊位置。这种情况，称为弹性固定。

3. 脏腑损伤的特殊症状

脏腑损伤后，因损伤的部位不同，常可出现一些特殊症状，这对临床诊断有重要意义。如颅底骨折可出现眼眶瘀血，鼻孔流血或脑脊液漏，外耳道流血；硬膜外血肿常有中间清醒期。多处多根肋骨骨折，可见反常呼吸。腹腔内脏破裂时，常见固定压痛点、反跳痛、腹肌紧张等腹膜刺激征等。

内脏损伤出现特殊症状，多见于急危重症，应及时做出定位诊断，并积极采取抢救措施。

（二）全身表现

软组织损伤引起全身症状者，多见于脊柱软组织损伤。外力的大小，损伤部位、程度、时间与机体反应和病种的不同，所表现出来的全身症状也不尽相同。轻微损伤一般无全身症状；通常损伤之后由于气滞血瘀，往往有神疲纳呆、夜寐不安、便秘、形羸消瘦、舌紫黯或有瘀斑、脉浮弦等全身症状。妇女可见闭经或痛经、经色紫黯有块。若瘀血停聚，积瘀化热，常有口渴、口苦、心烦、便秘、尿赤、烦躁不安等表现，脉浮数或弦紧，舌质红，苔黄厚腻。

严重损伤者可出现面色苍白、肢体厥冷、出冷汗、口渴、尿量减少、血压下降、脉搏微细或消失、烦躁或神情淡漠、休克现象。

由于脊柱软组织损伤，影响脊髓神经、血管、自主神经导致脑性或内脏性的功能紊乱而出现症状。脊柱软组织损伤引起的全身症状较为复杂，据资料显示，其症状可达100多种，不同的损伤部位可出现不同的症状，如颈段损伤多出现头痛、头晕、血压偏高或偏低、视力障碍、耳鸣、咽部异物感、胸闷、心动过速或过缓等；胸段损伤多出现气喘、胸壁痛、胃脘痛、糖尿病等；腰段损伤多出现下腹疼痛、排便排尿异常、月经不调、性功能障碍等。此外，还要注意相同的病症，可发生在不同的部位，如排尿异常可发生在腰段（如马尾神经损伤）、臀部

（如梨状肌损伤）、上腰段（如腰髓膨大损伤）、颈段（如椎动脉、交感神经型颈椎病引起脑部排尿中枢功能紊乱）等。

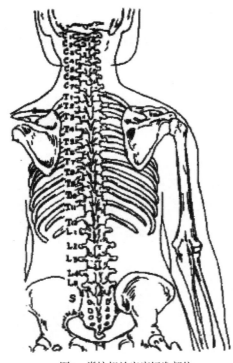

图9　脊柱相关疾病好发部位

C_1：眩晕、后头痛、视力下降、高血压、失眠、面瘫。

C_2：眩晕、偏头痛、耳鸣、胸闷、心动过速、排尿异常、视力下降、高血压、失眠、面瘫。

C_3：咽喉部异物感、胸闷、颈痛、牙痛、甲状腺功能亢进（甲亢）、高血压。

C_4：咽喉部异物感、胸闷、打呃、肩痛、牙痛、三叉神经痛、甲亢。

C_5：眩晕、视力下降、心动过速或过缓、上臂痛或下肢瘫痪。

C_6：低血压、心律失常（过速或过缓）、上肢桡侧麻痛。

C_7：低血压、心律失常、上肢后侧尺侧麻痛。

T_1：上臂后侧痛、肩胛部痛、气喘、咳嗽、左上胸痛、心慌、心悸。

T_2：上臂后侧痛、气喘、咳嗽、左上胸痛、心慌、心悸。

T_3：同T_1，胸闷、胸痛。

T_4：胸壁痛、气喘、呃逆、乳房痛。

T_5：胸壁痛、气喘、乳房痛。

T_6：胃痛、肝区痛、上腹胀、肋间痛、胆石症。

T_7：胃脘痛、肝区痛、肋间痛、胆囊炎、胆石症。

T_8：胃脘痛、肝区痛、肋间痛、胆囊炎、胆石症。

T_9：胃痛、肝区痛、上腹胀痛、子宫炎。

T_{10}：腹胀、肝区痛、卵巢炎、睾丸炎、子宫炎。

T_{11}：胃脘痛、肝区痛、胰腺炎、糖尿病、肾病、排尿异常、尿路结石。

T_{12}：同T_{11}，腹胀痛、肾炎、肾结石、排尿异常、腹泻。

L_1：同T_{12}，大腿前侧痛、排尿异常。

L_2：腰痛、排尿异常、大腿麻痛。

L_3：两侧腰痛、腹痛。

L_4：同L_3，腹胀便秘、下肢外侧麻痛。

L_5：下肢后侧麻痛、下肢痛、遗精、月经不调。

S：排尿异常、子宫炎、前列腺炎。

第三节　脊柱相关疾病手法治疗

一、手法机理与治疗原则

手法是一种物理治疗方法。对病人而言是一种被动运动和机械性刺激。它通过手或肢体的其他部分运用一定的力量，使用特定的技巧动作作用于人体的特定部位，以平衡阴阳、调和气血、疏通经络、活动关节，起到活血散瘀、消肿止痛、松解粘连、滑利关节等作用，从而使"骨正筋柔，气血以流"，达到治疗保健的目的。几千年来，手法在人类治病防病过程中发挥重要的作用。特别是近几十年来，由于国内外医学界对非药物疗法的大力提倡，使之更受重视。从20世纪50年代开始，国内外研究者运用现代科学和现代医学知识对其作用机制进行了广泛的研究，积累了不少资料，取得了一定进展，形成一定共识，在一定程度上反映了手法治病的实质。

（1）调节神经机能：推拿手法作用于任何部位，均能刺激神经末梢，促使神经抑制或兴奋，从而反射性地引起机体的各种反应，使神经兴奋和抑制过程达到相对平衡而起到治疗作用。

（2）促进血液、淋巴液的循环：实验证明，推拿手法治疗后能促使血液中的细胞总数增加，使吞噬能力提高，血管容积也有明显改变。推拿手法可使一定范围内血管扩张，外周阻力降低，血流增快，血流量增加。

（3）促进血液中生物活性物质的改变：实验证明，内啡肽（EDN）是存在于体内的一种具有阿片样作用的肽类物质，具有镇痛作用。慢性颈肩腰腿痛的患者，血清中内腓肽含量与全血中的5-羟色胺含量均低于正常人。而推拿后该类患者的上述两种物质均有增高，上升愈高，疼痛减轻愈明显。血浆中儿茶酚胺（CA）含量是反映交感神经兴奋的主要指标，它具有拮抗吗啡的镇痛作用。实验证明，推拿手法后可降低血浆中儿茶酚胺含量，使交感神经处于相对抑制状态，从而缓解了疼痛。动物实验表明，推拿手法后可使软组织损伤家兔血中的组织胺含量降低。临床报道对急性软组织损伤病人进行按摩推拿后，可使血浆中去甲肾上腺素（NA）、多巴胺的含量下降，而且儿茶酚胺含量下降的程度与疗效有关，即外周血中CA含量下降得越显著推拿手法的疗效则越明显。

（4）**提高机体的代谢功能**：推拿手法治疗通过皮肤达到肌肉、韧带、关节囊等软组织，促使其代谢功能旺盛，改善组织营养，促进肌肉和骨骼的正常代谢。以增加肌力改善、韧带、关节囊的弹性，解除软组织粘连，促进软组织内水肿的吸收，达到对某些肌肉、韧带、关节伤病的治疗作用。

（5）**加速修复损伤的软组织**：由于推拿手法治疗减轻了疼痛，改善病变及远隔部位的血液循环障碍，促进病变部位水肿和各种代谢产物的吸收，改善组织缺血、缺氧状态，从而修复损伤的软组织。

总之，手法的治疗机理十分复杂，目前对手法的认识仍未完全明了，基础研究落后于临床治疗。对其所进行的现代研究虽已取得一定的成就，但这只是刚刚起步，离全面揭示手法的治疗作用机制还有一定的距离。但手法这一古老疗法所具有的与众不同的独特疗效，毕竟已被世人所认可，并为大量的现代研究结果所证实。随着医学的不断发展，对手法研究的深入，相信对手法治病的作用原理一定会有更精确的认识。

二、手法治疗的作用

（一）疏通经络，行气活血

气血瘀阻，经络受滞，则为肿为痛。"动"是手法疗法的特点，适当的手法可调节肌肉收缩和舒张，使组织间压力得到调节，以促进损伤组织周围的血液循环，增加组织灌流量，起到活血化瘀、祛瘀生新、通顺经络的作用。从而达到气行血行，血行则消肿，通则不痛的作用。《医宗金鉴·正骨心法要旨》指出："按其经络，以通郁闭之气，摩其壅聚，以散瘀结之肿，其患可愈。"

（二）宣通散结，松解粘连

外伤或风寒湿邪郁阻，必使患部气血凝滞，软组织粘连。被动运动是手法治疗的一个重要组成部分，对关节粘连僵硬者进行适当的被动活动，则有利于宣通闭阻的气血，松解粘连，滑利关节。对局部软组织变性者，可改善局部营养供应，促进新陈代谢，增大肌肉的伸展性，从而使变性的组织逐渐得到改善或恢复，有利于患部功能的恢复和疼痛的消除。

（三）缓急解痉，通利关节

手法是解除肌肉紧张、痉挛非常有效的方法，首先它能直接放松肌肉，疏通经络通道，调整机体内部平衡。通过手法产生的外力，在患者特定部位或穴位上做功，功转换成热能深透体内，使局部组织温度升高，加强局部循环，使肌肉放松。其次各种手法给予机体一定疼痛刺激或者加重原有疼痛，从而提高了局部组织的痛阈，痛阈的提高有利于肌肉放松。通过强迫伸展有关关节，可将紧张或痉挛肌肉充分拉长，从而解除肌肉紧张、痉挛，消除疼痛，恢复关节功能。此所谓"松则通，通则不痛"。

（四）理顺筋络，正骨复位

正确的理筋手法通过合理的"离"与"和"外力作用，能将骨关节错缝整复，"筋出槽"归位。软组织撕裂复原，肌腱滑脱理正，脱出之髓核还纳，并可排除这些病理变化带来的肌痉挛和疼痛，恢复组织的正常结构和功能。

三、手法治疗原则
（一）筋骨并重

筋与骨在生理和病理上有密切关系，肝主筋，肾主骨，素有"肝肾同源"之说。筋伤与骨伤可同时发生，也可单独发生，并能相互影响。例如，筋的损伤性痉挛可使骨关节处于交锁或错位；反之，骨关节错位也可改变筋的正常生理位置而使筋受损伤。日常所见的长期姿势不正确或用力不当，可致肌肉、韧带和筋膜损伤，如老年腰椎间盘退变缩小、椎间隙狭窄、韧带松弛、椎体失稳，轻微的外力可使椎间关节突关节产生移位而出现各种下腰痛症状。因此，临床治疗需注重"筋骨并重"的原则，弄清筋与骨关节间的病理变化，既要治疗筋的损伤，又要治疗骨关节的损伤，这样便可以事半功倍，此即为"筋柔才骨正，骨正才筋柔"。

（二）内外兼治

人体是统一的整体，无论是跌打损伤，还是外邪侵袭，损伤筋骨，经络受累，都使气血运行紊乱，严重者消耗津液，伤及脏腑。若脏腑气血受伤，可导致经络失调，加重外伤病情。所以，外伤与内损密切相关，彼此影响。在筋伤治疗中需要把握"内外兼顾"的原则，即既要外治筋骨、皮肉损伤，又要内治脏腑、气血的病变。临床上可根据损伤的病理变化，或以外治为主，或以内治为主，或内、外治并重，灵活运用。通过针对性的治疗，尽量做到"内外兼顾"。这对于提高治疗效果、巩固疗效，有着极为显著的作用。

（三）急慢各异

筋伤临床上有急、慢性损伤之分。急性筋伤因暴力所致，气滞血瘀，肿痛明显。慢性筋伤常因反复损伤或治疗不当，迁延日久，缠绵难愈，脏腑、气血虚弱，筋骨失养，风寒湿邪乘虚而入，致四肢拘挛，活动不能。两者病因病机上的区别，决定了它们在治法上的差异。急性筋伤多以行气活血、消肿止痛为主；慢性筋伤则宜补益扶正，兼祛除外邪。由于急性筋伤可因失治、误治而成慢性，慢性筋伤也可由外力诱因而急性发作，临床上常可见病证实中挟虚，虚中挟实，虚实夹杂，变证多端。故治疗之法，应重视辨证，具体分析，"病无常形，治无常法，医无常方，药无常品"，绝不能拘泥于一方一法。急则治其标，缓则治其本。要因时、因地、因人制宜。

（四）保健与治疗结合

一部分筋伤为缺乏足够的自我预防保健知识所引起，特别是慢性筋伤治疗过程中常出现功能恢复缓慢或留有后遗症。所以，应将治疗与预防、保健密切结合起来，其目的就是扶正祛邪，尽快促使组织愈合，功能恢复。保健应当是积极的，除避免过度疲劳、注意休息外，还可以采取药物调补和功能锻炼等方法。实践证明，功能对于筋伤的恢复确有良效。《吕氏春秋》有"形不动则精不流，精不流则气郁"的记载。合理的肢体关节活动和全身锻炼，能推动气血流通，调理气机，祛瘀生新，使骨关节得到滋养，有利于慢性筋伤的修复。但是锻炼必须持之以恒，才能取得效果。

第四节　韦氏正骨常用基础手法与注意事项

一、常用基础手法

（一）点按镇痛法

方法：用拇指、掌根、肘等部位着力，按压于患者体表的一定部位、穴位或痛点上，并施加一定的力量，持续一定的时间使患者有一定压迫感的方法。

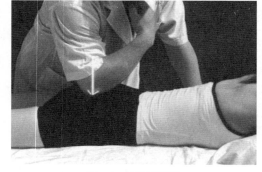

图10　点按镇痛法

要领：操作时用力要平衡，由轻到重，缓慢加力，使感觉达到深部。进行颤抖动作时指力不能有所增减。

作用：行气活血，疏通经络，松解痉挛，止痛。

（二）分筋理筋法

方法：用掌根、拇指或其他四指的指腹远端着力于患者的一定部位，与局部肌纤维行走方向垂直左右分拨的为分筋，与局部肌纤维行走方向一致的直线或弧线理顺推按

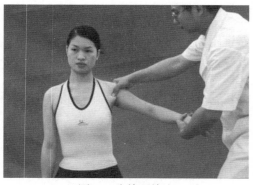

图11　分筋理筋法

为理筋。

要领：操作时指力要平稳、均匀，力度要适当。

作用：止痛，解痉，疏通筋脉，松解粘连。

（三）推散法

方法：用手掌、掌根、大鱼际着力于患者的一定部位进行单方向的直线或弧形的推擦或摩擦，使之产生一定热量的手法。

要领：操作时压力要均匀、和缓，力度要适宜。推动时用力

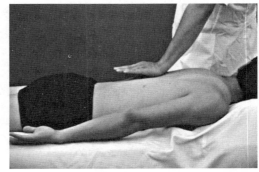

图12　推散法

要平稳着实，由轻渐重，不宜过猛；不能有跳动感；可浮于皮，亦可深及筋骨和脏腑。

作用：止痛，解痉，疏通筋脉，松解粘连。

（四）捏拿法

方法：拇指与其他四指呈钳形，以近侧指间关节着力，捏拿住一定部位或对称用力平稳夹挤肌肉片刻，然后放松，或循肌肉及经络走向捏挤前进，做连续不断的辗转挤压的手法。

要领：操作时用力要缓稳，在放松肌肉的瞬间，手指不可离开皮肤，使动作有连贯性。自上而下地拿捏时移动距离不宜超过3cm。本法亦可与揉法合并使用。

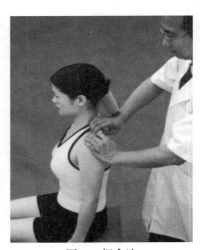

图13　捏拿法

作用：解除肌肉疲劳，松弛肌肉痉挛。

（五）揉按活络法

方法：用拇指指腹，手掌鱼际部或掌根按于所需部位的皮肤上，以腕关节轻轻地摆动或环旋转动使着力部分带动该处的皮下组织做轻柔缓和的回旋揉动的手法。

要领：操作时指腹或手掌不可离开按压的皮肤，使作用力渗透到肌肉层。必要时可与理筋法结合使用，力之大小以病人有舒适感为宜。

作用：活血祛瘀，消肿止痛，解除疲劳。

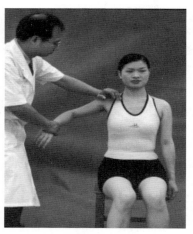

图14　揉按活络法

（六）滚压法

方法：本法又分直滚法和侧滚法两种。用手背尺侧或第3、4、5掌指关节部着力，压于患者一定部位的皮肤上，通过腕关节屈伸和前臂旋前旋后的连续横向运动叫侧滚法。医者半握拳，以2～5指近侧指间关节着力，压于患者肌肉较肥厚的

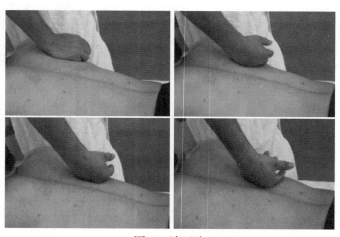

图15　滚压法

部位，通过腕关节前后屈伸往返均匀摆动的手法叫直滚法，其力度较侧滚法强。

要领：操作时肩、臂不要紧张，腕关节放松。滚动时，着力部分要紧贴皮肤，不要跳动或摩擦皮肤。压力要均匀，动作要协调而有节奏，不可忽快忽慢，或时轻时重，一般速度在每分钟100～140次为宜。

作用：舒筋活血，解痉止痛，消除肌肉疲劳。

（七）拍击法

方法：要求肩、肘放松，手腕发力，用虚掌、拳背、掌根、掌侧小鱼际、指尖等拍击体表一定部位的方法。击打动作要灵活轻巧而协调。

要领：腕部放松，击打时着力要富有弹性，由轻渐重，再由重渐轻，反复施术。击打的节奏要有顺序、有规律，不可杂乱无章。

作用：舒筋活血，促进血运。

图16　拍击法

（八）活筋松解法

方法：用一手握住、扶住关节近端的肢体，另一手握住、托住关节远端的肢体，做缓和的顺时针方向或逆时针方向的回旋环转运动的方法。

要领：用力要稳，动作要缓和，做到慢而不断。摇动的方向和幅度要在生理许可范围内，幅度由小到大，力量由轻到重，不宜使用暴力。

作用：活利关节，松解关节周围粘连。

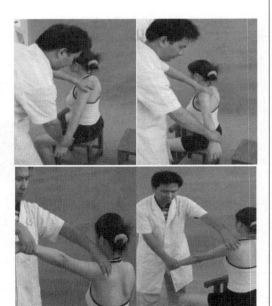

图17　活筋松解法

（九）扳法

方法：在被动旋转、伸展或屈曲某一关节达到最大限度时，在保持这一姿势的基础上，瞬间施以加大动作幅度的扳动。使之活动瞬间超过一定范围，使关节得以伸展的一种被动活动关节的手法。

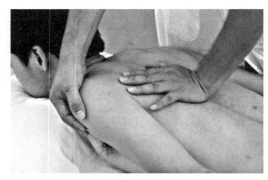

图18　扳法

要领：操作时用力部位要准确，动作轻巧，双手协同，配合默契，扳动幅度不能超出其生理活动范围，更忌强拉硬扳。

作用：滑利关节、整复移位、解除嵌顿，调整小关节紊乱，促使突出的椎间盘移位。

（十）颈椎旋转复位法

方法：颈椎旋转复位法，多用于上颈段。以颈1横突偏右为例，患者坐矮凳上，颈部前屈35°，左偏35°，右侧旋转45°。医者立于患者身后，左手拇指触到偏移横突固定之，余四指置于患者右侧头枕部或颞部，右手扶持左面部，在右手向右旋转的瞬间，左手拇指将横突轻轻推向患者左侧，常听到"咯"的一声，拇指下有轻度移动感，触之平复或改善。

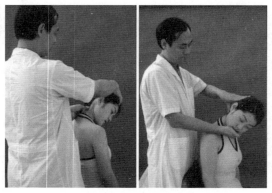

图19　颈椎旋转复位法

要领：操作时用力部位要准

确，动作轻巧，双手协同，配合默契，扳动幅度不能超出其生理活动范围，更忌强拉硬扳。

作用：滑利关节、整复移位、解除嵌顿，调整小关节紊乱。

（十一）颈椎侧旋提推法

方法：颈椎侧旋提推法，多用于下颈段。以颈6棘突偏右为例，患者端坐矮凳上，颈部稍前屈位。医者立于患者背后，拇指触及颈6棘突右侧并固定之，左手扶患者下颌，使头转向左侧45°，此时左手向上轻轻提牵；

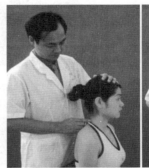
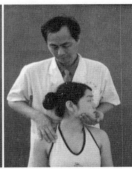

图20　颈椎侧旋提推法

同时，右手拇指迅速用力向左轻推，常听到"咯"的一声，拇指下有轻度移动感，触之平复或改善。

要领：参见颈椎旋转复位法。

作用：参见颈椎旋转复位法。

（十二）胸椎掌推复位法

方法：患者俯卧，胸前垫一软枕，两上肢旋内贴于身体两侧。医者立于患者左侧，右手掌根部按压住患者棘突，左手放在右手背上，嘱患者做深吸气，在呼气末时医者手掌（与脊柱呈45°方向）向前上推按，此时可听到"咯"的一声。

要领：操作时用力部位要准确，双手协

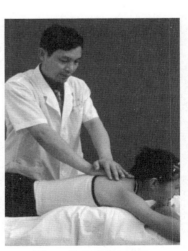

图21　胸椎掌推复位法

同，医患要配合默契，禁忌使用暴力。

作用：整复移位、解除嵌顿，调整小关节紊乱。

（十三）胸椎膝顶复位法

方法：患者端坐矮凳上，两手自然下垂，医者两臂环抱患者两肩及上胸，两手在患者胸骨处十指交叉相握，嘱患者略后仰，背靠医者右膝前，头置于医者右肩，医者以右膝顶住患椎棘突；患者深吸气末呼气初，

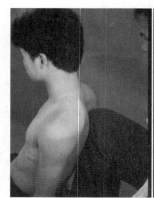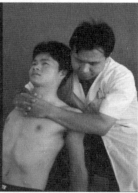

图22　胸椎膝顶复位法

医者两臂及手用力往后下方压，右膝同时向上方顶推，此时可听到"咯"的一声。胸椎膝顶复位法可用于胸椎关节突关节紊乱症、胸椎轻度移位棘突偏歪者。

要领：参见胸椎掌推复位法。

作用：参见胸椎掌推复位法。

（十四）斜搬腰椎法

方法：患者侧卧，在下方的下肢取伸直位，在上方的下肢屈髋屈膝80°。医者一手扶持患者肩前侧，另一手扶持其臀部。两手用反方向力量，进行推拉（注意交叉点在患椎上）。当遇到阻力时，突然加

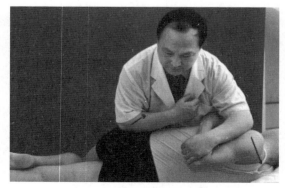

图23　斜搬腰椎法

大推拉力，常可听到关节复位响声。用于治疗腰痛。

要领：操作时用力要稳、掌握分寸，不能超出其生理活动范围，更忌强拉硬扳。

作用：调整小关节紊乱，解除后关节嵌顿，促使突出的椎间盘移位。

（十五）腰部旋转复位法

方法：患者坐于双连椅的前椅上。医者坐在后椅上，一手拇指触及偏移腰椎棘突并固定之；另一手自患者腋部伸出上肩，绕颈后握住对侧肩部，然后使患者前屈60°～90°，侧屈45°；在拇指推挤棘突向对外侧上方的同时，绕肩之手向后上方旋转，常

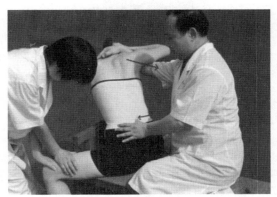

图24　腰部旋转复位法

可听到"咯"的一声。腰部旋转复位法主要治疗腰椎间盘突出症、腰椎关节紊乱及腰部扭伤等。

要领：操作时用力部位要准确，双手协同，在患者上半身前屈侧弯至最大限度时瞬间施以加大动作幅度的扳动。但扳动幅度不能超出其生理活动范围，更忌强拉硬扳。

作用：滑利关节、整复移位、解除嵌顿，促使突出的椎间盘复位。

（十六）滚床法

方法：患者仰卧，屈髋膝，双臂交叉抱紧小腿上1/3处，医者站立于患者右侧，一手扶枕后，另一手扶小腿中下1/3处，使患者被动坐起，躺下，再坐起，再躺下，如此起落交替的手法。

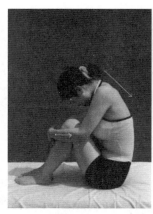
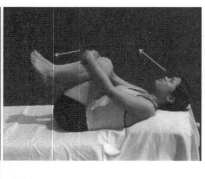

图25　滚床法患者动作示意

要领：医生扶小腿之手要掌握好方向，以防患者滚下床。

作用：活动腰部关节，舒展腰背部肌肉，整复脱位。

（十七）拔伸法

方法：医者双手握住被拔伸关节的远端，或一手握住患者腕部（踝部），另一手食指、中指（拇指、食指）夹住手指（足趾），在伸屈法的基础上，沿骨骼纵轴用突发暴力拔伸，使被拔关节发出一清脆响声的手法。

要领：拔伸的力量要由轻而重，顺势而行，忌用蛮力。

作用：滑利关节，解除关节绞锁，矫正关节错缝。

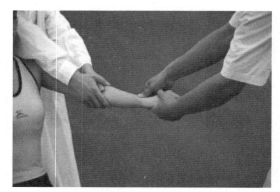

图26　拔伸法

（十八）牵抖法

方法：医者一手握患者肢体远端，另一手扶患者关节或双手握患者肢体远端，使肢体悬空，在牵引下进行上下抖动或左右摆动的手法。

要领：动作要稳而持续，有劲而不蛮，拔伸的力量要由轻而重，顺势而行，忌用蛮力。医生抖动肢体必须在牵引下进行，抖动幅度要小，速度要快。

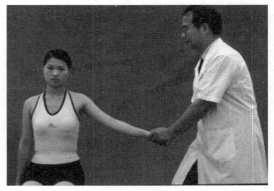

图27　牵抖法

作用：疏松筋脉，放松肌肉。

（十九）传导法

方法：通过点按刺激神经敏感器或神经干使相应部位出现麻胀、发热的手法。以点按右星状神经节为例：患者端坐，医者用一手扶持头部，使头右侧屈30°，另一手拇指指腹置于右星状神经节投影区上（右胸锁乳突肌下1/4前2cm）按揉2~3分钟，每隔2~3秒放松一次，以胸部感觉酸胀或微热为度。

要领：定位要准，一定是用指腹按压，并以胸部感觉酸胀或微热为度。手法不宜过重，以免压迫气管，引起呛咳，或造成神经损伤。

作用：调节神经功能，特别是调节神经传导功能。

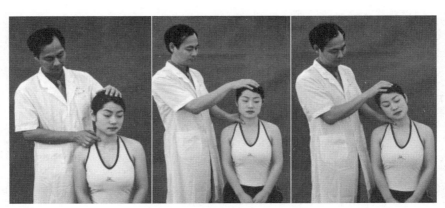

图28　传导法

（二十）反射法

方法：通过点按刺激穴位、反应敏感点使相应部位出现麻胀、走窜感的手法。这种感觉（得气）可根据用力方向不同而不同。

要领：定位要准，用力要均匀深透，点按1～2分钟，每隔2～3秒放松一次，根据病变部位不同而调整用力方向以引导"得气"。

作用：调节神经功能，特别是调节神经反射功能、交感神经功能。

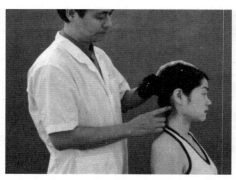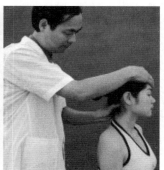

图29　反射法

二、手法治疗注意事项（手法操作的基本要求）

（1）施术前充分了解病情，明确诊断。

（2）施术过程应有详细的计划。

（3）施术者要保持手部的卫生清洁，不留指甲，除去装饰品，以免操作时伤及患者，必要时用治疗巾覆盖被治疗部位。

（4）施行手法时指导患者密切配合，尽量放松、协作，需要时随时调整姿势、体位。

（5）手法操作应熟练、准确，用力轻巧适度。每次手法定位要准确，先轻后重，活动范围由小渐大，活动速度先慢后快，尽量使患者不受或少受痛苦。

（6）手法操作的强度、时间需视患者群体强壮、瘦弱和治疗的反应随时进行调整，一般新伤宜轻，陈伤宜重。

（7）手法操作时需熟悉局部解剖结构与关节正常、异常的活动范围，避免造成不必要损伤，尽可能利用力学原理、人体生理特点施法。

（8）严格掌握手法的适应证和禁忌证。

三、手法的适应证与禁忌证

（一）手法的适应证

（1）因风寒湿邪凝结筋骨之间引起的肢节疼痛、活动不利者。

（2）骨伤科疾病：各种骨折、脱位、筋伤、内伤的急、慢性期或后遗症。

（3）内、外、妇、儿、五官科等与脊柱相关性疾病，属功能性疾病疗效更好。

（4）各种亚健康状态不舒适以及需功能康复的疾病

（二）手法的禁忌证

（1）局部疼痛剧烈或肿胀瘀血严重者慎用手法，肌肉或韧带大部分或完全撕裂者禁用。

（2）诊断尚不明确的急性脊柱损伤伴有脊髓损伤症状者禁用。

（3）恶性肿瘤、骨关节结核、骨髓炎等患者禁用。

（4）伴有严重心、肝、脾、肺、肾器质性病变者慎用。

（5）有出血倾向的血液病患者禁用或慎用。

（6）施术部位有严重皮肤损伤或合并感染者禁用。

（7）妇女妊娠期或月经期慎用。

（8）对手法有恐惧心理，不愿意合作者，或身体过于虚弱、老年骨质疏松症者慎用。

第五节　骨伤整治及骨伤后遗症内治

一、骨伤整治及骨伤后遗症内治

对于四肢常见骨折（以上肢肱骨髁上、尺桡骨远端骨折，下肢以股骨干、胫腓骨骨折为主），采用手法复位、小夹板固定、中药治疗、功能锻炼，治疗273例，愈后优及良标准者达93.41%，功能恢复达到优和良者有95.7%。认为中西医结合手法整复、小夹板固定治疗四肢常见骨折，在整复、固定、牵引、功能锻炼方面，都具有骨折对位好、愈合快、疗程短、功能好、病人痛苦少、并发症少等优点。常用的整复手法为"切摸寻骨""板伸提按""捏挤分骨""折顶回旋""摇摆牵抖"等法。

骨折后遗症多是由于骨折对位对线不良，或伤后缺乏相应的功能练习，或劳累过度，或感受风寒湿邪等引起，其临床表现比较复杂，中医辨证治疗收到很好效果。

（一）辨证分型

（1）**气血瘀滞型**：肢节麻痛或剧痛难忍，夜间为甚，多见于中老年人，局部与轻度肿或不肿，舌红苔薄或薄白，脉细数。

（2）**阴虚肺热型**：患肢肌肉萎缩，皮肤干燥，并有气力不足，或气喘，咳嗽痰少，腹胀，口干，舌红苔薄白，脉细弱。

（3）**风寒湿痹型**：多为关节骨折或脊柱骨折后遗症，局部疼痛，怕冷，与天气变化有关，舌胖淡红，苔白腻，脉细滑。

（4）**气阴失调型**：患肢无力，自汗，畏寒，舌淡苔白，脉细弱，此多为阳虚；或患肢无力，灼热，畏热，盗汗多，舌红苔白，脉细数，此多为阴虚。

（5）**肝肾亏损型**：症见骨折迟缓，愈合或不愈合，局部酸痛，腰腿酸软，头晕眼花，舌淡苔白，脉沉细。

（6）**骨蒸劳热型**：肢节胀痛发热，或兼手足心发热，舌红有瘀斑，苔黄，脉细数。

（二）中药内治

（1）**气血瘀滞型**：治宜活血散瘀止痛。方用痛安汤（丹参18g，白芍12g，两面针12g，田七9g，降香9g，煅龙骨30g，炙甘草5g）加土鳖虫6g，路路通9g，炮甲5g，白花蛇舌草12g。

（2）**阴虚肺热型**：治宜滋阴润肺理脾。方用生地四物汤加桑白皮12g，石斛12g，麦冬12g，百合12g，沙参12g，党参12g，淮山15g。

（3）**风寒湿痹型**：治宜祛风散寒胜湿。方用舒筋汤（当归12g，羌活6g，赤芍12g，白术12g，海桐皮12g，甘草5g）加独活12g，细辛3g，防风5g，土茯苓15g，千斤拔15g。

（4）**气阴失调型**：阳虚者治宜补气敛阳，方用四君子汤（党参12g，白术12g，茯苓12g，甘草5g）加浮小麦12g，麻黄根12g，北芪15g，合欢皮12g；阴虚者治宜益阴固表，方用大补阴丸（熟地黄12g，龟板15g，知母6g，黄柏6g，猪脊髓12g）加石斛12g，五味子6g，麻黄根12g。

（5）**肝肾亏损型**：治宜滋补肝肾，如阴虚，方用六味地黄汤（熟地黄12g，淮山15g，山萸肉12g，泽泻12g，牡丹皮12g，茯苓15g）加五味子6g，乌药12g；如阳虚，方用附桂八味丸（六味地黄汤加附子6g，肉桂3g）加巴戟天12g，菟丝子12g，杜仲12g。

（6）**骨蒸劳热型**：治宜滋阴清热祛瘀，方用丹栀逍遥散（牡丹皮12g，栀子12g，柴胡12g，白芍12g，枳壳6g，桑枝15g，地骨皮12g，当归12g，桑白皮12g）加石斛12g，麦冬12g。

用法：中药水煎服，每日1剂，分2次服，如病情有变化，可适当辨证加减。每3～5天复诊一次，连续观察3个月。

本组骨折后遗症是伤后数月仍存在的症状，多表现为虚证，以肾虚为主，兼有夹瘀、夹湿、夹寒，总的治疗原则是补肾祛瘀、通络。强调辨证论治，随症加减，才能收到应有的效果。

二、外伤重危证中药内治

（一）临床主要特点

1. 闭证

病邪炽盛、神志不清或烦躁不安，面颧潮红，二便不通，汗出不扬，两手握固，脉弦细或弦数有力，舌质红绛，苔灰黄，血压偏高或正常等。此证多见于脑震荡或脑挫伤、毒血症脂肪栓塞综合征等。

2. 脱证

正气衰脱、表情淡漠或时烦时闷，面色苍白，四肢无力或厥冷，两手撒开，多汗，或有二便失禁，脉细弱或虚或细数无力。舌质淡或红，苔白或灰或无苔，血压偏低。此证多见于创伤性休克、出血性休克等。

（二）治疗方法

1. 闭证

治则：清心开闭、祛邪解毒。用通窍活血汤（川芎、赤芍、红花、桃仁、鲜生姜、老葱、红枣、麝香）加石菖蒲、钩藤、金银花、蝉衣、泽泻等，或加服安宫牛黄丸。

2. 脱证

治则：扶正固脱，祛痰解毒。偏阴脱者用生脉散（人参、麦冬、五味子）；偏阳脱者用参附汤（人参、附子），再加红花、田七、金银花、蝉衣、丹参等。必要时行输液输血等对症治疗。

（三）典型病案

【病案一】周某，女，19岁，住院号：49403。1986年6月22日入院。

患者于入院前9小时，因骑车不慎摔倒，头与右肩受伤，当即昏迷，入院时呈昏迷状态，脉搏86次/分钟，血压98/60mmHg，时而烦躁，无呕吐，无肢体瘫痪，两瞳孔等大等圆，对光反射迟钝，伤后未解大小便。诊断：①脑挫伤；②左锁骨骨折。按常规处理予镇静、脱水、抗感染、留置导尿管等治疗。每日后患者转入嗜睡，烦躁不安，面颧潮红，无汗，两手握拳，二便不通，舌质红绛，苔灰黄，脉弦数，脉搏96～104次/分钟，血压（100～120）/（60～70）mmHg。拟加中药治疗，按闭证处理。以通窍活血汤加减，水煎服。2剂后患者神志清醒，较安静，脉搏82次/分钟，血压（100～106）/60mmHg，再按前方加减服5剂，症状消失，精神良好。后按常规处理左锁骨骨折。

【病案二】罗某，男，2岁半，住院号：6667，1978年5月2日入院。

入院诊断：头皮血肿并感染。入院后予抗菌治疗，局部外敷消肿膏后头皮血肿略消，但近日来患儿诉头痛咽痛，并出现右大腿红肿热痛，体温40℃，寒战，大渴，大汗，精神萎靡不振，四肢末发凉，胸腹部有出血点，二便尚可，脉细数无力，舌质红，苔黄无津。血化验结果：红细胞由入院时的320万/mm³，降至120万/mm³，白细胞13.7万/mm³，尿常规无异常。拟诊：脱证（热毒内陷伴阴脱证）。用生脉散加附子、金银花、连翘，水煎服，日服1剂，西药同前，患处外敷三黄膏，2天后精神好转，体温38.5℃，四肢转温，大便硬。按原方加减5剂，原诸症消失，痊愈出院。

第六节　脊柱相关疾病内治法

一、强调"通督补肾"原则

脊柱相关疾病，是指脊柱软组织损伤并发脊柱以外的有关系统的病症而言，临床表现纷繁多变。据目前报道，涉及之病症有100余种。其病症表现虽然复杂，然其发病均与脊柱软组织损伤有关，这是总的特点，因此认清脊柱软组织损伤的病因病机，也就把握了治疗之本。韦贵康教授认为，脊柱为督脉通道，参与总督一身之阳，"肾主腰脚"，经络不通，则诸症迭出。脊柱相关疾病的病理机制为督脉受损，"不通"为病机基础，不通则痛，不通则清阳不升，浊阴不降，进而影响脏腑功能而出现复杂症状。临证时抓住督脉不通的病机基础，治疗用药强调以"通督"为法。然久病必虚，后期则用通补兼顾，即活血补肾为先法。通督补肾之原则，应用于临床每取执简驭繁、事半功倍之效。

二、强调分型论治

辨证论治为中医的精华所在。韦贵康教授在治疗脊柱相关疾病时，常根据病理与辨证特点来分型论治。

（1）瘀滞型：多见于急性损伤早期，或反复发作者。症见局部肿胀、便秘、尿黄、厌食等。治以活血祛瘀，用桃红四物汤或复元活血汤。

（2）风寒湿型：多见于损伤后期。症见局部痛，麻木，遇寒痛增，得温缓解，筋络拘挛，或口淡，便溏，尿清长等。治以祛风散寒胜湿，用蠲痹汤或宽筋散治疗。如化热者加清热药。

（3）脏躁型：多见于损伤中、后期。症见心烦不眠，坐卧不安，头晕，口干苦，便秘，尿黄，或兼头痛，耳鸣等。治以镇静安神，滋阴清热，用甘麦大枣汤加味或天麻钩藤饮加减治疗。

（4）亏损型：多见于损伤后期，肝肾阴虚者。症见腰膝痛，头晕，耳鸣，五心烦热，大便干，盗汗等。治以滋补肝肾，用六味地黄丸治疗。肝肾阳虚者，症见腰膝软，畏寒肢冷，自汗，尿清长等。治以温补肝肾，用金匮肾气丸治疗。

三、重视皮肉筋骨伤的局部与内脏关系

人体是一个有机整体，生理上相互为用，病理上相互影响。临床上往往可见整体不足，影响局部，其病变可反映于某一局部，局部病变往往与整体气血阴阳虚实盛衰变化有关。韦贵康教授在临证时，多重视局部与脏腑的关系。如背腰痛患者，在通督补肾的总则下，注意兼治，细辨诸症特点。如肿胀属脾虚湿盛而健脾利湿，皮肤干燥属肺阴虚而润肺，肌痿筋露属肝阴亏损而补肝，脊骨深层痛属肾虚而补肾。此正与《黄帝内经》之五脏体用观相吻合，故每获佳效。

四、注重调理二便

韦贵康教授在临床实践中，摸索出颈背腰痛与二便关系密切，主张治疗颈背腰痛注意调理二便。调理二便，意在疏通气机，使浊阴得降而清阳自升，脏腑调和而诸症悉除。盖小便的形成与排泄在脏涉及肺、脾、肝、肾，在腑涉及三焦、膀胱、小肠，且与人体气化功能密切相关。正如《景岳全书》所述："小便通血气之海，冲任水道之门户也，……其利与不利，热与不热，可查气化之强弱。"

脊柱及其周围乃督脉及足太阳膀胱经所循之路，因而脊柱相关疾病的发生、发展及其转归与膀胱经之气化功能密切相关，临证中通过调理小便，疏通经气而促进脊柱相关疾病的痊愈。通过调理大便，使腑气得通，浊阴得降而脏腑自安。调理二便亦寓"釜底抽薪""上病下治"之意也。

五、治疗用药善于与现代研究新成果相结合

韦贵康教授在临床实践中，注意辨证与辨病相结合的方式，善于运用现代研究新成果。如脊柱相关疾病引起的颈性眩晕症，伴高血压者，加用天麻；而伴低血压者，则用升麻。腰椎间盘术后感染，属金黄色葡萄球菌者，用白花蛇舌草、金银花、黄芩、柴胡等。现代药理研究证明天麻具有降压作用，升麻具有升压作用，白花蛇舌草、金银花、黄芩、柴胡等具有抗金黄色葡萄球菌作用，因而临床辨证用之，每多效验。在现代研究成果层出不穷的今天，善于运用成果的关键是有的放矢，辨证应用，而非生搬硬套，否则收效甚微。如何首乌，含卵磷脂成分，参与神经代谢，增强超氧化物歧化酶的活性，可清除炎症产生的自由基。因此韦贵康教授在治疗脊柱相关疾病伴有神经损伤症状或供血不足产生的症状时，常喜用何首乌。但当辨证属痰湿阻滞型时，则不用何首乌，盖何首乌药性滋阴易于留湿之故。

第七节　韦氏奇穴

奇穴，是韦氏正骨世家以中医基本理论为指导，结合现代解剖、病理学特点，通过数十年的临床实践与数十万病例的观察、分析、归纳，在韦贵康的弟子协助下，整理出来，主要在十二经筋、十二经脉、督任脉经线上或附近，找到一批具有疗效显著、确切、定位准确、可操作性强的穴位，也称"韦氏奇穴"，计有38穴、4线、4区。现介绍如下。

一、奇穴表现的特点

（1）自觉局部疼痛，或酸胀，或麻木，或冷热感。

（2）局部发白，或发紫，或发红，或发黄。

（3）局部无汗或多汗。

（4）局部肌紧张或痉挛，或皮下有结节。

（5）局部松弛，或乏力。

（6）解剖组织轻度位移。

（7）或有邻近或全身相关症状。

二、奇穴手法治疗机理探讨

根据中医"以通为用"的原理，采用手法治疗，使经络顺畅，即"顺则通"；使肌肉紧张、粘连、筋结能松解，即"松则通"；使气滞血瘀能正常流动，即"动则通"；使脏腑调和，即"调则通"；使肌肤荣泽，即"荣则通"；使错缝的骨关节复正，即"正则通"。以"通"达到治病的目的。

三、奇穴使用主要治疗手法

1. 推散法

用于瘀证，如痛、紫、肿、筋结等症。操作要点：医者用拇指或掌根于局部与肢体呈锐角向近端稍用力推按 3～5 遍，疼痛以患者能忍受为宜。

2. 松解法

用于关节粘连，肌痉挛等。操作要点：医者用拇指于局部稍用力垂直点按，并指端拨动 3～5 遍，疼痛以患者能忍受为宜。

3. 理顺法

用于筋脱槽，气血反阻滞，滑膜囊肿胀，肠道紊乱等。操作要点：医者于局部用手指或掌臂按照肌纤维、动静脉、滑膜囊、胃肠道的功能走行方向，进行理顺 3～5 遍，手法宜柔和。

4. 传导法

用于经络传导障碍。操作要点：医者于局部用拇指按照经络行走方向稍用力推按 3～5 遍，以经线上"得气"感疗效最佳，疼痛以患者能忍受为宜。

5. 反射法

用于经络调节障碍。操作要点：医者于局部用拇指端指向病灶稍用力点按

3～5遍，以病痛部"得气"感疗效最佳，疼痛以患者能忍受为宜。

6. 叩击法

用于有腔器官的功能病损。医者于局部用指端或掌侧方或空拳轻击3～5遍，疼痛以患者能忍受为宜。

以上手法，每日或2日做1次，7～10次为1个疗程，一般做1～2个疗程。

四、奇穴操作要点

（一）头、颈、颌部

1. 内眶上（双穴）

定位： 眉棱骨中点内侧1cm。

作用： 清头，明目，解烦。

主治： 前额痛，心烦，易怒，失眠。

方法： 采用反射法为主。患者端坐位，医者站于后侧，用食指尖向头部方向稍用力点按，以患者头额部"得气"、感微痛又舒适为度。注意操作时，用力不宜指向眼部，以免刺激眼部。

2. 孔上（单穴）

定位： 枕骨大孔上缘中点。

作用： 镇静安神，调理气血。

主治： 后头痛，顽固性失眠，不明原因低热，口干，肠胃功能紊乱。

方法： 采用反射法为主。患者端坐位，医者一手扶持头部，另一手用拇指尖于该穴向头顶方向推按，以患者感头顶"得气"、感觉微痛又舒适为度。注意操作时，用力方向要准确，力度要适中。

3. 耳后（双穴）

定位：耳后2cm凹处上方1cm。

作用：散瘀，清头，止痛。

主治：头痛，眼蒙，耳鸣耳聋，咽部异物感。

方法：采用推散法与反射法为主。患者端坐位，医者一手扶持头部，另一手用拇指腹于局部向头部方向点按，以头顶"得气"、感觉舒适为度。注意操作时，用力方向指向症状方向，力度要适中。

4. 颈前（双穴）

定位：胸锁乳头肌下1/3前2cm。

作用：调理气血，疏经通络。

主治：颈累胀痛，心慌心跳，心律失常，血压异常。

方法：采用传导法为主。患者端坐位，以右为例，医者右手扶持头部，使患者头偏右侧30°，左手拇指腹按于穴位上，轻轻斜向下按压，以胸口"得气"、感觉舒适为度。注意手法宜轻柔，不宜用猛力。

5. 颌下（单穴）

定位：下颌骨中点下后2cm。

作用：通络生津，止渴散瘀。

主治：头胀头晕，口渴口干，眼干鼻燥，失眠多梦。

手法：采用松解法、反射法为主。患者端坐位或仰卧位，医者一手扶头部，另一手食指置于穴位点揉按2～3秒放松，反复多次，以局部微热、感觉舒适为度。注意操作过程，用力适度，再令患者做吞咽动作数次，利于唾液分泌，疗效更佳。

6. 颈侧（双穴）

定位：下颌角后下3cm。

作用：疏经通络，清头宽中。

主治：头晕目赤，胸闷，耳鸣眼花，血压异常。

方法：采用推散法、反射法为主。用拇指腹于穴位揉按，从轻到重，方向或斜向上或斜向下，以患者舒适为宜。注意操作时，力度适中，不宜用猛力。

7. 颈根（双穴）

定位：颈根部外侧3cm凹陷处内端。

作用：松筋，解痉。

主治：颈肩痛活动受限，上胸部紧缩感。

方法：采用松解法、反射法、叩击法为主。患者端坐位，以右侧为例，医者左手将患者头部向左侧30°，右拇指尖置于穴上，从轻到重点按，以患者能忍受为宜。注意操作时，用力方向与脊柱平衡，效果更佳。

（二）肩胸部

1. 肩外（双穴）

定位：肩部外侧凹陷处。

作用：舒筋通络，行气止痛。

主治：四肢麻、痛、酸、胀、累。

方法：用松解法、反射法为主。医者用拇指点松解，从轻到重加压用力，以病损肢体"得气"为度。注意用力为垂直力，疼痛以患者能忍受为宜。

2. 上胸（双穴）（与以下2穴可连成一线）

定位：胸3旁2～3cm。

作用：活络通阳，宽胸理气。

主治：胸闷，胸痛，咳喘，心慌心跳。

方法：采用松解法、反射法、叩击法为主。患者端坐位或俯卧位，医者用拇指端置于穴位，从轻到重按压，以患者胸部"得气"、感觉舒适为度。注意操作时，用力适度，方向与躯体垂直。

3. 中胸（双穴）

定位：胸7旁2～3cm。

作用：理气通阳，疏肝利胆，散瘀止痛。

主治：胸痛，胃脘痛，反酸，打呃，胆囊炎，糖尿病。

方法：采用松解法、反射法为主。患者端坐位或俯卧位，医者用拇指端置于穴位，从轻到重按压，以患者胸部"得气"、感觉舒适为度。

4. 下胸（双穴）

定位：胸10旁2～3cm。

作用：散瘀理气，疏筋止痛。

主治：上腹痛，胁痛，大便异常，腰骶痛。

方法：采用松解法、反射法为主。患者端坐位或俯卧位，医者用拇指端置于穴位，从轻到重按压，以患者胸部或上腹部"得气"、感觉舒适为度。

5. 冈下（双穴）

定位：肩胛冈中点下2～3cm。

作用：疏经通络，散瘀止痛。

主治：肩部不舒，上肢无力，麻木，疼痛。

方法：采用松解法、反射法为主。患者端坐位，医者站于后侧，一手固定肩部，另一手拇指端于穴位稍用力点按，以上肢"得气"、感觉舒适为度。注意用力方向与躯干垂直。

（三）腰骶部

1. 腰上（双穴）

定位：腰2、3间旁2~3cm。

作用：散瘀行气，通督补肾。

主治：腰痛，腹胀，大小便异常。

手法：采用松解法、反射法为主。患者俯卧位，医者用拇指或手掌根或半握拳置于穴位上，从轻到重按压或揉滚反复操作，以局部微热、感觉舒适为度。注意力度重些，使力到筋肌部位，但不宜用暴力。

2. 腰下（双穴）

定位：腰4、5间旁2~3cm。

作用：祛瘀行气，健肾通督，舒筋通络。

主治：下腰胀痛或腰腿痛，下肢麻痛，腹痛，大小便异常。

方法：采用松解法、反射法为主。患者俯卧位，医者用拇指或手掌根或半握拳置于穴位上，从轻到重按压或揉滚反复操作，或将下肢提抬松解，以局部微热、感觉舒适为度。注意事项同腰上。

3. 臀中（双穴）

定位：臀部中央，相当于髂前上棘与骶尾关节连线中点外2cm。

作用：解痉松解，疏筋通络，止痛。

主治：腰腿痛，会阴部坠胀，排尿异常，男性阳痿，女性月经不调。

手法：采用松解法、推散法、反射法为主。患者俯卧位，医者用拇指或肘尖置于穴位上，从轻到重点按，反复操作，用力较大，以患者能忍受、局部微热为度。注意手法力达深部病灶。

（四）腹部

联穴（2线）

定位：左胁下—正中—脐下—右腹—上腹—左腹以点选穴。

作用：顺行疏理，解痉通里。

主治：腹胀便秘，食欲不振，消化不良，腹部脂肪过多。

方法：采用理顺法为主。患者仰卧位，医者将两手五指重叠，从上至下，从内至外，从右至左，轻揉按，反复数次，以患者腹部微热、感觉舒适为度。

（五）四肢

1. 峰下（双穴）

定位：肩峰下2～3cm。

作用：散瘀，消肿，止痛。

主治：肩痛，抬肩90°左右疼痛明显，再上抬疼痛反而减轻，肩峰下肿胀有压痛。

方法：采用理顺法、推散法为主。患者端坐位，医者用拇指于穴位斜向肩关节推按3～5遍，然后慢慢高举肩关节3～5遍。

2. 肘前（双穴）

定位：肘前横纹线下2～3cm。

作用：散瘀，消肿，止痛。

主治：肘关节疼痛，肘前肿胀，活动受限。

方法：采用推散法、理顺法为主。患者端坐位，医者用拇指于穴位斜向肘关节推按3～5遍，然后慢慢活动肘关节3～5遍。注意如关节肿胀者，手法后做关节伸屈活动数次，有利于肿胀消减。

3. 手背外（区）

定位：手部背侧掌骨4、5之间中点。

作用：祛瘀止痛，疏筋通络。

主治：痛症，特别是头痛、颈痛、牙痛、肩痛，呃逆，心悸，尿少。

方法：采用反射法为主。患者端坐位或仰卧位，医者用拇指置于穴位上向上30°稍用力，以患者能忍受、手法舒适为宜，反复操作3～5遍。注意操作时，寻最痛点进行手法，止痛效果更佳。

4. 髂前（双穴）

定位：于髂前上棘内外各1cm。

作用：祛瘀，散结，调理经络。

主治：髂腰疼痛，下肢疲劳或麻胀。

方法：采用反射法为主。患者端坐位或仰卧位，医者用拇指、食指端于局部对按，以下肢多有麻木感为度。注意操作时，对应均匀用力，才能收到应有的效果。

5. 沟间（双穴）

定位：腹股沟中点稍上，股动脉跳动最明显处稍上方。

作用：活血化瘀，疏通气血。

主治：气滞血瘀，血运障碍，筋骨失养，骨蚀，筋痿。

方法：用拇指探到股动脉跳动最明显处稍上方后，将拇指横置该处，用力加压，将该动脉阻断，20秒后，突然放开拇指，以患者觉该下肢速感灼热为度。注意拇指用力不宜粗暴，以患者能忍受为宜。

6. 髌上（双穴）

定位：髌骨外上方2～3cm。

作用：散瘀，消肿，止痛。

主治：膝关节疼痛肿胀，特别髌骨外上肿胀明显者。

方法：采用松解法、理顺法为主。患者仰卧位，医者用拇指置于穴位上，向膝关节方向推按，反复操作3～5遍，并做膝关节伸屈活动3～5遍。注意操作时，用力方向不宜反推。

7. 足背外（区）

定位：多在足背外侧跖骨4、5之间中点。

作用：祛瘀止痛，舒筋通络。

主治：痛症，特别是头痛、颈痛、牙痛、肩痛，呃逆，心悸，尿少。

方法：采用反射法为主。患者端坐位或仰卧位，医者用拇指置于穴位上向上30°稍用力，以患者能忍受、手法后舒适为宜，反复操作3～5遍。注意手法从轻到重，适度为止。

五、线、区释义

（一）线释义

1. 脊旁线两条

相当于膀胱经附近，上起头颅顶部下止骶尾部，是脑部、脊柱、内脏病损的体表反应点，这些反应点有规律分布并连成一线。根据各种病发病特点与轻重，在此线上有一定数量的反应点，称为线上联穴，针对不同联穴施行相应的手法，收到良好的疗效。

2. 腹部线两条

根据胃肠道行走方向，如胃肠功能紊乱，各种病发病特点与轻重，有其腹部一定数量的反应点，称为线上联穴，这些反应点有规律分布并连成一线，多呈"S"形的表现。操作时，应顺着这些形态的线，进行理顺手法，可收到良好的效果。

（二）区释义

两手背外侧各一个区。这个区是头、颈、肩、上背部病损的反应点，多个点呈一个区。可在该区选择最敏感的反应点进行点按治疗，收到良好的效果。

两足背外侧各一个区。这个区是下背部、腰骶部、胸腹部病损的反应点，多个点呈一个区。可在该区选择最敏感的反应点进行点按治疗，收到良好的效果。

六、讨论

（1）本组奇穴，是脊柱相关疾病与一些杂症在体表的反应点，其表现虽较复杂，但其分布有一定规律与特点。

（2）奇穴治疗方法，宜以手法治疗为主，临床操作手法要"轻、巧、透"，不宜用暴力、猛力。手法之力常有穿透性"得气"，有些穴位，特别是颈、胸、腹部奇穴不宜用针刺、小针刀治疗。手法的治疗，只要适应证选择得当，手法操作规范到位，效果显著。

（3）本组奇穴初步公布：38穴，联穴在脊柱两旁与腹部组成4线，在手足背部组成4区。随着临床实践不断深化，奇穴将进一步增多。

（4）本组奇穴，临床应用多立刻显奇效，如按要求做够疗程，并适当做功能锻炼，疗效多能巩固。它的作用机理除了上述之外，有些机理尚不完全清楚，有待进一步探讨。

第三章 世家论治

第一节　颞下颌关节紊乱症

颞下颌关节紊乱症是指颞下颌关节受到超常外力的作用，或受劳损、寒冷刺激，或周围炎症等的波及而引起的下颌骨错位、伤筋，并随之产生一系列临床症状与体征，亦称为颞下颌关节错缝。

本病为颞下颌关节常见的疾病，多发于20～40岁的青壮年。

一、临床表现

（一）症状特点

常见颞下颌关节区疼痛，关节强直，活动时发出弹响声。多为一侧发病，两侧的较少。还有下颌运动异常，张口时下颌骨向健侧歪斜，闭口时牙缝不能并齐；有时张口受限，咀嚼肌酸痛和咀嚼无力；少数患者还有头昏、耳鸣和听觉障碍等。

（二）辅助检查

1. 体格检查

注意两侧颞下颌关节是否对称，有单侧咀嚼习惯者常咀嚼的一侧面部较丰满，而另一侧则较塌陷。下颌运动受限，颞下颌关节处压痛，张口度减小。张口、闭口时下颌出现弹跳现象，同时伴有弹响。可用手指按压在左、右侧髁突位置，以了解髁突的滑动情况。

2．影像学检查

将两侧颞下颌关节X线片相对比，可排除骨性疾患。如髁突顶白线明显消失或缺损，表明有创伤性关节炎症；关节间隙变窄和比例失调，则表明有关节盘或髁突移位。

3．特殊检查

颞下颌关节造影片上显示，关节盘往往不能自由地向前滑动。

二、诊断要点
（一）诊断要点

有外伤或劳损或身体虚弱等。

颞下颌关节区疼痛，关节强直，活动时发出弹响声。

颞下颌关节两侧不对称，下颌运动受限，颞下颌关节处压痛，髁突滑动。

X线片显示髁突顶白线明显消失或缺损，关节间隙变窄并且比例失调。

（二）鉴别诊断

颞下颌关节脱位：颞下颌关节脱位有张口不能闭上、关节处空虚等表现。

三、辨治方法
（一）药物治疗

（1）**中药**：以活血行气、温经通络为主，用疏风养血汤或三痹汤；外洗八仙逍遥汤。

（2）**中成药**：多用舒筋活血片、小活络丸等。

（3）**西药**：以消炎止痛为主，可用吲哚美辛片25mg，每日3次；或英太青胶囊50mg，每日2次。均需饭后服。

（二）手法治疗

（1）**摇法**：以右侧颞下颌关节紊乱为例。医者以左手食指（包裹纱布）伸入患者口腔内向下扣住下颌骨，右手拇指压在髁突部位，余下四指拿住下颌骨。助手双手固定住患者头顶部，医者左手带住下颌骨做摇晃手法，使两侧关节活动。

（2）**捻法**：在摇晃的同时左手拇指在髁突部位做揉捻动作。

（3）**按法**：摇晃、揉捻数次后，医者从患者口腔内退出食指，用左手掌托住下颌部向上推按。

（4）**挤按法**：如有下颌骨向健侧偏歪者，医者站在患者身后，右手按住患者顶部，左手按在下颌部令患者张口，在患者闭口的同时，医者双手相对挤按。

（5）患者低端坐位，头部略后仰，助手扶持或靠于墙壁；医者立于患者对面，如两侧患病，医者两拇指置于下关穴（颧骨弓下方），余四指置于下颌下部，拇指局部揉按1～2分钟，患者感到局部酸软，然后医者两拇指略加力向后下方推的同时，余四指向上托起，常听到"咯"一声，即告复位，如未能复位则重复操作1～2次，必要时将颞下颌关节左右推按1～2次，即能复位。复位后一般不需固定，1～2周内避免咀嚼硬物及张大口。

（三）其他疗法

（1）**局部封闭疗法**：2%普鲁卡因0.5mL加泼尼松龙12.5～25mg做颞下颌关节后区封闭注射。

（2）**理疗**：如红外线、超短波和超声波照射等。

（四）功能锻炼

嘱患者每日用拇指点按上关、下关、听宫等穴，轻松地做张口与闭口活动，使颞下颌关节放松。

第二节　颈部扭挫伤

颈部扭挫伤是指颈椎周围的肌肉、韧带、关节囊等组织受到外力的牵扯拉、扭捩的损伤，是一种自觉的颈部软组织损伤。

一、临床表现

（一）症状特点

伤及后颈、背部，有时可牵涉肩部，或有头颈部沉重感，患者不愿活动颈部。

颈部活动受限，以侧屈、旋转较为明显。

过伸损伤后，病人颈部活动仍自如，12～24小时后出现颈前后疼痛，双手托着头部，稍加活动，即疼痛加重。若伤及气管和食道，可引起吞咽困难，嘶哑；若伤及交感神经干，可引起恶心、头晕、视力模糊、耳鸣，甚至心前区疼痛。

过屈损伤后，疼痛和压痛可发作于颈后正中区，颈不稳定，患者常用手托着头部。

撞车或突然急刹车时，可引起颈前屈，然后立即后伸，即所谓挥鞭伤。确定颈部挥鞭伤的疼痛部位很重要，从中判定颈过伸或颈过屈的严重程度。

（二）辅助检查

（1）**触诊检查**：颈项部可扪及痉挛肌肉，局部压痛明显，无上肢放射痛。

（2）物理检查：无臂丛神经牵拉试验等神经受压的阳性体征。

（3）影像检查：颈椎X线片未见异常。

二、诊断要点

首先明确损伤史。

头颈部有外力打击或加减速运动史。

颈项、背部疼痛，有时可牵涉肩部。颈部活动受限，颈项部可扪及痉挛肌肉，局部压痛明显。

有颈部过伸或过屈或挥鞭伤的病史。

颈椎间盘损伤可有神经根受压表现。注意交感神经干及椎动脉损伤的表现。

颈椎X线片：生理曲度等存在，未见异常，可排除颈椎骨折、脱位。

三、辨治方法

（一）药物治疗

中药：治法活血化瘀，消肿行气止痛。方用复元活血汤加减。药用：柴胡15g，天花粉10g，当归尾10g，红花6g，穿山甲10g，葱白30g，桃仁12g，赤芍15g，水煎服，每日1次。

西药：解热镇痛剂，可用英太青胶囊50mg，每日2次；或吲哚美辛25mg，每日3次。

外用药：局部可用跌打酒外擦或外贴伤湿止痛膏，双氯芬酸膏也有较好的止痛效果，或活血化瘀、消肿止痛中药热敷。

（二）手法治疗

1. 理筋手法

患者正坐，术者立于背后，左手扶住患者额部，右手以拇指、中指轮换点压痛点及天柱、风池等穴。继用右手拇指、食指在患侧做由上而下的按摩，重复进行几次。损伤患者，可在其痛点周围加用拿捏手法，以拇指、食指、中指对握痉挛的颈肌，做拿捏动作。若颈椎间盘损伤，其早期神经症状明显者，一般不宜手法治疗。

2. 牵引治疗

颈部偏歪者，可用枕颌布兜牵引，每日1次，每次20～30分钟，牵引重量3～5kg，5～7日为1个疗程。症状较重者，卧床休息，颈部持续牵引7～10天，重量3～5kg。症状消失后，打石膏围领，下地活动，锻炼颈肌。

（三）其他疗法

1. 封闭

肌肉或韧带损伤后的压痛点，经手法或理疗等治疗无效者，可用1%普鲁卡因5～8mL做痛点封闭。

2. 针灸治疗

常用穴有风池、大椎、合谷、昆仑等，对侧或双侧进针，用泻法，不留针。

（四）功能锻炼

向患者说明必须有意识地松弛颈部肌肉，尽量保持头部于正常位置；若头颈偏于异常位置，将给治疗增加困难。并练习头颈的仰俯动作、旋转动作。伤后不宜做颈部功能锻炼活动，早期可用颈托或颈围领托暂时固定颈椎2～3周。

患病初期可使用中药内服外敷，一般可配合使用解热镇痛剂以达到止痛作用。手法可使用，但宜轻巧揉按。严重挫伤者应佩戴颈托或颈围领托。

四、典型病例

【案一】高某，男性，42岁。因不慎强力扭头致颈部疼痛，活动受限3天来就诊。检查：颈横肌肉紧张、压痛，颈部旋转时症状加重，臂丛神经牵拉试验（－），椎间孔压迫试验（－），摄颈椎X线片：骨质未见异常。诊断为颈部扭挫伤。给予口服英太青胶囊，50mg，每日2次；中药复元活血汤内服；外擦双氯芬酸乳膏；手法揉按颈项肌群，每日1次。1周后复诊，症状消失。

【案二】误治失治病例。

李某，男性，51岁。因不慎强力扭头致颈部疼痛，活动受限伴右上肢麻木9天来就诊。曾在外院拟诊为颈部扭挫伤，治疗未见好转。检查：颈项肌肉紧张、压痛，颈部旋转时症状加重，右手握力下降，右上肢前臂麻木，皮肤感觉迟钝，右臂丛神经牵拉试验（＋），椎间孔压迫试验（＋），摄颈椎X线片：骨质未见异常。颈椎MRI片：$C_{4～5}$椎间盘突出。诊断为$C_{4～5}$椎间盘突出。给予口服英太青胶囊，50mg，每日2次；中药壮骨伸筋胶囊5片，每日2次，口服；颈椎布兜牵引，每日1次。1周后复诊，症状好转。3周后复诊，症状基本消失。

按：对于外伤后的颈部疼痛、活动受限，要注意鉴别是否有骨折或颈椎间盘突出等，注意重要的体格检查，特别是对伴有上肢前臂麻木或步态不稳者。

颈项部是活动较频繁、活动方向较广、活动范围较大的部位，能做前屈、后伸、左右侧屈、左右旋转等活动，因此发生损伤的机会也较多。颈部的软组织既是颈项活动的动力，也有保护和稳定颈项的作用，如果遭受强大外力或持久外力超越软组织本身的应力时，便可引起颈部软组织的损伤。

第三节 落枕

落枕又名为"失枕"，是常见颈部软组织损伤之一，多见于青壮年。临床上以急性颈部肌肉痉挛、强直、酸胀、疼痛，颈部转动受限为主要症状，严重时可向头部及上臂放射，轻者4～5天自愈，重者可数周才缓解。

一、临床表现

（一）症状特点

（1）颈部疼痛，颈项僵硬，如一侧得病，则头颈斜向患侧，向健侧活动明显受限。

（2）颈部活动受限，颈项相对固定于某一体位。

（3）如两侧得病时，头颈后伸倾斜，前屈明显受限；病灶累及颈肌时，可能局部肌痉挛肿胀、僵硬、有压痛；累及副神经时，沿着该神经分布区有压痛与放射痛，累及关节突关节时，在棘突旁压痛或触及棘突或横突的偏移，或棘间隙的改变。

（二）辅助检查

1. 颈背部、椎旁肌群如肩胛提肌痉挛，有肌紧张感、压痛。

2. 颈部呈僵硬状态，颈部活动受限。

二、诊断要点

（一）诊断要点

多在睡眠后出现一侧颈项疼痛。

局部僵硬，头颈活动受限。

颈项肌群有肌紧张感、压痛。

如两侧得病时，头颈后伸倾斜，前屈明显受限；病灶累及颈肌时，可能局部肌痉挛肿胀、僵硬、有压痛；累及副神经时，沿着该神经分布区有压痛与放射痛，累及关节突关节时，在棘突旁压痛或触及棘突或横突的偏移，或棘间隙的改变。

X线片一般无明显改变，也可有代偿性的颈曲加深或变直或颈椎侧弯。

（二）鉴别诊断

1. 颈椎病

起病缓慢，病程长，可因反复落枕引起，常伴有神经受累症状。X线片常伴有椎间隙狭窄，骨质增生。

2. 寰枢椎半脱位

可有外伤史，亦表现为颈项病症，颈部活动受限，但肌紧张不明显，颈椎开口位片常有提示。

三、辨治方法

早期可使用中药内服外敷，一般可配合使用解热镇痛剂以达到止痛作用；使用手法治疗，但宜轻巧。

（一）药物治疗

（1）中药：舒筋活络，止痛。方用舒筋活血汤加减。药用：羌活6g，防风9g，荆芥6g，独活9g，当归12g，青皮5g，牛膝10g，五加皮9g，杜仲9g，红花6g，枳壳6g，水煎服，每日1剂。中药内治以舒筋止痛为主，用安痛汤加味，如局部瘀肿加红花9g、丹参12g；如局部僵硬发凉加细辛6g、钻地风6g。外洗方：海桐皮汤或千豆汤（千斤拔30g、豆豉姜30g、苏木30g、三棱30g、桂枝30g、防风30g）。

（2）西药：可使用解热镇痛剂，英太青胶囊50mg，每日2次，或布洛芬0.3g，每日1次。

（二）手法治疗

1. 主要应用擦法、按法、揉法、拿法等手法治疗

先用一指禅推法在患侧颈项部推拿3～5分钟，然后用拿法弹拨紧张肌肉，使之逐渐放松，然后术者右手托起患者下颌，左手扶持其枕部，使其颈部前屈，进行颈部旋转复位，但必须掌握在患者耐受的范围内，切忌暴力蛮劲，最后按揉风池、风府、风门、肩井等穴。再用按法、滚法松弛颈肩部肌群。

2. 松筋、理筋

病人取端坐位，术者站于其后进行手法治疗。如属肌痉挛者，则沿着该肌行走方向，行松筋、理筋等手法，反复3～5次；如属副神经痛者，则沿该神经行轻揉顺按手法，反复2～3次；如属关节突关节移位者，触及棘突或横突偏移，则行整复手法（参照颈椎病整复手法）。

四、典型病例

【案】张某，男性，32岁。因醒后出现颈部疼痛半天而来就诊。检查：颈项肌群紧张、压痛，颈部僵硬不能活动，四肢活动好。颈椎正侧位未见异常改变。诊断为落枕。给予手法治疗1次，配合中药汤疗，口服布洛芬，每日1片，3日后病情痊愈。

按：落枕可视为颈部软组织急性扭伤或炎症，它受累的组织可有颈肌、关节突关节与副神经等。往往是一侧损伤为多，故多出现头颈斜向一侧。

第四节　自发性寰枢关节半脱位

自发性寰枢关节半脱位是童年时期斜颈畸形的最常见原因之一，常发生在颈部或上呼吸道感染后，与呼吸道感染、扁桃体炎、咽喉脓肿、腮腺炎、颈部淋巴结核、中耳炎、乳突炎等原因有直接关系。其次在轻微损伤后发病。表现为突发斜颈，颈部疼痛，颈部活动受限。齿状突与寰椎侧块相对关系的变化为该病的主要病理改变。如能早期诊断，仅用平卧抬高肩部或头带牵引即可获得满意的疗效，多数预后良好，个别患儿因脊髓受压而威胁生命。

寰枢关节半脱位的诊断性术语甚多，包括根据病理改变特点、病因和脱位程度而命名，如寰枢椎旋转脱位与固定，寰枢椎旋转畸形、旋转性半脱位或脱位。此外对小儿寰枢椎半脱位或脱位在程度上的差异，到目前为止尚无统一的诊断标准。

一、临床表现

（一）症状特点

有上呼吸道感染病史或头颈部轻微外伤史。

主要表现为颈部疼痛，有的甚至向枕部、耳部放射；突发必斜颈，其特点是头部屈曲的同时会向一侧偏斜；颈部活动受限，活动时疼痛加重，患者往往拒绝活动，表现为固定的姿势（斜颈畸形）。

（二）辅助检查

1. 触诊检查

局部扣诊有明显的肌痉挛，颈部僵硬。枢椎的棘突偏离中线，移到侧块小关节面移位的对侧，称Sude征阳性。此征只可在少数肌痉挛较轻、疼痛不明显的患儿中查出。

2. 影像学检查

本病确诊有赖于X线的颈椎正侧位片、开口位片。根据X线片的表现，临床上把寰枢关节半脱位分为4个类型。

Ⅰ型：寰枢关节旋转固定，但不伴寰椎前移位，寰椎前弓齿突间距即A～O间距小于3mm为正常范围。

Ⅱ型：寰枢关节旋转固定，A～O间距为3～5mm，可能合并横韧带缺乏或损伤，一侧侧块关节面有移位而对侧无变化，寰枢关节运动已超过正常范围。

Ⅲ型：寰枢关节旋转固定，A～O间距大于5mm，可伴有双侧横韧带的损伤以及双侧侧块关节面有移位，寰椎明显前移位。较少见。

Ⅳ型：寰枢关节旋转固定，寰椎后移位，寰椎双侧侧块关节面有不同程度的后移。很少见。

颈椎X线侧位片仅能判断和测定寰齿距离即A～O间距的变化，而开口正位片能显示侧块的旋转移位以及齿状突与侧块间的距离，还可了解寰椎侧块关节面以及枢椎双侧上下关节面是否对称和变形。但因张口正位片的摄片要求难于得到儿童尤其是幼儿的配合，使诊断侧块旋转移位变得十分困难。尽管前后位的断层照片和CT检查有助于旋转移位的判断，但因检查时间较长、费用较高，至今尚未能作为常规检查。

此外，由于小儿的颈椎韧带较松弛，即使正常的颈椎也可发生过伸活动，因而屈位侧位片的A～O间距超过3mm甚至4mm，易造成假性半脱位的影像，取后伸位时寰椎前结节可骑跨在齿状突的上缘，易被误认为异常。为了提高诊断的准确性，最大限度地减少假阴性或阳性结果，在摄片方法上宜做如下改进：①取颈椎屈曲、伸直、中立位3种姿势进行侧位摄片，特别适用于临床表现与照片结果不相吻合的病例，以排除假阳性半脱位或脱位，对指导治疗极为有利。②为了了解侧块齿状突是否存在旋转移位以及移位的程度，必须改善目前张口位摄片的技术，力争避免颌骨、牙齿影像的重叠和干扰。有的学者主张将头部向左右各旋转15°时摄片，如寰椎侧块不对称但畸形已被矫正，则仅为体位关系所致不对称，如畸形不能被矫正则考虑为本病。

二、诊断要点

突发性斜颈、颈部疼痛伴活动受限，加上发病前有呼吸道或颈部感染史，或有轻微外伤的病史是诊断本病的重要临床依据。

颈椎X线正侧位、开口位摄片及CT片等检查不仅是确诊的依据，也是确定病变类型的依据，而确定分型对指导治疗有重要的价值。

三、辨治方法

保守的治疗方法的选择取决于临床表现及X线片的分型，方法如下。

对病史典型、症状及体征较轻、X线片为Ⅰ型者可在家中治疗。首先要求取平卧位，肩背部垫高以保持颈部伸直，防止头部前屈而致寰枢椎前移；也可行Glission牵引疗法；通常症状、体征消失后，可在颈托的保护下，下床活动，如尚有感染存在应配合抗生素治疗。

Ⅱ型常提示有横韧带松弛或结构性损害，应立即行Glission牵引疗法，约3周可获复位。

Ⅲ型移位明显、病程较短者，可采用加大牵引重量、延长牵引时间的疗法，而对12岁以上的年长儿可改用颅骨牵引，大多数病例可获得满意复位。经摄片已复位后可行头颈胸石膏固定2～3个月以维持复位。

下列情况应考虑手术治疗：①病程长的Ⅲ型、Ⅳ型；②经牵引复位后又再移位者；③牵引后神经症状仍存在或改善不明显者；④牵引后神经症状消失，而脱位未整复者说明寰枢关节存在明显的不稳定因素。自发性寰枢关节半脱位的治疗，在进行复位的同时，必须治疗颈部的炎症；有急性炎症时先针对不同疾病进行抗炎治疗2～4天，待炎症减轻或消失再行整复。整复一般用非手术疗法，如发病时间较短或轻度移位可采用手法整复。手法整复时，患儿坐位或大人抱持位，一助手先将头部略向前屈位向上牵引1～2分钟，继而头转向健侧，术者触及偏移的枢椎棘突或寰椎横突将其轻轻推向健侧，助手与术者协调用力即可复位。手法时注意不要周力过猛或过度后伸，以免损伤脊髓造成瘫痪。手法后2～3周避免头颈部过度转动，或用颈围保护；必要时用布带做枕颌牵引2～3周。如发病时间较长，或向前滑脱或有脊髓症状者，宜用布托牵引，必要时做颅骨牵引。如有脊髓症状非手术治疗无效。可考虑手术治疗以减压，如经常复发也考虑做寰枢椎与第3颈椎融合术。

第五节　斜颈（肌性斜颈）

胸锁乳突肌是一强有力的肌肉。其起点有二：一部分以短腱起自胸骨柄前面，称胸骨头；另一部分起自锁骨的胸骨端，称锁骨头。两头向上汇合束肌腹，胸骨头居浅面。在这两头与锁骨之间，形成一个小的三角形间隙，叫胸锁乳突肌三角，又叫锁骨上小窝。肌纤维向上向后，止于乳突外侧面及上项线的外侧部。此肌主要维持头的正常端正姿势，一侧收缩时，通过寰枢关节纵行的运动轴，可使面部转向对侧；通过寰枕关节为主的矢状轴，可使头歪向同侧，而作用于通过寰枕关节为主的冠状轴，略有使头后仰的功能，但因为矩很小，变动不明显。两侧肌肉收缩时，则可使数个颈椎复合组成的关节向前移动，出现头的前伸。若一侧发生病变，使该肌挛缩，则引起病理性斜颈。胸锁乳突肌病变还是引起颈痛及颞乳部偏头痛甚至面神经麻痹的常见原因。

一、临床表现

（一）症状特点

常在出生后2周左右发现头颈歪斜，斜颈常随患儿发育而发展，逐渐出现头向患侧倾斜，颜面转向健侧。如病情较轻常未引起注意。有的到一两岁才出现斜颈。当头颈部主动或被动转向健侧或仰头时，则患侧胸锁乳突肌突出于皮下如条索状。畸形严重者患肩部耸起，头颅的前后径变小，枕部歪斜，面部两侧不对称，患侧面部窄小，眉眼与口角之间距离较健侧缩小，五官均倾斜。若长期不治，则继发颈椎甚至上胸椎段脊柱侧弯，斜颈由此继发畸形往往不能自行纠正。

出生后的婴儿在颈部一侧发现肿块，头颈部多斜向健侧，触及患侧胸锁乳突肌痉挛、紧张、肿胀或如条索状物，患儿下颌转向健侧，头歪向患侧。患侧肩部比健侧为高。如病情较重，病程较长，变性肌肉的牵拉或睡觉时头多偏向一侧而引起头颅颜面的不对称的畸形，或者出现代偿性的颈胸椎的侧凸畸形；X线片见颈椎侧弯，常见到胸锁肌硬化的阴影。

（二）辅助检查

患儿胸锁乳突肌处可扪及一柱形或梭形肿块，触摸时患儿因疼痛而啼哭。胸锁乳突肌紧张，肿块可在1年内缩小或消失，但也有形成永久性者。

二、辨治方法

对于本病应该早期发现，早期治疗，越早效果越好。年龄越大，面部畸形、颈胸段脊柱侧弯则越难治愈。

（一）手法治疗

本法适用于1岁以内的患儿。

1. 牵引矫正法

可由母亲操作，出生2周出现斜颈即可开始牵引。患儿平躺于母亲腿部，头在腿外，颈部稍后伸。其母一手扶住患儿肩锁骨部，另一手扶住其头部。一面牵引，一面将患儿的面部扭向患侧，颈部转向健侧肩峰。每日4～5次，持续数月至1年左右。若一人不能单独进行，可由另一人适当协助。

2. 扳动矫正法

先在心侧胸锁乳突肌做热敷或按摩，然后医者以一手托住患儿枕部，另一手托住其下颌，将患儿头部向畸形侧的对侧轻柔地进行扳动矫正，并按摩挛缩的胸锁乳突肌，每日1～2次，如坚持数日，可获得满意的疗效。

（二）固定治疗

患儿仰卧位，面部扭向患侧，枕部转向健侧肩峰，周围用小沙袋固定，可在患儿睡眠时进行。

（三）其他疗法

年龄超过1岁经保守治疗无效或就诊较晚者，可进行手术矫正。对于12岁以上者，虽然面部和颈部畸形难以矫正，但手术疗法仍可使其面部畸形有所改善，术后用头胸石膏托固定3～4周。

一般可采用非手术治疗。每日轻手法按摩局部1～2次。患部外洗散瘀软坚之中草药：如苏木、泽兰、桂枝、明矾、芒硝各等量，水煎外洗；喂奶或睡觉时注意纠正斜颈位置，如早期进行，多数在1～2个月能纠正畸形。对于畸形较严重，非手术疗法无效时可考虑手术治疗，将胸锁乳突肌两个头在近骨处切断，尽可能将该肌挛缩组织切除。注意勿伤副神经与颈深静脉，术后将头颈略转向健侧，用石膏托固定4～6周，8岁以上患儿仅用沙袋保持矫正位即可。伤口愈合后，嘱患儿多做颈部各方向锻炼或按摩治疗，以保持已矫正后的位置。

第六节　颈椎病

颈椎病为常见的颈段脊柱慢性退行性疾病。常在中年以后发病，男性多于女性。本病又称颈椎退行性关节炎、颈肩综合征或颈椎综合征。它是指颈椎间盘退行性变及其继发性椎间关节退行性变，导致脊髓、神经根、椎动脉、交感神经等邻近组织受累，引起相应的临床症状和体征。

中医学对本病早有认识，医籍中称之为"脖颈伤筋"，并认为此病主要是由于颈部伤筋后复感风寒邪气而致。明代张璐在《张氏医通》中说："肾气不循故道，气逆夹脊而上，致肩背痛……或观书对弈久坐致脊背痛。"指出了类似颈椎病的形成原因，同时他还详细地记载了肩背臂痛的辨证施治，为后世治疗颈椎病提供了宝贵的经验。

一、临床表现

颈椎病按病变部位、范围及受压组织的不同，而出现不同的临床表现。临床上将其分为神经根型、脊髓型、椎动脉型和交感神经型等，其中以神经根型最常见。

（一）神经根型颈椎病

多见于30岁以上，男多于女，重体力劳动者较多见。多为单侧发病，亦可双侧发病。它是由颈椎侧后方的突出物压迫或刺激神经根而引起的。

1. 症状特点

主要症状是颈肩部疼痛，向一侧或两侧上肢放射。疼痛为酸痛、钝痛或灼痛，伴有针刺或过电样窜痛，重者出现阵发性剧痛，影响工作和睡眠。做颈部后伸等活动，或咳嗽、喷嚏、用力大便时疼痛加剧。部分患者有头晕、头痛、耳鸣。劳累或受寒后易诱发疼痛。上肢有发沉、酸软无力、握力减退或持物易坠落等现象。麻木和疼痛的部位相同，多出现在手指和前臂。

2. 辅助检查

（1）触诊检查：颈部活动受限明显并且发僵。病变颈椎棘突、患侧肩胛骨内上角和胸大肌区常有压痛。上肢及手指的感觉减退，可有肌肉萎缩。臂丛神经牵扯拉试验阳性，压头试验阳性，椎间孔挤压试验阳性。

（2）影像学检查。

X线检查：可发现病变椎间隙狭窄或增生，过伸运动的颈椎侧位片上会出现病变节段过度松动，斜位片上可看到骨刺突出于椎间孔。

CT检查：可清楚地显示颈椎椎管和神经根部狭窄，椎间盘突出及脊神经受压情况。

MRI检查：可从颈椎的矢状面、横断面及冠状面观察椎管内结构的改变，对脊髓、椎间盘等组织显示清晰，但由于压迫神经根的突出物小，有时不如CT检查清楚。

（二）脊髓型颈椎病

以40～60岁的患者居多。主要原因是中央后突之髓核、椎体后缘骨赘、增生肥厚的黄韧带及钙化的后纵韧带等压迫了脊髓。

1. 症状特点

以慢性进行性四肢瘫痪为主要特征。早期双侧或单侧下肢有紧、麻木、疼痛、僵硬发抖、无力、打软或易绊倒等症状；步态笨拙、不稳或有踩棉花感。继而一侧或双侧下肢麻木、疼痛、有烧灼感。并且手部肌肉无力、发抖，活动不灵活，持物不稳，容易坠落。甚至四肢瘫痪，卧床不起，小便潴留或失禁。患者常伴有头颈部疼痛、半边脸发烧、面部出汗异常等。

2. 辅助检查

（1）**触诊检查**：颈部活动受限不明显。上肢动作欠灵活，手部内在肌萎缩，下肢肌张力可能增高，腱反射（肱二头肌和肱三头肌、髌腱、跟腱反射）可亢进。常可引出病理反射，如霍夫曼征、巴宾斯基征等阳性，甚至踝阵挛和髌阵挛。

（2）**影像学检查**。

脊髓造影：脊髓碘水造影可发现硬膜囊前后受压迫的情况，如果压迫严重可呈现造影剂不完全性或完全性梗阻。动态地观察脊髓造影更有助于确定病变部位和受压程度。

X线检查：可见病变椎间出隙变窄、椎体增生、节段不稳定等退行性改变；有时可见椎管狭窄，椎间孔缩小。

MRI检查：可明确有无颈椎间盘变性、膨出或突出及其对脊髓的压迫程度，明确脊髓有无萎缩变性等。

CT检查：可确切地了解椎管的大小，有无椎体后骨刺及韧带钙化等情况。

（三）椎动脉型颈椎病

椎动脉从第2颈通过横突孔，在椎体旁上行。可因钩椎关节骨赘形成、椎间隙变窄、颈椎不稳等原因而刺激或压迫椎动脉，引起大脑后动脉、小脑下动脉和内耳动脉供血不足而产生症状。

1. 症状特点

主要症状为眩晕，颈后伸或侧弯时眩晕加重甚至猝倒，猝倒后颈部位置改变可立即清醒。也可表现为有头部昏沉、头脑不清晰或迷糊的感觉，常伴有耳鸣、耳聋、记忆力和智力下降、视力减退或复退、发音障碍等。有的患者还同时伴有颈肩臂痛等神经根型颈椎病的表现及交感神经刺激的症状。

2. 辅助检查

（1）**触诊检查**：检查颈椎棘突部有压痛，压头试验阴性，仰头或转头试验阳性，即在头部后仰或者旋转时，眩晕等症状发作或加重。

（2）**影像学检查**。

X线检查：颈椎正位片及斜位片可见钩椎关节处有骨赘形成。

椎动脉造影：可见椎动脉因钩椎关节骨赘压迫而扭曲狭窄，尤其当颈部旋转时骨赘对椎动脉的压迫可以加重，甚至引起血管梗阻。

血流图检查：脑血流图提示椎动脉基底动脉有供血不足的表现，可作为诊断椎动脉型颈椎病的参考。

（四）交感神经型颈椎病

颈部脊髓没有交感神经细胞，所有的交感纤维都是从胸部上升来的。颈脊神经无白交通支，而仅以灰交通支与交感神经节相连。本型的发病机制尚不太清楚，一般认为各种结构颈椎病的刺激可通过脊髓反射及脊髓反射而产生一系列交感神经症状。

1. 症状特点

以交感神经兴奋的症状为主，如头痛或偏头痛，有时伴有恶心、呕吐。枕颈部酸痛，患者常诉说有脖子支持不住自己头部的感觉。眼部的症状表现为视物模糊、视力下降、眼窝胀痛、流泪、眼睑无力、瞳孔扩大或缩小。常有耳鸣、听力减退或消失、眼球震颤R征（闭眼双足尖并拢时站立不稳）阳性。有时可见三叉神经出口处疼痛或压痛、枕大神经痛、舌下神经功能障碍等交感神经症状。还可出现心前区痛、心律不齐、心跳过速和血压升高等心血管症状；四肢冰凉，局部温度下降，肢体遇冷出现针刺感继而红肿疼痛的血管收缩现象；可有血管扩张现象，如出现手指发红、发热、疼痛、感觉过敏等；可有一侧肢体的多汗或少汗。但如果为交感神经抑制症状，主要表现为头昏、眼花、流泪、鼻塞、心动过缓、血压下降及胃肠胀气等。

2. 辅助检查

（1）触诊检查：头颈部转动时颈部和枕部不适与疼痛的症状可明显加重。压迫患者不稳定脊椎的棘突可诱发或加重交感神经症状。

（2）影像学检查。

X线检查：除显示颈椎常见的退行性改变外，颈椎屈、伸位检查可证实有颈椎节段不稳，其中以颈3~4椎椎间不稳最常见。

CT检查：结果与神经根型颈椎病相似。

MRI检查：结果与神经根型颈椎病相似。

二、诊断要点

1. 神经根型颈椎病

根据症状和体征，诊断一般不困难。对绝大多数病例，依据患者颈肩痛及向上肢的放射性疼痛或麻木，检查证实有按神经根的皮节和肌节分布区的感觉障碍和肌力减退，有腱反射改变。再结合颈椎X线片所见，即可诊断为此型。

2. 脊髓型颈椎病

患者主要为中年以上人群，根据病史、体征及X线摄片检查，一般能做出诊断。必要时可辅以脊髓造影、CT、MRI等特殊检查。此外行腰穿及脊液动力学检查，有时还可见不同程度的脊髓梗阻表现。

3. 椎动脉型颈椎病

根据病史、发作情况，即眩晕可因转动或侧弯头部至某一位置而诱发或者加重，X线检查正位片及斜位片出现钩椎关节横向突出，椎动脉造影发现椎动脉扭曲、变细或者完全不通，即可诊断为此型。

4. 交感神经型颈椎病

诊断主要依据患者的症状特点参照X线检查所见。对诊断有困难的病例，可试作普鲁卡因颈椎硬膜外封闭或星状神经节封闭，交感神经刺激症状减轻者有助于诊断。

三、辨治方法

颈椎病的治疗方法很多，可根据颈椎病的类型、病情轻重、病程长短及患者的健康状况来选择。一般均可采用非手术治疗法，但长期非手术治疗无效且有明显的颈髓受压或严重的神经根受压者，可采取手术治疗。

颈椎病多因颈部劳损引起，因此患者不宜长期伏案工作，每工作半小时至1小时应休息10～15分钟，并活动颈部。症状严重者，应戴颈托，甚至用家用颈椎牵引带做牵引，以减轻神经根的刺激症状。枕头不宜太高或太低，以避免颈肌的劳损。

（一）药物治疗

1. 内服药

（1）**风寒袭络型**：上肢窜痛及麻木，以痛为主，颈部活动不利，僵硬，怕风，屈服于寒，苔薄白，脉弦紧，多见于颈椎病之急性发作期。治以祛风散寒，通络止痛。方用祛风止痛汤。

（2）**气滞血瘀型**：颈肩部、上肢疼痛，痛处固定，伴有肢体麻木，舌质淡，脉弦。治以活血止痛，舒筋通络。方用活血止痛汤。

（3）**痰湿互阻型**：颈肩臂痛，肢体麻木，头重头晕，四肢倦怠，乏力，呕恶痰涎，纳差，舌苔厚腻，脉弦滑。治以化痰利湿，通络止痛。方用温胆汤加片姜黄、木通、桑枝。

（4）**气虚寒凝型**：上肢麻木疼痛，以麻木为主，怕冷，四肢欠温，疲乏无力，舌体胖大，苔白，脉弦细。治以温阳益气，通络止痛。方用黄芪桂枝五物汤加细辛、附子。

（5）**肝阳上亢型**：肢体麻木，眩晕耳鸣，失眠，夜寐不安，梦多，舌红少津，脉弦细。治以平肝潜阳，通络止痛。方用天麻钩藤饮加络石藤、路路通。

（6）**气血亏虚型**：治以益气养血，通络止痛。方用归脾汤加熟地黄、木瓜、威灵仙。

2. 外用药

颈项部外贴膏药。

（二）手法治疗

1. 常用手法

（1）**舒筋法**：医者用双手掌根部，从头开始，沿斜方肌、背阔肌、骶棘肌的纤维走向，分别向项外侧沟及背部舒展。手法由轻到重，再由重到轻，反复8～10次。

（2）**提拿法**：医者用双手或单手提拿颈后、颈两侧及肩部的肌肉，反复3～5次。

（3）**揉捏法**：医者立于患者后侧，以双手拇指或掌侧小鱼际肌部置于颈后两侧，着力均匀，上下来回揉捏10～20次。

（4）**点穴拨筋法**：医者用中指或拇指点按天宗、合谷、阳溪、曲池等穴及阿是穴，以有麻窜酸胀感为宜。继之拨腋下的臂丛神经、桡神经和尺神经，以麻窜至手指端为宜。在痛部拨脊柱两侧的骶棘肌，沿该肌垂直方向从外向内拨3～5次。

（5）**端提运摇法**：医者立于患者后侧，双手置于其颈项部，用力向上提颈，并慢慢用力使患者头部向左、右两侧旋转30°～40°。

（6）**端提摇晃法**：手法操作与治疗"落枕"的端提法和摇晃法同。

（7）**拍打叩击法**：医者分别在项背部及肩胛部用手掌或双手握拳进行拍打、叩击，反复3～5次，使组织舒展和放松。运用此法时，动作要轻柔，要使患者感到轻松舒适。

2. 枕颌带牵引

又称颈椎牵引。牵引可以缓解肌肉痉挛，扩大椎间隙，流畅气血，缓解症状。主要是对神经根型效果较好，而对脊髓型效果较差，有的甚至可使患者的症状加重。对椎动脉型或交感神经型宜采用轻重量牵引，若有不良反应，则应立即停止牵引。

牵引可取坐位或卧位，一般宜取头微前倾、颈微屈曲位，可根据牵引时症状减轻的情况来调整牵引力线，对椎体后缘形成骨赘而压迫脊髓的病例，可作直线牵引，但在颈过伸位牵引常可使症状加重。

按牵引时间的不同可分为间断性牵引和持续性牵引，症状较轻者可采用间断性牵引，症状较重者可用持续性牵引，持续性牵引宜采用卧位。

牵引重量为2～6kg，可视患者体重及病情而定，初牵时轻一些，以后逐渐加重，2～4周为1个疗程。

（三）固定方法

颈椎病患者一般不需要固定，但在颈椎病急性发作期可适当固定颈部。这样可限制颈椎活动和保护颈椎，减少对神经根的刺激，减少椎间关节创伤性反应，有利于组织水肿的消退，巩固疗效，防止复发。

常用的颈部固定用具是围领和颈托。它们可用纸板、皮革和石膏制作，一般将固定用具固定于颈椎中立位。硬纸板围领可连续应用1～2周，如佩戴时间较长，可能引起颈部肌肉萎缩、关节僵硬及对围领的依赖性，并且在突然解除围领后往往出现症状加重。而石膏围领主要用于手术治疗后的患者。

（四）其他治疗

1. 穴位封闭治疗

根据病症辨证选穴和经络触诊检查出阳性反应的穴位进行注射。也可寻找准确的压痛点后，进行痛点注射。常用穴位有颈椎夹脊穴、风池、曲池、合谷等。常用的药物有丹参注射液、当归注射液、麝香注射液及5%葡萄糖注射液。每次选1～2个穴，隔日1次，15次为1个疗程。

2. 针灸疗法

可取绝骨、后溪、大杼、魄户、天柱、天井、合谷、风府等穴。一般留针10~20分钟，每日1次，10次为1个疗程。

3. 理疗

有缓解肌肉痉挛，消除神经根的炎性水肿，改善局部血液循环等作用。常用的方法有蜡疗、醋疗、直流电疗法、低频脉冲疗法、中药离子导入等。

4. 手术治疗

颈椎病手术仅适用于极少数经过严格的长期非手术治疗无效且有明显的颈段脊髓受压或有严重的神经根受压者。颈椎病的手术由于是在颈段脊髓周围进行手术，故属于有危及患者生命安全或有可能造成严重残疾的重大手术。因此，必须全面考虑，认真对待，严格掌握手术指征。

手术原则，一为减压，包括对脊髓、神经根及椎动脉的减压；二为稳定局部，如有颈椎节段不稳，减压同时应予以植骨融合。颈椎病的手术入路可分为前路和后路两种途径。脊髓型可经前路切除受压的椎间盘，扩大椎间隙并行植骨融合术，或经后路行全椎板切除减压术。若系单侧神经根型、椎动脉型，可经后路行半椎板和关节突切除、椎间孔扩大术。

5. 练功疗法

颈椎病患者需要适当休息，但不能绝对化。应积极地进行功能活动，以调整颈椎的周围软组织间的关系，缓解脊髓及神经根的病理性刺激，改善血液循环，松弛痉挛肌肉，增强肌力和稳定性，以缓解颈椎病的症状。

在颈椎病的急性发作期应以静为主、动为辅；在慢性期以动为主，做颈前屈、后仰、左右旋转及左右侧屈等活动，各做3～5次。但椎动脉型病患者不宜做颈部的旋转运动。此外，还可做体操、打太极拳、练八段锦等。

本病经系统的非手术治疗，一般预后较好。但应加强体育锻炼，避免长期伏案，减少颈部疲劳。

第七节　颈椎间盘突出症

颈椎间盘突出症是在颈部损伤或颈椎间盘退行性改变的基础上出现的一种颈椎间盘疾患。由于颈椎解剖结构的特殊性，颈椎间盘突出比腰椎间盘突出相对少见，但对神经、脊髓损害较大。颈椎间盘退行性变随着年龄增加而增多，颈椎间盘突出亦随之增多。本病多发于中年人，男女患病比例大约为1.4：4。

一、临床表现

（一）症状特点

1. 后外侧型

颈部僵硬，活动受限，颈肩部疼痛。上臂或上肢或手指麻痛，轻者持续酸痛、胀痛；重者可如刀割，伴有感觉障碍。

2. 后侧型

手足无力，手握力差，持物易落；下肢发紧，步态不稳，不能快步，可出现四肢麻木，脚落地似有踩棉花感；有时胸部或腰部有束带感。严重者可出现行走困难，四肢瘫痪，二便失禁或尿潴留。

（二）辅助检查

1. 触诊检查

①后外侧型：颈部活动稍受限，颈项肌群紧张，椎旁有压痛点。②后侧型：一般较少有颈部疼痛及颈部僵硬、压痛现象。

2. 物理检查

①后外侧型：臂丛神经牵拉试验阳性、椎间孔压迫试验（又称压颈试验）阳性；受损害的神经根分布区出现感觉减退，上肢腱反射减弱或消失，神经根所支配肌肉出现不同程度的肌萎缩。②后侧型：肌张力增高，下肢无力，上下肢肌腱反射亢进，Hoffmann征阳性，可出现髌阵挛和踝阵挛，Babinski征阳性。

3. 影像学检查

颈椎MRI对脊髓和椎间盘显示比较清楚，可见椎间盘突出。肌电图检查可用来确定神经根损害，对病变神经根的定位有所帮助。

二、诊断要点

（一）后外侧型

（1）颈肩部疼痛：伴同侧上肢或手指麻痛。

（2）颈项肌群紧张：受损害的神经根分布区出现感觉减退，神经根所支配肌肉出现不同程度的肌萎缩，上肢腱反射减弱或消失。

（3）臂丛神经牵拉试验阳性，椎间孔压迫试验阳性。

（4）颈椎MIR可显示椎间盘向后外侧突出，肌电图检查可用来定位受损神经根。

（二）后侧型

（1）手足无力，下肢发紧，步态不稳，可出现四肢麻木、脚落地似有踩棉花感；有时胸部或腰部有束带感。严重者可出现行走困难，四肢瘫痪，二便失禁或尿潴留。

（2）肌张力增高，上下肢肌腱反射亢进，可出现髌阵挛和踝阵挛。

（3）Hoffmann征（＋），Babinski征（＋）。

（4）颈椎X线片：在侧位片上可见颈椎生理弯曲改变，有骨质增生，椎间隙变窄。X线表现颈部正常前凸消失或向后突。突出间盘间隙狭窄，有骨赘增生。年轻患者可无椎间隙改变。

（5）脊髓液的检查与脊髓造影：单纯神经根受压的颈椎间盘突出脊髓液压力不高，蛋白含量正常。合并脊髓部分受压或完全受压的则出现脊髓液的部分梗阻或完全梗阻，脊髓液蛋白增高。单纯神经根压迫的颈椎间盘突出不需要做脊髓造影，对于合并脊髓部分受压或完全受压的，为了明确诊断及定位需做脊髓造影。

（6）CT与磁共振：根据症状与体征、X线表现仍不能做出诊断者，可做CT或核磁共振检查，它们对颈椎间盘突出的部位及程度、方向的诊断有重要的临床意义。

三、辨治方法

（一）药物治疗

1. 中药

治法以活血化瘀、舒筋通络、行气止痛为主。方用舒筋活血汤加减。药用：羌活6g，防风9g，荆芥6g，独活9g，当归12g，川断12g，青皮5g，牛膝10g，五加皮9g，杜仲9g，红花6g，枳壳6g。水煎服，每日一剂。

2. 西药

（1）解热镇痛剂：主要针对后外侧型，如英太青胶囊50mg，口服，每日2次。

（2）神经营养药物：维生素B_1、维生素B_{12}，口服或肌肉注射。

（3）改善微循环药物：复方丹参注射液等静脉滴注。

（4）脱水剂：由于神经根或脊髓受压，引起局部水肿，症状严重可应用。20%甘露醇或β-七叶皂苷钠静脉滴注。

（二）其他治疗

（1）颈部枕颌带牵引。

（2）局部理疗、热敷。

（3）手法按摩：以舒筋解痉手法沿颈脊轻揉按摩，颈部旋转复位。但后侧型一般严禁颈部旋转复位方法治疗，以免加重病情。

（4）佩戴围领使颈部制动。

（三）手术治疗

虽然对多数患者可行非手术治疗，但如椎间盘突出较大伴有严重疼痛且有明显神经功能障碍者，或伴有脊髓功能损害症状者，则应及早手术治疗。时间长短一般不能作为是否手术治疗的决定因素。手术一般是前入路椎间盘摘除、髂骨植骨、钛钢板内固定术。

四、典型病例

【案一】张某，男，54岁。因上肢麻痛半年，加重1周而入院。检查颈椎外观无畸形，第4～6颈椎右侧椎旁压痛，右臂丛神经牵拉试验（＋），椎间孔压迫试验（＋）。颈椎MRI可显示椎间盘向后外侧突出。诊断为后外侧型颈椎椎间盘突出症。给予以下治疗：①颈部枕颌带牵引每日1次。②局部理疗、热敷。③手法按摩：以舒筋解痉手法沿颈脊轻揉按摩，颈部旋转复位隔日1次。④口服英太青胶囊50mg，每日2次。⑤复方丹参注射液、β－七叶皂苷钠静脉滴注，每日1次。一周后症状明显缓解，3周后症状完全消失。

【案二】韦某，男，54岁。因手足无力，下肢发紧，步态不稳，出现四肢麻木，脚落地似有踏棉花感；胸部有束带感半年，加重1周入院。检查：颈椎外观无畸形，椎旁无压痛，上下肢肌张力增高，肱二头肌、股四头肌肌腱反射亢进，出现髌阵挛和踝阵挛，Hoffmann征（＋），Babinski征（＋）。颈椎X线片在侧位上可见生理弯曲改变，第4～5颈椎、第5～6颈椎椎间隙变窄；颈椎MRI可见第4～5颈椎、第5～6颈椎椎间盘向后方椎管突出压迫脊髓。诊断为后侧型颈椎椎间盘突出症。给予手术颈前入路第4～5颈椎、第5～6颈椎椎间盘摘除、髂骨植骨、钛钢板内固定术。术后症状全部消失，3个月后见植骨融合良好，钛钢板内固定牢靠。

第八节　颈椎管狭窄症

　　构成颈椎管的结构因发育性或退变因素造成骨性或纤维性退变引起一个或多个平面管腔狭窄，导致脊髓血液循环障碍、脊髓及神经根压迫症者为颈椎管狭窄症。颈椎管狭窄症的发生率仅次于腰椎管狭窄症，有些颈椎管狭窄症患者同时有腰椎管狭窄症，则可称为颈腰综合征。

一、临床表现

（一）症状特点

　　颈椎管狭窄症多见于40岁以后中老年人。起病隐匿，发展较缓慢，很多在创伤或反复轻微外伤后出现症状或使症状加重。临床症状呈多样性，包括疼痛、软弱及肢体痉挛，某些患者在颈后伸时可出现突然的、短暂的电击样休克感向下扩散。典型症状如下。

　　（1）四肢麻木，无力，发凉，僵硬不灵活，脚落地似踩棉花感；颈部活动受限或不明显，步态蹒跚，易跌倒。

　　（2）胸腹部可有束带感，重者可出现呼吸困难，四肢及躯干感觉减退或消失，肌力减弱，站立及步态不稳；严重者可出现大小便障碍与四肢瘫痪。

　　（3）查体见患者有痉挛步态，行走缓慢，四肢及躯干感觉减退或消失，肌力减退，肌张力增高，四肢腱反射亢进，Hoffmann征阳性。重者出现髌、踝阵挛及Babinski征阳性。

（二）辅助检查

X线检查、脊髓造影、CT、MRI（核磁共振）检查有助于疾病的诊断及协助制定治疗方案。

CT扫描发育性颈椎管狭窄者椎管各径线均小于正常，椎管呈扁三角形。CT见硬膜囊及颈脊髓呈新月形，颈脊髓矢状径小于4mm（正常人6~8mm）。退行性颈椎管狭窄者见椎体后缘有不规则致密的骨赘，黄韧带肥厚可达4~5mm（正常人2.5mm）、内褶或钙化，椎间盘不同程度膨出或突出。颈脊髓受压移位及变形。CT尚可通过测量椎管与脊髓的截面积来诊断椎管狭窄，正常人颈椎管截面积在200mm^{2}以上，而椎管狭窄者最大为185mm^2，平均要小72mm^2；椎管与脊髓面积之比值，正常人为2.24：1，而椎管狭窄者为1.15：1。

MRI检查表现为椎管矢状径变窄，颈脊髓呈蜂腰状或串珠样改变。T2加权像上可见象征伴随着颈椎管狭窄的软组织水肿或颈脊髓软化的髓内信号强度增强。

二、诊断要点

（1）影像学检查骨性或纤维性增生引起一个或多个平面的管腔狭窄可确定为颈椎管狭窄。

（2）只有当狭窄的颈椎管腔与其内容物不相适应，并表现出相应的临床症状（脊髓或神经根压迫症状）时，方可诊断为颈椎管狭窄症。

（3）椎间孔狭窄亦属于椎管狭窄的范畴，临床表现以根性症状为主。

（4）颈椎管狭窄和颈椎病并存时，诊断上应同时列出。

三、治疗

颈椎管狭窄症的非手术治疗类似颈椎病，但多数患者非手术治疗效果不好。故患者临床表现明显，辅助检查示颈椎管狭窄显著者，宜积极考虑手术治疗，以免病情进展至不可逆损害，使再用手术治疗的效果明显变差。

颈椎管狭窄症患者应尽量避免做突然颈部过伸或过屈动作，保护颈部勿受伤。临床较常见颈椎管狭窄及严重颈椎退行性改变存在者，因自己不太感觉的颈部轻微外伤导致明显神经症状。其特点是伤力较轻，各种检查仅提示有颈椎管狭窄及退行性改变，然而神经症状却很重。非手术治疗早期可能有好转，一段时间后症状又加重；及早手术减压神经功能可望逐渐好转，然其效果比无外伤者为差。

第九节　颈肋综合征

颈肋综合征是指由于发育异常，形成颈肋造成胸部上口锁骨下动、静脉和臂丛神经受压所引起的一系列症状。较为少见。多发于青壮年，属于胸廓出口综合征的一种。

一、临床表现

（一）症状特点

（1）大部分患者有上肢麻痛，表现为疼痛、麻木，主要反映在尺神经分布区域。

（2）锁骨下动脉受压的临床表现为一侧上肢容易疲劳、乏力、怕冷、皮肤温度低于健侧。

（二）辅助检查

1.　触诊检查

手、前臂内侧，小指、环指内侧等尺神经分布区域感觉异常。

2.　物理检查

（1）斜角肌试验：伸展颈部将头转向对侧同时深吸气，可使症状加重及患侧桡动脉脉搏变弱。

（2）**过度伸展试验**：上肢过度伸展至180°，使锁骨下血管、臂丛神经被牵拉，如这时桡动脉搏动减弱，则提示血管受压。

（3）**肋锁试验**：挺胸，肩部向后下方移，可使肋锁间隙变小，导致血管、神经压迫加重，则桡动脉搏动变弱。

二、辨治方法

患病初期可使用中药内服、外敷，一般可配合使用解热镇痛剂止痛。使用手法时宜轻巧，以揉按牵拉为主。经保守治疗效果不明显者，可考虑行颈肋切除术。

（一）药物治疗

1. 中药

活血化瘀，通络止痛。方用舒筋活血汤加减。药用：羌活6g，防风9g，荆芥6g，独活9g，当归12g，川断12g，青皮5g，牛膝10g，五加皮9g，杜仲9g，红花6g，枳壳6g。水煎服，每日1剂。

2. 西药

（1）解热镇痛剂：如用英太青胶囊，20mg，每日2次；或吲哚美辛25mg，每日3次。

（2）营养药：如维生素B_1、维生素B_2等。

（二）手法治疗

（1）患者正坐位，先用滚法在患侧颈肩部滚动。

（2）用拇指揉胸锁乳突肌下部及锁骨窝、肩部。

（3）牵拉患臂，擦颈肩部，以热为宜。

（三）手术治疗

经保守治疗效果不明显，可考虑行颈肋切除术。

三、典型病例

【案】秦某，女性32岁，因颈部旋转时有右上肢麻木反复发作十余年来就诊。曾在外治疗，未见好转。检查：前臂内侧、小指、环指内侧等尺神经分布区域感觉异常，斜角肌试验（＋），过度伸展试验（＋），摄胸椎X线片显示颈椎横突过长形成颈肋。诊断为颈肋综合征，手术治疗行颈肋切除术，术后症状消失。

第十节　胸椎小关节紊乱症

　　胸椎小关节紊乱症是引起胸背痛的常见原因，指在劳损、退变或外伤等因素作用下，胸椎小关节发生急、慢性损伤或解剖移位，以及椎旁软组织的急、慢性无菌性炎症反应，刺激、牵拉或压迫其周围的肋间神经、交感神经纤维，引起肋间神经支配区域的疼痛不适或胸、腹腔脏器功能紊乱等一系列症状，称之为胸椎小关节紊乱症。多见于体力劳动者，由于胸、腹腔脏器功能紊乱症状的出现，往往与胸椎小关节损伤相隔一段时间，故医患双方均难于将胸、腹腔脏器功能紊乱的症状与胸椎小关节损伤联系起来，临床上常易误诊为心血管、呼吸系统器官的神经官能症或更年期综合征等，是脊背部常见的损伤性疾病。

一、临床表现

（一）症状特点

　　由于受损部位及无菌性炎症波及的组织不同，症状表现也有所不同，常见症状有以下几个方面。

1. 脊背局部症状

　　表现为背部胸椎临近某区域内的酸胀疼痛或困倦不适，用力按压或拍打或少活动后症状缓解，劳累或受凉时症状明显，症状时轻时重。

2. 肋间神经痛

慢性劳损可仅表现为肋间神经支配区域中的局限性疼痛或不适，如第9胸椎小关节右侧损伤，患者可仅表现右季肋部肝区的隐痛不适，常被误为肝胆疾病而反复检查却无阳性发现。急性损伤致韧带撕裂、小关节半脱位，使相应的脊神经前支受到刺激、牵拉或压迫时，可表现为沿肋间神经走行范围的感觉和运动功能障碍。患者可因剧烈的肋间神经痛而手捂压患处，不能挺胸和大声说话或深呼吸，表情痛苦。

3. 感觉异常

表现为肩背部麻木，胸中灼热或寒冷感、蚁行感、瘙痒感。

4. 自主神经功能紊乱症状

胸椎小关节的错位、椎旁软组织的损伤，导致位于椎间孔内和肋骨小头附近的交感神经出现继发性损害时，可出现交感神经支配的相应组织脏器的功能紊乱。常表现如下：一是汗液排泄障碍，表现为多汗或无汗（局部或半身、全身）。二是胸、腹腔脏器功能紊乱：如第1~4胸椎小关节损伤，可出现心烦胸闷、脾气急躁、胸部堵塞压迫感、咳嗽甚至哮喘、心悸、心律失常、期前收缩、血压异常等呼吸和心血管系统的症状；第5~12胸椎小关节紊乱，可出现胃脘胀痛、食欲纳呆、嗳气吞酸、腹胀便秘（或腹泻）等消化道功能紊乱症状。辅助检查可有胃及十二指肠球部溃疡、胃窦炎、非特异性结肠炎、慢性胆囊炎等病理改变。

（二）辅助检查

1. 触诊检查

在急性期，疼痛剧烈，活动受限；慢性期，则一般无运动障碍。触诊时可发现患椎棘突偏离脊柱中心轴线，患椎棘突旁压痛；附近肌肉紧张或有硬性索条，棘上韧带肿胀或剥离。如胸脊神经受累，在患椎棘突旁 2 cm 上 1 cm 处按压时，可出现向伤侧相应区域的放射痛。

2．辅助检查

（1）**胸椎正侧位X线检查**：偶见有相关胸椎椎体前缘骨质密度增高或骨赘形成；老年患者可有胸椎退行性改变或骨质疏松；急性患者或病情较短者可无明显异常X线征象；有外伤史者，可有胸椎压缩性骨折的X线征象。另外还可以排除胸段脊椎的其他疾患，如胸椎结核、肿瘤等。

（2）**心电图检查**：对伴有心血管症状者，心电图检查可有心律失常、期前收缩等改变。

（3）**胃镜、结肠镜检查**：可有胃及十二指肠球部溃疡、胃窦炎、结肠炎等病理改变。

二、诊断要点

（1）本症常发生于体力劳动者，多有躯干用力扭转或挤压性外伤史。

（2）急性损伤的病例，患者多主诉单侧（或双侧）背肌剧烈疼痛，偶有向肋间隙、胸前部及腰腹部的相应部位放射性疼痛，患者常不能仰卧休息，深呼吸或咳呛时痛剧。慢性损伤，多有背部酸痛及沉重感，久站、久坐、过劳或气候变化时症状加重，但一般无放射性疼痛。

（3）反复发作、久治不愈的胸背部疼痛不适，肋间神经痛和伴有胸、腹腔脏器自主神经功能紊乱。

（4）局部检查：胸椎棘突叩痛、压痛，棘突偏歪或排列紊乱，棘旁软组织有阳性反应物。

（5）有关脏器的专项理化检查：借此除可评估脏器的病损程度，还可以评估外脏器的感染性疾患（如结核）、肿瘤、结石等。

（6）胸椎小关节紊乱症常有抬、扛、提、举及身体扭转或劳损病史。

（7）胸椎正侧位X线检查：可见相应胸椎有损伤性改变或退行性改变、韧带钙化、胸脊柱侧弯或后凸畸形。除外，也可检查并存的结核、肿瘤、类风湿、骨折等病症。

三、辨治方法

该症的治疗原则是筋骨并治，标本兼治，内外结合。既要整复损伤错位的胸椎小关节，又要治疗椎旁的软组织损伤；既要重视脏器病损的内治，又要注意纠正胸脊柱力平衡的外治，具体治疗措施包括以下几个方面。

（一）药物治疗

1. 内服药

（1）中药治疗：中药内服必须遵循辨证论治原则，一般而言，可分三期进行。

1）损伤早期：表现为脊背疼痛明显，活动不便，动则痛甚，可伴呼吸不畅，牵扯胸、腹作痛。治宜活血化瘀，行气止痛。常用方有桃红四物汤、身痛逐瘀汤等。

2）损伤中期：表现为脊背酸累不适，局部按压则痛减，可伴有胸、腹腔脏器功能紊乱症状。此期以和营生新、濡养筋骨为法。选方以和营止痛汤、舒筋活血汤为基础，随症加减。

3）损伤后期：此期距起始损伤时日已久，脊背症状多不明显，临床上多表现为胸、腹腔脏器功能紊乱。治疗上可参照中医内科"心悸""咳嗽""便秘""腹泻"等病证进行辨证施治。

（2）**西药治疗**：常用抗炎镇痛类药物（如布洛芬、吲哚美辛），对急性损伤引起的脊背疼痛、肿胀有较好的消炎镇痛作用。如无禁忌，也可应用地塞米松等激素药物内服，可减轻损伤所引起的肿胀、渗出，促进渗出物的吸收，减少粘连，但不宜长期使用。

对胸椎小关节紊乱继发引起脏器功能紊乱或使脏器原有病损加重者，要根据病损脏器的生理病理特点进行积极治疗。如中下段胸椎小关节紊乱使胃及十二指肠球部发生溃疡或使原发溃疡加重者，宜配合制酸、抗组胺类西药内服，以调整胃肠内环境，有利于溃疡的愈合。

2. 外用药

损伤早期，损伤局部宜制动，不宜做热敷或用力擦药，可选用一些活血化瘀、消肿止痛之中药研成粉末外敷；待急性期过后，可用消肿止痛酊剂外擦，或用药物熏洗湿敷、热敷等，以促进瘀血消散和炎症的消退。

（二）手法治疗

纠正胸椎小关节紊乱是消除临床症状和体征的关键，而治疗椎旁软组织损伤是疾病得以治愈和巩固疗效的前提。

（1）施术部位：胸背部。

（2）取穴：扭伤穴、夹脊穴、压痛点。

（3）施术手法以整复手法为主，辅以抚摩、按揉、拨理手法。

（4）时间每次10～15分钟。急性期2～3日1次，慢性期每日1次。

（5）整复手法。

1）俯卧掌推法：患者取俯卧位，两上肢置于身旁，自然放松。医者站立于患者左侧，右手掌根按压患者棘突，左手置放于右手背上。嘱患者做深呼吸，在患者呼气末时，医者右手掌跟用力往下方推按。此时可闻及关节复位响声或手下有复位感，手法毕。此法适用于中下段胸椎小关节损伤错位的整复。

2）端坐膝顶法：患者端坐位，两上肢自然下垂，医者坐于患者身后，左或右膝顶住患椎棘突下缘，双手自患者两肩外侧环抱患者上身，两手手指交叉相握置于患者胸骨上端且手心向上。嘱患者后仰并挺胸，并做深呼吸，待患者呼气末，医者用双手小鱼际的尺侧向后下方压，膝盖同时往前上方（与胸脊柱轴线呈45°角）顶推，此时可闻及关节复位响声，手法毕。此法适用于中上段胸椎小关节损伤错位的整复。

3）抱头膝顶法：患者端坐位，双手交叉并置于后头部，医者坐于患者身后，双手自腋下绕过分别握住患者的前臂。右（或左）膝顶住患者棘突，嘱患者挺胸、头后仰，使两肩胛骨向外舒展，医者双手用力向后下方压，同时膝盖用力向前上方顶推，此时可闻及关节复位响声或膝下有关节移动感，手法毕。此法也适用于中上段胸椎小关节损伤错位的整复。

（4）提肩拍打法：患者端坐位，两下肢自然下垂，医者站于患者前外侧，一手前臂自然向后置于患者腋下并用力上提，然后嘱患者深呼气后屏气，同时医者的另一手掌根适度用力拍打患侧肋椎关节处（即疼痛部位），患者随即吸气，医者掌下可有移动感，手法毕。此法适用于肋椎关节半脱位致背胸窜痛、呼吸不畅、语言不利的患者。

5）旋转复位法：以第11胸椎棘突偏右并棘旁压痛为例。患者端坐位，双手交叉抱于后枕部，医者坐于患者身后，右手自后往前从患者右侧腋下绕过并置于其左肩背部，左手拇指置于患者第11胸椎棘突右侧并顶压住，助手站于患者左前外方，协助固定其左膝并不让患者臀部移动。嘱患者先前屈并向右旋且略后仰，当医者左手拇指上有撑顶感时，右手顺势将患者上身向右后下方旋转，此时医者左拇指顶按处往往有"咔"的移动声或指下有移动感。触摸到棘旁偏歪纠正或改善。此法也适用于中下段胸椎小关节损伤错位的整复。

（6）舒筋手法：在整复错位的胸椎小关节之后，医者用拇指指腹在患椎附近做软组织的分理按揉：先自上而下分理按压棘上韧带，然后再做棘旁肌肉的按揉和弹拨，反复数次后，再用空心掌拍打患处，数次即可。

（三）其他疗法

（1）针刺疗法：该法对脏器功能紊乱有较好的作用，可循经取穴或参照交感神经节封闭法治疗脏器功能紊乱的经验，在相应的胸椎棘突之间，离正中线旁开1.5寸，向内斜刺，针尖朝椎体外侧、肋骨小头的方向刺入，进针0.5～1寸深。可直接或间接刺激椎旁交感神经或其周围的软组织，调节交感神经的兴奋性，以纠正脏器自主神经功能紊乱，达到治疗脏器疾患的目的。采取这种针刺方法，必须熟悉局部解剖，把握进针角度、方向和深度，以避免刺入胸腔引起气胸。

（2）水针疗法：该疗法对椎旁软组织损伤有较好的治疗作用，可促进损伤组织的修复，对修复胸部脊柱内外平衡及减少病症的复发有积极作用。具体方法可选用当归注射液、B族维生素、10％葡萄糖注射液等做棘旁注射。

（3）新伤手法后应休息3～5日，同时配合局部湿热敷，每日2次。

（四）功能锻炼

开展医疗体育锻炼，可增强骨骼肌肉的活力及适应性。对本症患者而言，可采取以下两种方式锻炼。

1. 双臂悬吊

该法对恢复胸部脊柱左右力平衡有帮助，有利于维持脊柱的中轴力线。

2. 飞燕式

该法可加强腰背部肌力，有利于维持脊柱的正常生理弧度。

（五）治疗方案

1. 首选方案

手法纠正错动移位的胸椎小关节是治疗本症的前提。手法治疗一般先松筋后正骨，然后再做穴位点按。

2. 药物内服

中药内服以辨证用药为则，西药内服要根据其相关症状对症处理。

3. 药物外贴

可使用药膏或磁贴作穴位敷贴。

4. 功能锻炼

主要做腰背肌后伸锻炼。

（六）注意事项

鉴于胸椎、肋骨参与构成胸廓及肋骨的生物力学特性，俯卧位时胸椎承受的按压力可传至肋角形成剪切力，超出其生理限度则易致骨折，使用胸椎按压法时必须考虑到这点。此外，还应该考虑患者性别、年龄及具体的疾患因素。施术前，必须排除结核、肿瘤、骨折、骨质疏松等。骨质疏松的老人和孕妇禁止施术。

第十一节　背肌筋膜炎

　　背肌筋膜炎是指背部肌肉筋膜的急、慢性损伤或感受风寒湿邪等原因引起的一种无菌性炎症反应，临床上较常见。

一、临床表现

　　（1）背肌筋膜炎可能有外伤史，背部酸痛不适，有沉重感或背物感，部位较广泛，多发生于肩胛下肌、小菱肌、大菱肌、骶棘肌。疼痛与天气变化有关系。

　　（2）上肢活动时可引起疼痛，并可引起颈部感应痛。部分患者可有胸闷及呼吸不畅，早晨起床时症状较重，稍活动后症状减轻，劳累，受凉后症状又加重，阴雨天或天气变化时症状亦加重。

　　（3）弯背受限，常呈"驼背"状，或呈对称性。局部深触痛，或钝厚感，或触及条索状改变。

　　（4）血沉、抗"O"一般正常，有时略偏高，X线有时可见脊柱有轻度增生，一般无异常。

二、诊断要点

　　（1）背部有外伤、劳损或风寒湿侵袭病史。

（2）背部有大片酸胀痛，沉重感，与天气变化有关，喜暖恶寒。局部热敷痛稍缓解。

（3）劳损后疼痛加重，休息或稍事活动后疼痛减轻。

（4）背部肌肉紧张、僵硬，有广泛压痛点或疼痛诱发点，疼痛向一定方向放射。压痛区可触及增厚、粘连、变性的硬块或条索物。

（5）X线检查无异常，血沉可加快，抗"O"类风湿因子阴性。

三、辨治方法

（一）手法治疗

（1）患者取俯卧位，医者立于患侧用滚法施于背部，从斜方肌部到背阔肌及肩胛骨的内侧。

（2）用弹拨法沿骶棘肌纤维方向弹拨，重点在痛性硬块处进行。

（3）自上而下在背部行捏脊法。

（4）对伴有胸椎小关节紊乱者，坐位膝顶胸椎压肩法、抱头法及俯卧位掌推压法，整复移位的胸椎小关节。

最后用掌揉、推按、拍打手法结束。

（二）辅助疗法

1. 拔罐

用皮肤针叩背脊两侧及疼痛处，使叩击处微出血，再加拔火罐。

2. 理疗

用神灯（TDP）照射背部，每日1次，每次20分钟，10次为1个疗程。

必要时可用痛点封闭治疗。

（三）注意事项

（1）避风寒，卧板床。

（2）加强腰背肌功能锻炼。

第十二节　胸廓出口综合征

　　本病是指在左右第1肋骨所包围的胸廓出口处，臂丛和锁骨下动、静脉长期受压所引起的一系列症状的总称，包括颈肋综合征、前斜角肌综合征、过度外展综合征、胸小肌综合征和肋骨—锁骨压迫综合征等。本病多见于30岁以上的瘦弱女性。

　　可在胸廓出口处引起压迫的结构有颈肋、第1肋骨和锁骨，有时第2肋骨也可构成骨性压迫，前斜角肌、中斜角肌、锁骨下肌、胸小肌等可构成肌性压迫。胸廓出口也称为胸廓上口，上界为锁骨，下界为第1肋骨，前方为肋锁韧带，后方为中斜角肌。以上肋锁间隙被前斜角肌分为前、后两部分。锁骨下静脉穿入前斜角肌的前方支和锁骨下肌之间；臂丛神经，尤以臂丛下干的颈胸段神经根和锁骨下动脉位于前斜角肌和中斜角肌之间。正常状态下，该胸廓出口足以容纳以上神经、血管，病理状态下，神经、血管可出现因单个受压或同时受压的现象而产生相应症状。

一、临床表现

（一）症状特点

　　（1）**臂丛神经受压**：臂丛神经以跨越第1肋骨的下干最易受压，上干受压的较少，主要表现是臂丛神经下干受压的症状。患者主要表现为患侧肩部及上肢疼痛，无力，发病早期疼痛为间歇性，可向前臂及手部尺侧放射，肩外展及内旋时疼痛加剧。严重者可出现前臂及手部尺侧的感觉异常，甚至出现肌肉瘫痪，肌肉瘫痪及萎缩以小鱼际及骨间肌为甚。表现为爪形手畸形，有时也存在大鱼际肌及前臂肌肉肌力减退。锁骨上区有压痛并向前臂放射。多数病例前斜角肌紧张试验阳性，检查方法是患者坐位，头转向健侧，颈部过伸，同时将健侧手臂向下牵拉，患肢麻木疼痛加重并向远端放射为阳性。

（2）血管受压：一般患者不出现严重的血运障碍，当病变刺激血管时，可出现上肢套状感觉异常，患肢上举时感发冷，颜色苍白，桡动脉搏动减弱，锁骨下静脉严重受压时，则出现患肢远端水肿、发绀。血管严重受压时可出现锁骨下血管血栓形成，肢体远端血运障碍。Adson征、Roos征等试验常为阳性。

（二）辅助检查

1. 特殊检查

应着重检查上肢神经系统和血液循环的体征，包括患肢感觉、肌力、反射、温度、脉搏、远端皮肤颜色和甲床毛细血管的反应等。各种体位姿势的变化对诊断该病亦有重要意义。检查时可取坐位、卧位和立位，并将患肢置于不同位置，以观察不同体位的体征变化。卧位时症状、体征减轻或消失，立位时可加剧。局部检查表现为患侧锁骨上区饱满，大部分患者可被触及前斜角肌紧张肥厚，有颈肋者可触及骨性隆起，并有局部压痛和向患肢放射痛。特殊检查有以下几项。

（1）阿德森试验（Adsonstest）：摸及患肢的桡动脉，嘱患者尽量将头后伸，同时深吸气，并将下颌先转向患侧后转向健侧，任何位置出现桡动脉的搏动减弱或消失即为阳性。手部发凉、苍白，表示前斜角肌压迫锁骨下动脉；若在下颌转动前即有脉搏改变，应怀疑有颈肋存在。

（2）上肢过度外展试验：摸到桡动脉时将患肢被动充分外展，桡动脉搏动减弱或消失者为阳性，表示动脉被胸小肌腱在喙突下挤压。

（3）**上肢外展握拳试验**：嘱患者将两侧上肢外展90° 并旋外，双手做连续快速握拳、展开动作。如患侧上肢迅速自远端向近端出现疼痛、无力、自动下落而健侧不会出现症状，维持1分钟以上，即为阳性。

（4）**挺胸试验**：摸及桡动脉时，嘱患者尽量将肩部转向后下方，在立正位时，锁骨随之向下移动，动、静脉可被挤压在锁骨、肋骨间隙之间，桡动脉搏动减弱或消失者为阳性。有时在锁骨下窝部可同时听到血管杂音。

（5）**上肢过度下牵试验**：用患肢提携重物或下牵患肢，将肩胛带压向后下方，如出现肢体神经、血管症状者为阳性。

2．X线检查

拍摄上胸部正位及颈椎正、侧位X线片有助于发现有无颈肋，为一侧或两侧、完全或不完全颈肋；第7颈椎横突是否过长，锁骨或第1肋骨有无畸形，及排除颈椎病或肺癌。

3．肌电图检查

有助于鉴别肌源性或神经源性病变和测量受压神经的传导速度，以判断损伤程度。

二、辨治方法

（一）药物疗法

1．内服药

以疼痛为主者，治宜舒经通络、温经止痛，用蠲痹汤加减；以肢体发绀、发凉、无力、汗出为主属气血亏损，气滞血瘀者，治宜补气养血、活血行气，用补阳还五汤、桂枝加葛根汤、桃红四物汤或当归四逆汤加减。西药可口服消炎镇痛药物如双氯芬酸等。

2. 外用药

有时可用温经活血药熏洗及湿、热敷。

（二）手法治疗

医者一手扶托住患者头部，另一手以小鱼际揉颈椎两侧肌肉，往返进行3～5分钟。点按风池、风府、天鼎、缺盆、肩井等穴。在前斜角肌、斜方肌、胸锁乳突肌、冈上肌和上臂施弹拨法及上臂搓法，反复数分钟。端提摇转头部及用摇法环旋肩关节，适当牵抖上臂。每日1次，手法后用三角巾悬吊患肢。手法有利于解痉止痛、理顺筋脉、改善局部血液循环、减轻或消除胸廓出口处的神经血管受压状况。

（三）练功疗法

在避免前面提及的损伤体位状态下，加强颈肩部肌肉的功能锻炼，以增强肌力，避免肩下垂，恢复正常锁骨—肋骨间隙，减少或消除其对血管、神经的压迫。

（四）其他疗法

对早期胸廓出口综合征患者，可通过休息和适当的体位来治疗。即患者应避免重体力劳动，将双上肢交叉抱于胸前并略抬双肩的体位，有利于使臂丛神经处于放松位。颈椎牵引对部分患者有较好的疗效，作者认为可能是在牵引体位时颈部肌肉放松，减轻了对臂丛神经的压力。

保守治疗适用于症状轻和初发患者，方法有以下4种。

（1）封闭疗法：对颈部不适显著者，可给予颈部压痛明显点局部封闭。

封闭方法：患者取坐位或卧位，头转向对侧，在锁骨上2.5cm胸锁乳突肌锁骨头后缘处，嘱患者深吸气憋住，以确定前斜角位置，然后用细针垂直刺入0.5cm左右，回抽无血及气泡即可注入药物。左锁骨或右锁骨上窝压痛区注射1%普鲁卡因5mL加氢化可的松1mL注入局部肌肉内，每周1次，3～5次为1个疗程。局部肌肉有劳损史者效果明显。同时可给予神经营养药物，如维生素B_1、维生素B_6及甲巯咪唑（他巴唑）等药物。

（2）口服地塞米松、泼尼松和吲哚美辛等药物。

（3）理疗：锁骨上窝采用透热疗法或碘离子透入。

（4）肩带肌肉锻炼的体疗和颈部牵引等。

（五）手术疗法

症状严重，影响工作、生活且经保守治疗无效者，可考虑手术切除颈肋或对畸形、挛缩的前斜角肌附着处切除1cm，必要时可行第1肋骨大部分切除。手术采取仰卧位，头偏向对侧，同侧肩胛下垫一薄枕。在锁骨上一横指做横切口，从胸锁关节处开始斜向后外，长5～6cm。手术一般有良好效果。术中注意勿损伤重要组织，如膈神经，锁骨下动、静脉，胸膜，并须防止过分牵拉神经。

第十三节　胸椎侧弯畸形

胸椎侧弯是指脊柱的一个或数个脊椎节段向侧方弯曲并伴有椎体旋转的脊柱畸形。胸椎侧弯在现代人群中发病率很高，影响的人群广，数量多，年龄逐渐呈年轻化。与现代人群职业特点、工作及生活习惯有密切关系。且影响人体范围广，影响的组织器官多，所引出的症状复杂，不仅包括骨骼肌肉，也包括神经血管、内脏消化系统、心血管循环系统等等。给人们造成的危害是严重的。

一、临床表现

（一）症状特点

（1）胸椎一个或数个脊椎节段向侧方弯曲并伴有椎体旋转的脊柱畸形。

轻者可出现疲乏无力，肩背酸痛，精力难以集中。严重者除上述症状外还会出现背痛剧烈，胸椎活动受限，咳嗽或深呼吸时不适。影响胸、腹腔脏器功能，如胸闷胸痛，心悸心慌，腹胀，青少年发生严重胸椎侧弯还会影响内脏器官的发育。

（2）上段胸椎神经属"胸心神经"，负责如心脏及肺等胸腔器官，若此段神经压迫，将引起心脏、气管、呼吸道、肺脏、乳房等疾病。较常见的症状为胸闷、心悸及呼吸困难。

（3）中段胸椎神经属"内脏大神经"，分布于腹腔器官，负责肝、胃、胆、十二指肠及小肠等器官。若此段神经压迫，将引起这些器官发生问题，如疲劳、胃口不佳及消化不良等症状。

下段胸椎神经属于"内脏中神经"，分布于腹腔及肠系膜上器官，负责肾、大肠、膀胱等器官。若此段神经压迫，将引起这些器官发生如两脚水肿、尿频及消化不良等症状。

（二）辅助检查

结核杆菌检查，骨关节及软组织CT，胸部透视，脊柱MRI检查。

二、辨治方法

手法复位：有剥离韧带粘连、改善肌肉营养、加强肌肉中的新陈代谢、增强肌肉弹力的作用可以通经活络，改善气血循环，使软组织和韧带得以软化。

牵引：可加大椎体间隙，使已发生粘连的组织剥离，达到复位的目的。

支具固定：经牵引后使用必要的支具固定已复位的脊椎稳定不变，不发生回缩变化，也有扩大椎体间隙的作用。

电疗：利用电磁疗法，增加对病变部位的吸收功能，改善气血循环，可剥离组织粘连和防止发生再粘连。

药物：根据不同病情及病人体质，采用不同药物、药量予以辅助配合治疗。

手术：如果侧弯旋转过大，出现明显压迫脊髓的症状，应采取手术治疗，目前常用打钉固定的方法。

三、预防

1. 保持正确的工作姿势

以坐位工作为主者，应注意保持胸椎经常处于自然的生理性背弓的正直位，尽可能避免一侧肩高而另一侧肩低的姿势，或者侧弯和扭转的姿势。

骑车要避免骑人高车矮的车，因为那样会使上体前倾双肩高耸，再加行车时的颠簸，久之易损伤上段胸椎而发生前后滑脱式错位。

特殊姿势重体力劳动者，如矿工、车工、搬运工、司机等，因背阔肌强力收缩及胸椎处于侧屈性劳动之中，可造成胸椎关节错位，因此要注意加强脊柱平衡的锻炼。

2. 保持良好的睡眠姿势

睡眠姿势对胸椎保健十分重要。双肩、双髋是人体横径最大的部位，仰卧位时胸椎处正直位，侧卧位时胸椎即发生侧屈，因此卧姿以仰卧及左右侧卧轮换为宜。若长期偏于一侧卧位，因胸椎某几节劳损而发生侧弯侧摆式错位；若长期取半仰卧或半俯卧位，则易发生胸椎左右旋转式错位。

3. 体育运动注意事项

球类运动是锻炼身体的一种好运动，但除足球外，多数球类运动是以单臂运动为主，不少网球运动员的劳损发生在菱形肌及上胸椎，其中用右臂者胸椎向右偏歪，用左臂者胸椎向左偏歪。因此除了防止外伤之外，还要多做肌力平衡运动。青壮年人应提倡游泳、跑步，老年人以打太极拳、练气功为宜，对职业性运动员，则要求运动前认真做好准备活动，运动后应选择几个平衡姿势的动作进行锻炼，这样对胸椎有良好的保健作用。

第十四节　胸壁挫伤

胸壁挫伤是由于外力（如打击、碰撞、挤压等）作用于胸部，导致胸部软组织结构和位置变化，并由此引起的相应临床症状。胸壁挫伤是临床上较为常见的损伤性疾患，多见于青壮年。

一、临床表现

（一）症状特点

（1）患者多有外力致伤病史。

（2）伤后胸部疼痛，深呼吸及咳嗽时疼痛加重，疼痛范围相对明确。

（二）辅助检查

1. 触诊

胸廓有局限性瘀肿，压痛明显；抬肩、扭转身躯时疼痛明显；如有肋骨骨折，局部压痛明显；若骨折有移位者，尚可触及骨擦音，胸廓挤压试验阳性。

2. X线检查

如仅系胸壁软组织的挫伤，X线检查无异常改变；如合并有肋骨骨折，则有肋骨骨折或骨折移位或血气胸等X线征象。

二、诊断要点

（1）患者多有外力致伤病史。

（2）伤后胸部疼痛，深呼吸及咳嗽时疼痛加重，疼痛范围相对明确。

（3）检查见胸廓有局限性瘀肿，压痛明显，抬肩、扭转身躯时疼痛明显。

（4）X线检查，如仅系胸壁软组织的挫伤，X线检查无异常改变；如合并有肋骨骨折，则有肋骨骨折或骨折移位或血气胸等X线征象。

三、辨治方法

（一）手法治疗

对单纯胸壁挫伤者，可在受伤部位做分理推按，以解除肋间肌痉挛，减轻局部瘀肿；合并有肋骨骨折或肋椎关节错缝者，要采取相应措施予以整复或固定。

（二）药物治疗

1. 内服药

以活血化瘀、理气消肿为原则，方先用复元活血汤加味。舌苔腻者，加泽兰、车前子；胸胁窜痛者，加香附、木香、延胡索、郁金；局部瘀肿明显者，加乳香、没药、血竭、莪术，也可用云南白药、中华跌打丸等中成药内服。

2. 外用药

可用正骨水、红花油等揉擦患处，或用具有活血化瘀、理气消肿中草药研末后做局部外敷。

四、治疗方案

（1）首选方案早期可使用中药内服以及外敷治疗，同时可配合挫伤部位的分筋理筋手法治疗。

（2）辅助方案可配合针灸。

（3）严重挫伤者可予胶布或绷带固定。

（4）中后期可加强深呼吸锻炼。

五、典型病例

【案】李某，男性，56岁。因骑自行车不慎摔倒，车柄撞击右侧胸部，当即感到胸壁疼痛，咳嗽、深呼吸时疼痛加重，但无气促、胸闷及咯血等症。体格检查示：右侧腋前线第6、第7肋间见一瘀斑，局部压痛明显，胸廓挤压试验阴性。胸部X线平片排除肋骨骨折。诊断为：右胸壁挫伤。治疗上先以红花油外擦后再渐进做肋间肌的分理揉按，继以血府逐瘀汤为主，随症加减。治疗10天后，诸症消除。

第十五节　肋软骨炎

肋软骨炎亦称Tietze综合征，是一种痛性的非化脓性炎症的肋软骨病，为肋软骨非特异性炎性病变。主要表现为肋软骨局限性增生，是肋软骨颇为常见的良性疾病。非特异性肋软骨炎在外科临床上颇为常见。1921年，Tietze首次总结本病的特征为胸壁肋软骨局限性肿胀伴疼痛，故又称为Tietze综合征或Tietze病。

一、临床表现

（一）症状特点

（1）胸痛、胸闷和胸部不适，有的伴翻身或深吸气加重，常反复发作，经久不愈。

（2）多发生于第2～4肋软骨，多为一侧单根肋软骨病变，也可一侧多根或双侧同时受累。

（二）辅助检查

1. 望诊触诊

肋软骨局部肿大隆起，质硬光滑，伴有明显压痛，但无局部皮肤红肿等炎症征象。

2. 影像学检查

X线片无阳性发现。

3. 其他检查

血常规、抗O检查均正常。

二、诊断要点

（1）患者多有胸痛、胸闷和胸部不适等症状，翻身或深呼吸时症状加重。

（2）病变肋软骨肿痛隆起，触痛拒按。

（3）局部皮肤无化脓性改变。

（4）血象、胸透、X线胸片均无异常。

三、辨治方法

（一）药物治疗

1. 中药治疗

若局部性刺痛并时有加剧，有压痛、肿胀、胸闷不舒、嗳气、食欲不振，舌苔薄白、脉弦者，证属肝郁气滞，治宜疏肝理气、止痛，方用逍遥散加减；若症见局部剧痛、拒按、压痛明显、肿胀隆起，舌质紫黯或有瘀斑，脉弦或涩者，证属气滞血瘀，治宜活血化瘀、止痛，方用桃红四物汤加减；若病情缠绵，持续坠胀，胸闷如塞，气短不舒，伴恶心吐痰，舌苔白腻，脉滑者，证属痰瘀阻滞，治宜行瘀化痰、通阳散结，方用瓜蒌薤白白酒汤加减。

可根据病情选用阳和解凝膏外贴，或用金黄散、丁桂散、双柏散等外敷。

2. 西药治疗

激素治疗：口服泼尼松龙片10mg，每日3次。

（二）其他治疗

1. 封闭治疗

可用0.5%～1%普鲁卡因+氢化可的松局部封闭，5～7日/次，3～5次为1个疗程。

2. 针刺治疗

（1）针灸：取支沟、阳陵泉、膻中、内关等穴，用泻法。有宽胸理气、活络止痛的功效。

（2）耳针：先用胸、神门、肝等耳穴，于病侧耳取穴，留针1～2小时或更长时间。也可采用理针法，每日或隔日1次，每10～15次为1个疗程，间歇1周后可行第2个疗程。

（3）可选用离子导入疗法、泥疗、蜡疗、超短波或红外线疗法。

四、典型病例

【案】李某，女，45岁。因右侧第2～3肋软骨近胸骨部反复疼痛8年而就诊。患者于8年前无明显诱因出现右侧第2～3肋软骨近胸骨部肿痛，按之痛甚，局部肤色正常，亦无化脓现象。初病几年，寝食如常。今年入夏以来，病情加重，胸痛如刺，入夜更甚，寝食不安，经中西医治疗效果不明显而来就诊。右侧第2～3肋软骨近胸骨部局部隆起，质硬光滑，压痛明显，舌质紫黯，边尖有瘀点，舌底脉络色紫迂曲，脉沉涩。血液及X线检查无特殊。拟诊为肋软骨炎，中医辨证为气血瘀带，痹阻脉络型胸痛。

予以以下治疗：①接骨七厘片，5片/次，2次/日；②复方丹参片，3片/次，2次/日。连续服药3周，症状及压痛消失，追访1年未见复发。

第十六节　棘上韧带损伤

发生在棘上韧带上的损伤称为棘上韧带损伤。棘上韧带系由腰背筋膜、背阔肌、多裂肌的延伸部分组成。分为三层，深层连接两个相邻棘突，且与棘间韧带交织在一起；中层跨越2～3个棘突；浅层跨越3～4个棘突。棘上韧带起自第7颈椎棘突，止于第3腰椎棘突的占22％，止于第4腰椎棘突的占73％，止于第5腰椎棘突的占5％，在骶椎上未发现有棘上韧带。

一、临床表现

（一）症状特点

急性损伤常在弯腰负重下突然直腰时发生，或搬取重物与工作时身体不慎扭转而引起。慢性者有腰部劳损或久病不愈的病史。

伤后脊柱部疼痛，痛点多局限于1～2个棘突，弯腰时痛剧。偶伴有腰背部及下肢酸痛，劳累后症状加重，休息后症状减轻。腰部无侧弯畸形。

检查时，可触及棘上韧带钝厚、稍隆起、压痛明显。拇指左右拨动时，可有紧缩感或韧带与下方剥离而浮起（范围常在1 cm左右）。

慢性损伤剥离面多见1～4 cm，但无明显触压痛，仅有酸胀感。

如伴有棘间韧带损伤，常在患处（两棘突间）触及一处高起的软块，压痛明显。

（二）辅助检查

X线平片无特殊所见。

核磁共振检查可清晰地显示韧带断裂的部位及程度。

（三）鉴别诊断

本病应与腰背肌筋膜炎及棘间韧带损伤相鉴别。

腰背肌筋膜炎常有受凉、受湿或过分劳累等病史，腰痛前屈尚可，后伸加重，而棘上韧带损伤则在弯腰时加重，且有外伤及长期弯腰劳动史。棘间韧带损伤常有搬物扭伤史及反复发作史。患者常诉腰痛无力、直立位或腰椎伸直位痛轻或无痛，弯腰位痛重且感腰部无力，不能持久弯腰工作，不敢作旋体活动，压痛部位位于棘间而非棘上。

二、辨治方法

1. 治疗原则

舒筋通络，活血祛瘀。

2. 施术部位

损伤段棘上韧带处及两侧。

3. 取穴

身柱、命门、阳关、腰俞、委中、扭伤、人中等穴。

4. 施术手法

拨法、按法、揉法、擦法、抹法。

5. 时间与刺激量

视伤情而定。

6. 手法操作

（1）**弹拨按抹韧带法**：患者取俯卧位，腹部垫枕（亦可坐位）。医者立于其左侧，一手拇指按压（固定）损伤段韧带上方，另一手拇指在患部左右弹拨棘上韧带（急性弹拨数次，慢性可增加弹拨次数）。继之，拇指顺韧带方向滑动按压数遍，再用拇指自上而下抹数遍。

（2）**按揉两侧擦棘法**：接上法。两手拇指沉稳地按揉损伤段棘上韧带两侧数分钟。继之，一手掌在腰背部直擦督脉，至热为度。

（3）**按压俞穴通络法**：接上法。用拇指端或偏峰按压身柱、命门、腰俞、委中等穴，各0.5分钟。继之，嘱患者坐位，医者立其前方，两拇指同时按压两侧扭伤穴。有得气感时再令病人活动腰部。

如伴有棘间韧带损伤，医者在患者坐位施术"屈伸脊柱按揉法"数分钟。操作如下：病人取坐位。医者坐其后方，一手固定肩部，根据需要将脊柱缓慢的前屈与伸直，同时另一手拇指按揉数分钟，按揉时注意痛重用力轻，痛轻用力重。而后，掌擦督脉与两侧数分钟，或以热为度。

三、注意事项

（1）急性损伤：施用手法后嘱患者1周内避免腰部旋转活动，3日内不做身体后仰动作。韧带肿胀明显者，可用2%普鲁卡因2mL，局部封闭，每日1次，共2次。

（2）慢性损伤：施用手法后配合湿热敷或中药外敷，注意局部保暖。

（3）急性期治疗以理筋通络为主；治疗数次后，则以活血祛瘀为主。

（4）急性损伤，减去督脉部擦法，多用推理手法、滑按手法施术。

第十七节　急性腰部韧带损伤

腰部韧带主要有前纵韧带、后纵韧带、棘间韧带、棘上韧带、黄韧带、横突间韧带、髂腰韧带和脊椎各关节囊韧带。腰部韧带损伤多见于棘上韧带、棘间韧带和髂腰韧带。棘上韧带为索状纤维组织，比较坚韧，但在腰骶部较为薄弱。棘间韧带位于相邻的两棘突之间，呈长方形，其腹侧与横韧带相连，背侧与背部长肌的筋膜和棘上韧带融合在一起，棘间韧带纤维较短。下腰部活动度大，韧带所受压力也最大，故棘间韧带于腰至骶的部分损伤机会也最多。髂腰韧带比较坚韧，自髂嵴后部的内侧面至第5腰椎横突，呈向内、向下的斜行走向。该韧带有限制第5腰椎前屈的功能，当腰部完全屈曲时，竖脊肌完全放松，该韧带将承受巨大的牵拉力，故弯腰工作时易致髂腰韧带损伤。

如搬重物时姿势错误、生活中跌倒、剧烈运动等，脊柱在屈曲位负重过大或用力过猛，挺伸时极易造成棘上韧带、棘间韧带、髂腰韧带损伤。也见于负伤不大，但因姿势不良的轻微外力损伤，如打喷嚏等，轻者可能是骶棘肌或腰背筋膜自起止点处撕裂，重者可伴有棘上、棘间韧带的撕裂，小关节错缝。致使脊柱椎间关节受到过度牵拉或扭转，而引起椎间小关节错缝或滑膜嵌顿。腰部受伤，局部气血郁滞，不通则痛。

腰部韧带损伤常见于青壮年体力劳动者。损伤之后，若失治或误治，可转为慢性韧带损伤。

一、临床表现

（一）症状特点

有明显外伤史。常发生于弯腰工作或暴力突然迫使腰部前屈，伤时可自觉腰部有一清脆响声或撕裂样感觉，常呈断裂样、刀割样或针刺样锐痛。有时可伴有下肢反射性疼痛，腰部活动时疼痛加剧。

（二）辅助检查

局部可出现肿胀、瘀斑，腰肌痉挛，棘突间有明显压痛，腰部活动明显受限，前屈受限尤为明显。直腿抬高试验和屈膝屈髋试验均可呈阳性。

合并棘上韧带、棘间韧带断裂时，棘突间距离可加宽。如腰部韧带损伤，其压痛点在髂嵴后部与第5腰椎间三角区有深压痛，屈腰旋转脊柱致腰痛加剧。

X线检查：棘上、棘间韧带断裂者，可有棘突间距增大。X线摄片对诊断或排除骨折、脱位有十分重要的意义。

二、辨治方法

（一）手法治疗

1. 理筋通络

适用于韧带扭伤而未发生断裂者。患者取俯卧位，医者先在其脊柱两侧以按揉法调理，然后用拇指在棘上韧带方向垂直做弹拨治疗，并沿棘上韧带方向做上抹法，再于腰背部督脉上做直擦，以透热为度。

2. 理筋复位

适用于棘上韧带撕裂或从棘突上剥离者。患者取站立或端坐位，医者坐于患者身后，以两手拇指触摸棘突，手摸心会，找到棘上韧带剥离处。嘱患者略弯腰。医者一手拇指按于被剥离的棘上韧带上端，向上推按牵引；另一手拇指左右拨动已剥离的韧带，找到剥离面，然后顺脊柱纵轴方向由上而下顺势按压，使其复位。

（二）药物治疗

早期治宜活血化瘀，行气止痛，方选桃红四物汤，加土鳖虫、血竭、枳壳、香附、木香等。兼便秘腹胀者，可通里攻下，加番泻叶。后期肿胀消退，治宜舒筋活络，补益肝肾为主，方选补肾壮筋汤等。

（三）其他疗法

1. 封装治疗

可以用倍他米松+2%利多卡因，做局部痛点封闭治疗。

2. 物理疗法

可以采用超短波、磁疗、中药离子导入等，以减轻疼痛，促进恢复。

三、预防与调理

损伤初期宜卧硬板床休息，或佩戴腰围固定，防止进一步损伤。疼痛缓解后，宜做腰部背伸锻炼，后期宜加强腰部的各种功能锻炼。如属韧带扭伤者，应早期进行腰背肌锻炼，但应防止做过度的前屈活动，如属韧带断裂者，应在韧带愈合后，再行腰背肌锻炼。

第十八节　急性腰肌筋膜扭伤

急性腰肌筋膜扭伤是指腰部肌肉，筋膜承受超过其生理负荷的活动而引起的不同程度纤维断裂，俗称"闪腰岔气"。属中医"闪腰""岔气"范畴，损伤多发生在竖脊肌和胸腰筋膜的附着部。本病多由突然遭受间接外力所致。猛然弯腰抬重物时，腰部姿势不当，即弯腰屈髋，膝部伸直，使重心远离躯干，此时背伸肌承负的重力增加，致使肌肉、筋膜受到过度牵拉以致纤维撕裂而受伤；在行走，下楼梯时不慎跌倒，身体失去平衡，腰部屈曲，下肢伸展，易使腰骶部筋膜扭伤或部分撕裂；日常生活中，在思想无准备的情况下，某动作使腰肌骤然收缩腰肌筋膜扭伤，而此种损伤程度较轻。肌肉筋膜损伤后，毛细血管破裂出血，瘀血凝滞、肿胀，神经末梢受到刺激产生疼痛和肌肉痉挛。

多见于体力劳动者，如搬运工、建筑工人、农民等。男性占绝大多数，发病者多为21～30岁的青年人。如果损伤后又感风寒湿之邪，可导致腰部的慢性痹痛。

一、临床表现

（一）症状特点

患者有明显的受伤史，受伤时患者可感到腰部有"撕裂"感或响声。伤后腰部一侧或两侧出现持续而局限性剧烈疼痛，腰部旋转侧弯、伸屈活动受限。患者手扶腰部，以防止腰部活动产生疼痛，呈强直状，深呼吸、咳嗽、打喷嚏时疼痛加重。重者倒下不能站立、行走，有时产生牵扯性下肢痛，其部位多为一侧或两侧臀部、大腿根部或后部。腰肌呈紧张状态，常见一侧肌肉高于另一侧。有时可见脊柱腰段生理性前曲消失，甚至出现侧曲。患者常用两手撑腰，借以防止因活动而发生更剧烈的疼痛。严重者卧床难起，辗转困难。

（二）辅助检查

1. 压痛点

临床检查可见绝大多数患者在腰骶关节、第三腰椎横突尖、棘突两旁骶棘肌处或髂骨嵴后部，有明显的局限性压痛点。肌肉痉挛主要发生于骶棘肌和臀大肌，在一侧或双侧可扪及条索状僵硬。由于脊柱两侧不对称肌肉的痉挛可出现脊柱生理曲线的改变，这种改变亦是机体为保护受损伤组织和神经免受刺激，产生的一种自动调节。

2. 腰部功能观察

腰部各个方向活动均受限，特别是前屈受限明显，检查时见患者上床、翻身、起坐困难，可与腰椎间盘突出症等压迫神经根引起的下肢痛相鉴别。

3. 特殊检查

直腿抬高试验阳性，多为屈髋时臀大肌痉挛，骨盆向后部活动，牵动腰部的肌肉、韧带所致。故直腿抬高加强试验为阴性，骨盆旋转试验阳性。

4. X线检查

可见脊柱腰段生理性前曲消失或有轻度侧曲。拍片目的在于排除腰椎骨折及脱位、骨质增生、肿瘤、结核等病变。

二、辨治方法

（一）手法治疗

1. 按揉法

患者取俯卧位，尽量使肢体放松。医者用两手拇指指腹或掌根，先自大杼穴开始由上而下按揉。再点按环跳、承扶、委中、承山、昆仑等穴，以膀胱经腧穴为主，目的在于舒通经脉。

2. 捏拿腰肌

医者以两手的拇指和其余4指对合用力，捏拿方向与肌腹垂直，从腰1起至骶部臀肌。重点是两侧竖脊肌和压痛点处，反复2～5分钟。

3. 调理腰肌

患者取俯卧位，医者推其两侧腰肌，着重于痉挛一侧。由周围逐步向痛点推理，再在痛点上方将竖脊肌向外下方推理直至髂后上棘，反复操作3～4次。

4. 按腰扳腿

医者一手按住患者腰部，另一手前臂及肘部托住患者一侧小腿上段，手反扣大腿下段。双手配合，下按腰部及托提大腿相对用力，有节奏地使下肢起落数次，随后摇晃、拔伸，有时可闻及响声。同法再做健侧。

5. 揉摸舒筋

医者以掌根或小鱼际着力，在患者腰骶部行揉摸手法。以患侧及痛点处为主，边揉摸边滑动，以局部感到微热为宜。

（二）药物治疗

1. 内服药

治宜活血散瘀、行气止痛，方用复元活血汤、血府逐瘀汤加减。以气滞为主者，用泽兰汤加独活、乳香、没药；以血瘀为主者，用地龙散加减；伴有便秘者，可加用桃仁承气汤和大成汤；伴有气血虚弱者，不宜攻之过猛，可加补气行气、补血活血之药，或适当加服六味地黄丸。还可内服跌打丸、云南白药、三七总苷片、龙血竭胶囊、伤科七厘散等中成药。

2. 外用药

可用狗皮膏、伤湿止痛膏外贴于患处，或用正红花油、正骨水、独活止痛搽剂外搽腰部痛处。

（三）其他疗法

1. 封闭治疗

取曲安奈德50mg加2%利多卡因5mL、生理盐水10mL做痛点封闭，每周1次。

2. 针灸疗法

局部取穴或循经取穴，常用穴位有肾俞、命门、志室、腰阳关、委中、承山、昆仑、阿是。多用强刺激的泻法，留针10分钟，取针后用热沙袋在腰部压痛处热敷5分钟。

3. 理疗

疼痛缓解后，可用理疗、磁疗、中药离子导入等方法进一步治疗。

（四）功能锻炼

损伤早期不宜强行锻炼，应卧硬板床适当休息，防止进一步损伤，并有利于组织修复。疼痛缓解后宜做背伸锻炼。后期宜加强腰部的各种功能锻炼，以防止粘连，并增强肌力，可做飞燕点水、仰卧架桥锻炼。

第十九节 急性腰椎关节突关节扭伤

急性腰椎关节突关节扭伤又称为腰椎关节突关节紊乱症、腰椎间关节突关节综合征、关节突关节错缝、急性腰椎关节突关节滑膜嵌顿等，属中医"弹背""闪腰"范畴，本病还包括骶髂关节的损伤和腰骶关节损伤。

一、临床表现

（一）症状特点

关节损伤后，局部组织的炎症、水肿可影响神经根，故有时伴有不同程度的下肢放射性疼痛。均有闪腰、屈腰、旋转等外伤史。疼痛突发，转为剧烈。腰部活动或打喷嚏、咳嗽等腹腔压力增高时，腰部疼痛加剧。

（二）辅助检查

腰部肌肉紧张，有时局部肿胀，腰椎向一侧偏歪，腰部活动功能明显受限，压痛明显。确定压痛部位对诊断关节扭伤有十分重要的意义。

急性腰骶关节扭伤多有腰骶部负重扭伤史。伤后感腰骶部剧痛，不敢直腰；直腰时多以一手或两手叉腰，或以手支撑腰部，以减少腰骶关节活动；步行迟缓，表情痛苦，第5腰椎与骶骨底之间有明显压痛和叩击痛；屈膝屈髋试验阳性。

急性腰椎关节突关节扭伤压痛点位于棘突两侧或一侧稍下方，一般无放射痛。如患者拒绝做腰部试验，可将直腿抬高试验为阳性，但加强试验为阴性。

X线检查一般无异常改变，有的呈脊柱侧弯，或椎间隙变窄、变宽或模糊等。

二、辨治方法

（一）手法治疗

手法可分为两步，第一步采用一般的活血止痛、理筋解痉按摩松解手法，如点按穴位和揉、擦等法；第二步为复位手法，纠正关节紊乱，解除滑膜嵌顿，以迅速消除疼痛，恢复正常功能。常用复位手法有下列几种。

1. 斜扳法

患者取侧卧位，患侧在上，髋、膝关节屈曲，健侧髋、膝关节伸直。医者可立于患者前侧或背侧，一手置于其肩部，另一手置于其臀部，两手相对用力，使患者上身和臀部做反向旋转（肩部旋后，臀部旋前，同时令患者腰部尽量放松），活动到最大限度时，用力做一稳定推扳动作。此刻往往可听到清脆的弹响声，腰痛一般可随之缓解。

2. 坐位脊柱旋转法

患者端坐于方凳上，两足分开与肩等宽。以右侧痛为例，医者坐或立于患者之后右侧，右手经患者右腋下至颈后，用手掌压住其颈后，拇指向下，其余四指扶持左颈部，同时嘱患者双足踏地，臀部正坐不要移动，医者左拇指推住偏歪的腰椎棘突之右侧压痛处。一助手面对患者站立，两腿夹住并用双手协助固定患者左大腿，使患者在复位时能维持正坐姿势。然后医者右手压患者颈部，使上半身前屈60°～90°，再继续向后内侧旋转，同时左拇指向左顶推棘突，此时可感到指下椎体轻微错动，有"喀啦"响声。最后使患者恢复正坐，医者用拇指、示指自上而下理顺棘上韧带及腰肌。

3. 牵拉法

患者取俯卧位，一助手抱住患者的腑下，或嘱患者两手拉住头侧床沿。医者抓住患者两踝关节或一侧踝关节，做对抗牵引，持续1～2分钟，再慢慢松开，重复数次。最后用力将下腰快速地上下牵拉数次，使牵拉力传递至腰部关节，使其复位。

（二）药物治疗

1. 内服药

早期治宜以活血化瘀、行气止痛为主，用和营止痛汤加减，也可用跌打丸、三七片、伤科七厘散等中成药。后期治宜以补益肝肾、活血强筋为主，用补肾健筋汤、补肾壮筋汤加减。

2. 外用药

可选用活血行气、消瘀止痛的外用药，如消瘀膏、消瘀止痛膏等敷贴，或外擦红花油、正骨水、伤药酊。

（三）功能锻炼

早期应适当卧床休息，避免过度腰部活动或负重，必要时可佩戴腰围站立、行走。腰痛症状缓解后，应注意逐步加强腰背肌的功能锻炼，如飞燕功以增强腰部抵抗力。

第二十节　慢性腰肌劳损

慢性腰肌劳损或称"腰背肌筋膜炎""功能性腰痛"等，主要指腰骶部肌肉、筋膜、韧带等软组织的慢性损伤，导致局部无菌性炎症，从而引起腰骶部一侧或两侧的弥漫性疼痛，是慢性腰腿痛中常见的疾病之一，常与职业和工作环境有一定关系。患者日常生活也要注意，尽可能不要穿带跟的鞋，避免症状加重，有条件的可以选择负跟鞋矫正姿势，康复锻炼，平时注意最好睡硬板床。

一、临床表现

（一）症状特点

长期反复发作的腰背部酸痛不适，或呈钝性胀痛，腰部重着板紧，如负重物，时轻时重，缠绵不愈。充分休息、加强保暖，适当活动或改变体位姿势可使症状减轻，劳累或遇阴雨天气，受风寒湿影响则症状加重。

腰部活动基本正常，一般无明显障碍，但有时有牵掣不适感。不能久坐久站，不能胜任弯腰工作，弯腰稍久，便直腰困难，常喜双手捶击腰背部。

急性发作时，诸症明显加重，可有明显的肌痉挛，甚至出现腰脊柱侧弯，下肢牵掣作痛等症状。

（二）辅助检查

（1）腰背部压痛范围较广泛，压痛点多在骶棘肌、腰椎横突及髂嵴后缘等部位。

（2）肌痉挛：触诊时腰部肌肉紧张痉挛，或有硬结及肥厚感。

（3）X线检查：少数患者可有先天性畸形，老年患者有骨质增生，余无异常发现。

二、辨治方法

（一）手法治疗

推拿治疗慢性腰肌劳损有一定的效果，但关键是消除致病因素，即改变不良的姿势和超负荷劳动，才能达到满意的治疗效果。

1. 治疗原则

舒筋通络，活血散瘀，解痉止痛。

2. 部位及取穴

肾俞、腰阳关、大肠俞、八髎、秩边、委中、承山等穴及腰臀部。

3. 主要手法

滚法、按法、揉法、斜扳法、点压法、弹拨法、擦法及被动运动。

4. 操作方法

（1）**循经按揉法**：患者俯卧位，医者站于一侧，先用滚法、揉法沿两侧膀胱经由上而下往返施术3～5遍，用力由轻到重。然后用双手拇指按揉肾俞、腰阳关、大肠俞、八髎等穴，以酸胀为度，并配合腰部后伸被动运动数次。

（2）**解痉止痛法**：医者用点压法、弹拨法施术于痛点及肌痉挛处，反复

3～5遍，以达到提高痛阈，松解粘连，解痉止痛的目的。

（3）**调整关节紊乱**：患者侧卧位，医者面向患者站立，施腰部斜扳法，左右各1次。再取仰卧位，双下肢屈膝屈髋，医者抱住患者双膝作腰骶旋转，顺、逆时针各8～10次，然后做抱膝滚腰16～20次，以调整腰骶关节。

（4）**整理手法**：患者俯卧位，医者先用滚法、揉法在腰臀及大腿后外侧依次施术，往返3～5遍，并点按秩边、委中、承山等穴。然后用小鱼际直擦腰背两侧膀胱经，横擦腰骶部，以透热为度。最后用五指并拢，腕部放松，有节律地叩打腰背及下肢膀胱经部位，用力由轻到重，以患者能忍受为度。

（二）功能锻炼

推拿治疗慢性腰肌劳损能明显改善症状，特别早期见效更明显，但本病往往易复发，应注意平时的工作姿势。如能配合功能锻炼，并持之以恒，则有利于提高疗效。

锻炼原则是加强腰背伸肌锻炼，有利于腰背肌力的恢复。

1. 拱桥式

仰卧床上，双腿屈曲，以双足、双肘和后头部为支点（五点支撑）用力将臀部抬高，如拱桥状。随着锻炼的进展，可将双臂放于胸前，仅以双足和头后部为支点进行练习。反复锻炼20～40次。

2. 飞燕式

俯卧床上，双臂放于身体两侧，双腿伸直，然后将头、上肢和下肢用力向上抬起，不要使肘关节和膝关节屈曲，要始终保持伸直，如飞燕状。反复锻炼20～40次。

（三）自我保健

（1）按揉肾俞、腰俞、委中、阿是等穴，每穴2分钟。

（2）两手半握拳，在腰部两侧凹陷处轻轻叩击，力量要均匀，不可用力过猛，每次叩击2分钟。

（3）两腿齐肩宽站立，两手背放在背部，沿腰两侧骶棘肌上下按摩100次，以腰部感觉发热为度。

（4）双手叉在腰部，两腿分开与肩同宽，腰部放松，呼吸均匀，做前后、左右旋转摇动，开始旋转幅度要小，逐渐加大。一般旋转80～100次。

（5）弹拨痛点10～20次，然后轻轻揉按1～2分钟。

三、注意事项

（1）在日常生活和工作中，纠正不良姿势，经常变换体位，勿使过度疲劳。

（2）注意休息和局部保暖，节制房事。

（3）加强腰背肌肉锻炼，适当参加户外活动或体育锻炼。

第二十一节　腰椎间盘突出症

腰椎间盘突出症又称腰椎间盘纤维破裂症，或腰椎间盘髓核突出症，是因椎间盘变性，纤维环破裂，髓核突出刺激或压迫神经根所引起腰腿痛的一种常见病。

一、临床表现

本病临床多见于20～40岁患者，男性多于女性，比例约8∶1。约有1/3患者有外伤史，约有半数以上患者为体力劳动者。好发部位在第4腰椎、第5腰椎、第1骶椎的椎间盘。

（一）症状特点

1. 腰骶疼痛

本病患者绝大部分有腰骶疼痛，腰骶疼痛一般出现在腿痛之前，临床上常表现"先腰痛、后腿痛"。虽然本病主要以下肢痛为主，但是腰骶疼痛临床中常见，发生腰骶疼痛的主要原因是椎管内外损伤的软组织，无菌性炎症的化学性刺激作用于椎间外层纤维环及后纵韧带中分布的窦椎神经纤维，引起腰骶疼痛。

2. 坐骨神经痛

这是腰椎间盘突出症的主要症状，临床上表现下肢坐骨神经走行、支配区域疼痛。坐骨神经痛的原因是神经根或神经干周围存在慢性软组织损伤，并与之发生粘连，因受无菌性炎症的刺激出现下肢刺痛，窜痛或放射痛。坐骨神经痛分为根性和干性。根性疼痛一般受刺激位置在椎间孔周围或椎管内，为椎管内软组织损伤，无菌性炎症刺激所致；干性疼痛受刺激位置一般在坐骨神经出盆腔口处，为椎管外软组织损伤无菌性炎症刺激所致。

3. 麻木

本病患者除有坐骨神经痛支配区域疼痛以外，还常表现下肢麻木。引起下肢麻木的主要原因是腰臀部软组织损伤，出现肌痉挛或肌紧张，刺激神经根或神经干所致。

（二）体格检查

腰部功能受限和腰肌紧张：椎管内外软组织损伤，刺激窦椎神经引起腰骶疼痛，疼痛可致肌紧张或肌痉挛。

脊柱侧弯：对脊柱侧弯传统的解释是突出物与神经根的位置关系所决定，即当突出物在神经根的内侧，则弯向患侧；当突出物在神经根的外侧，则弯向健侧，被认为脊柱侧弯是神经根为减轻突出物刺激所致。

压痛点：是软组织损伤的外在表现。按压软组织损伤粘连处，患者感觉局部疼痛，当间接刺激神经根时可引起下肢放射性疼痛或麻木。压痛点在腰部一般位于病变椎间盘相应的棘间、棘旁。在患侧臀上皮神经处腘窝部或承山穴可有压痛。若俯卧位检查局部压痛不明显时，可让患者取站立位后伸，并向患侧弯曲，使腰背肌松弛，再压棘突旁，如系椎间盘突出症，可产生强烈窜痛，直至足跟。

肌萎缩与肌力减弱：下肢的肌萎缩在臀部和小腿部较常见，肌力减弱主要表现在伸肌力上，引起肌萎缩和肌力减弱的主要原因是腰臀部的软组织损伤、引起肌痉挛和肌紧张，挤压神经根或神经干长时间不能解除，神经营养机能障碍所致。

感觉障碍：患侧小腿、足底等处皮肤常表现感觉迟钝或消失，肌紧张或肌痉挛严重挤压神经根或神经干，影响了神经细胞的功能，导致神经机能障碍所致。L4、L5的神经根受到刺激表现小腿前外侧、足背前内侧和足底皮肤感觉异常，L5、S1的神经根受刺激则表现小腿后外侧和足背皮肤感觉异常。

腱反射异常：在临床上以腱反射减弱或消失比较常见。L5、S1椎间孔处的神经根受损一般表现跟腱反射减弱或消失。在病变初期，因神经根受刺激可表现腱反射活跃。

直腿抬高试验：患者仰卧位，伸直膝关节，上抬下肢在＜70°度时出现坐骨神经支配区域放射痛和在直腿抬高引出疼痛后突然背屈踝关节，引起疼痛加剧，为阳性。

仰卧挺腹试验：患者仰卧位，双手放于腹部或两侧，以头部及两足跟为着力点，将腰部和臀部向上抬，若出现腰痛或患肢放射痛为阳性。

屈颈试验：患者取仰卧位，双下肢伸直，医生一手托住患者枕部，将其头颈前屈至极度屈曲位，若腿痛加剧为阳性。这是由于牵拉脊髓或粘连的神经根所致。

足拇趾背伸试验：患者取仰卧位，检查者用双拇指分别压住患者两足拇趾背侧，嘱患者用力背伸，如肌力减弱为阳性。此多为腰4神经根受压迫所致。

颈静脉压迫试验：患者取仰卧位，医者用手指按压其两侧颈静脉，若患肢窜麻感为阳性。此为加压后使脑脊液压力增高，受神经根随膨胀的硬膜移动所致。

跟腱反射：用叩诊锤叩击跟腱，如腰5、骶1椎间盘突出者，多有患侧反射减弱，如中央型突出者则常有两侧跟腱反射减弱。

（三）辅助检查

X线检查示腰椎间盘突出症的间接征象，如腰椎生理前凸变浅、消失或反曲，腰椎侧凸，间盘突出的腰椎间隙变窄、左右不等宽、前后等宽甚至前窄后宽、相对缘硬化和唇增生、椎间孔变小以及Schmorl's结节等。

二、诊断要点

腰痛和一侧下肢放射痛是该病的主要症状。腰痛常发生于腿痛之前，也可二者同时发生；大多有外伤史，急、慢性腰部疼痛史，也可无明确之诱因。疼痛具有以下特点。

（1）放射痛沿坐骨神经传导，直达小腿外侧、足背或足趾。如为腰3～4间隙突出，因腰4神经根受压迫，产生向大腿前方的放射痛。

（2）咳嗽、打喷嚏和排便等，都可加重腰痛和放射痛。

（3）活动时疼痛加剧，休息后减轻。合并腰椎管狭窄者，常有间歇性跛行。

（4）脊柱侧弯畸形：脊柱侧弯主要在下腰部，前屈时更为明显。侧弯的方向取决于突出髓核与神经根的关系：如突出位于神经根的前方，躯干一般向患侧弯；如髓核突出位于神经根内前方，脊柱向患侧弯，向健侧的弯则疼痛加剧；髓核突出位于神经根外前方，脊柱向健侧弯，如向患侧的弯则疼痛加剧。

（5）脊柱活动受限，髓核突出，压迫神经根，使腰肌呈保护性紧张，可发生于单侧或双侧。由于腰肌紧张，腰椎生理性前凸消失，脊柱前屈后伸活动受限制。

（6）腰部压痛伴放射痛：椎间盘突出部位的患侧棘突旁有局限的压痛点，并伴有向小腿或足部的放射痛，此点对诊断有重要意义。

（7）直腿抬高试验阳性：患侧抬腿受限，并感到向小腿或足的放射痛即为阳性。

（8）曲颈试验阳性。

（9）足拇趾背伸试验阳性。

（10）颈静脉压迫试验。

（11）腱反射减弱或消失。

（12）影像检查：需拍腰骶椎的正、侧位片，必要时加照左右斜位片。常有脊柱侧弯，有时可见椎间隙变窄，椎体边缘唇状增生。X线征象虽不能作为确诊腰椎间盘突出症的依据，但可借此排除一些疾患，如腰椎结核、骨性关节炎、骨折、肿瘤和脊椎滑脱等。重症患者或不典型的病例，在诊断有困难时，可考虑做脊髓碘油造影、CT扫描和核磁共振等特殊检查，以明确诊断及突出部位。

三、辨治方法

（一）治疗原则

腰椎间盘突出症患者休息和制动是最基本的对症治疗方法。患者应尽量卧床休息，重症患者还应该饮食、大小便不离床。部分患者通过休息和制动可缓解症状。

非手术治疗：中医整复手法，辅以理疗，牵引治疗、针灸治疗；卧硬板床休息，常可缓解或治愈。适用于无骨性病变、无大小便失禁、无全身疾患的腰椎间盘突出症。治疗前不宜饱食，以免腹胀；治疗后须严格卧床一周。一次不能解除症状者，休息数日后可再次牵引按抖。本法简便，治愈率高，易为患者接受，为常用的非手术疗法。

（二）手法治疗

1. 常规手法

患者俯卧位，分别运用掌根揉法、弹拨法在腰背部自上而下进行，以疏通经络，缓解肌肉痉挛，理顺筋脉。时间10～15分钟。

2. 侧扳复位法

患者侧卧床上，位于上面的膝关节、髋关节屈曲80°，医者一手扶持患者肩的前部、另一手扶持臀部，两手用力方向相反，力量相等，推拉侧扳（注意两个力的交叉点尽可能在患椎上）。当遇到阻力推不动时，突然加力，常听到"咯"的一声。然后患者改另一侧卧，按上法再进行推拉侧扳。

3. 牵抖法

患者俯卧位，患者两手抓住床沿，医者握住患者双踝，做对抗牵引，持续2分钟后用力将患者腰部上下抖动数次。再令患者翻身成仰卧位，医者立于患者一侧，一手握患者踝关节，另一手压患者膝关节处，将患者腿部屈曲至最大限度，然后向外顺势牵抖2～3次。同样方法再做另一侧。

4. 坐位脊柱旋转复位

患者端坐在双连椅上，两足分开与肩同宽。以右侧疼痛为例，医者立于患者之后，右手自患者右腋下伸向前，绕到颈后，用手掌压住颈后，拇指向下，余4指扶握颈部，嘱患者放松略低头，医者左拇指推动偏歪的棘突之右侧压痛处。然后医者右手拉患者颈肩部使身体上半身微屈60°～90°，再继续向右侧弯，在最大侧弯使患者躯干向后两侧旋转，左拇指顺势向左上顶推棘突，可感到指下椎体轻微跳动，常听到"喀嗒"响声。最后使患者恢复正坐位，医者空掌或拳击打患侧，以利气血调和，消肿止痛。

（三）药物治疗

1. 中药治疗

（1）气滞血瘀型。

症状： 患者腰腿痛如刺，日轻夜重，痛有定处，痛处拒按，腰部板硬，俯卧转侧艰难；大多近期有腰部外伤史；舌质暗红，或有瘀斑，脉弦紧或涩。治疗以活血祛瘀，舒筋通络，行气止痛为主。

处方：身痛逐瘀汤为主加减。

秦艽、桃仁、羌活、没药、五灵脂、香附、牛膝、地龙、当归、川芎、红花、甘草。

重用桃仁、红花、当归、川芎等活血化瘀药，辅以活血理气或通络止痛的药物，并酌情增加理气药物。

（2）风寒痹阻型。

症状：患者腰腿冷痛，受寒及阴雨天加重，肢体发凉，喜暖怕冷；舌质淡，苔白滑或腻，脉沉紧或濡缓。治疗以祛风湿，止痹痛，补肝肾，益气血为主。

处方：独活寄生汤为主加减。

独活9g，桑寄生6g，杜仲6g，牛膝6g，细辛6g，秦艽6g，茯苓6g，桂心6g，防风6g，川芎6g，人参6g，甘草6g，当归6g，芍药6g，干地黄6g。

重用祛风散寒止痛的药物，如寒胜可加用干姜、炮附，风胜可加秦艽、羌活。也可用中成药独活寄生丸。

（3）湿热痹型。

症状：腰腿疼痛，肢体烦热，遇热或雨天痛增，恶热，口舌干，小便短赤，大便不畅；舌红苔黄腻，脉濡数或弦数。治疗以清热利湿为主。

处方：当归拈痛汤加减。

茵陈、羌活、防风、升麻、葛根、白术、甘草、黄芩、苦参、知母、当归、猪苓、泽泻。

如湿重可加薏苡仁，热重可加知母，腰腿痛较重者加独活、徐长卿、地龙等。

（4）肝肾亏虚型。

症状：腰腿痛缠绵不愈，劳累更甚，肢体麻木有冷感，沉重乏力，肌肉萎缩。偏阳虚证面色苍白，手足不温或腰腿发凉，或有阳痿，早泄，妇女带下清稀，舌淡苔白滑；偏阴虚证面色潮红，咽干口渴，心烦失眠，多梦或有遗精，舌红少苔，脉弦细数。

处方：偏阳虚证治疗以温肾壮阳为主，方以右归丸加减。

熟地黄、川附子、肉桂、山药、山萸肉、菟丝子、鹿角胶、枸杞子、当归、杜仲。

如腰腿痛较重者加独活、地龙、全蝎等。

偏阴虚证治疗以养阴通络为主，方以左归丸加减。

熟地黄、山药、枸杞子、山茱萸、川牛膝、菟丝子、鹿角胶、龟板胶。

如腰腿痛较重者加独活、地龙、全蝎等。

2. 西药治疗

抗炎止痛药，如双氯芬酸钠双释放肠溶胶囊、芬必得、吲哚美辛等。

（四）其他治疗

1. 牵引治疗

俯卧位牵引按抖法复位，其治疗原理是：牵开椎间隙，在椎间盘突出部位以一定节律按抖法，有助脱出的髓核还纳。

2. 物理疗法

（1）**短波、超短波疗法**：在腰椎间盘突出症起病的初期，为了改善患部的血液循环，消除可能产生的渗出、水肿等炎性反应，减轻因压迫或刺激神经根而引起的疼痛。

（2）**中频电疗立体动态干扰电治疗**：此法对缓解肌肉痉挛，改善局部血液循环，促进水肿、炎症消退，止痛效果较好。

3. 针灸治疗

主穴：环跳或秩边；配穴：大肠俞、气海俞、肾俞、阳陵泉、委中。

患者取俯卧位。每次仅取1～2穴，主穴必取，用缓慢捻进法进针。进针后使患者产生酸胀或线条样徐徐波动感或触电样感觉，针感传至足跟、足底或足趾。留针30分钟，中间行针1～2次，使患者保持较明显而舒适的针感。配合温和灸或用周林频谱仪或神灯照射腰部的肾俞、气海俞或大肠俞、关元俞等穴其中的1对。每日1次，1周5次。10次为1个疗程，休息3日，再继续下一个疗程。

4. 小针刀疗法

主要运用针刀术在压痛部位施治，可松解粘连，从而取效，方法如下：①患者俯卧位，在腰部患椎棘突旁找出敏感压痛点、放射痛点或硬结及条索，用甲紫做好标记。②局部常规消毒，铺无菌洞巾，医者穿白大褂、戴无菌手套。从标记处垂直进针，将小针刀迅速刺入皮肤，然后避开深部血管、神经缓慢进针，直达病变层次，以针刀疗法施纵行与横行剥离术。③术后用无菌纱布包扎，并卧硬板床休息5～7日。

5. 骶管注射疗法

用醋酸曲安奈德3mL，加入2%利多卡因2mL及15mL生理盐水混合后，经由骶裂孔注入骶管内。每周1次，4次为1个疗程。

具体操作方法如下：患者取俯卧位，臀部可用枕头垫高，充分显露骶尾部，用拇指确定二骶骨角位置后，在骶尾关节上方沿脊中线可扪及一弹性凹陷，即为骶裂孔，做好标记。局部皮肤常规消毒后，用7号针头的20mL注射器，针面朝下，注射器与皮肤呈45°角刺入皮肤。当刺破骶裂孔上的纤维隔时有突破落空感，再顺势推进1cm左右，抽吸无脑脊液或血液，注药无阻力时，即可确认进入骶管，此时可将药液缓慢推入。注射完后，用无菌纱布覆盖针眼部。

6. 手术疗法

手术适应证：腰椎间盘突出症的诊断明确，经正规非手术治疗6个月无效者；反复发作症状严重者；突发性腰椎间盘突出症根性痛剧烈无法缓解，并持续加剧者；腰椎间盘突出合并神经根功能丧失或马尾神经功能障碍者。对腰椎间盘突出症初次发作，症状较轻经非手术治疗可缓解者，对其工作和生活影响不明显者，以及腰椎间盘突出症影像学诊断不明确者，均不宜手术。

（1）**常规开放手术**：全椎板切除、半椎板切除、经腹椎间盘手术、椎体融合术等。这些治疗椎间盘突出手术的目的是直接切除病变腰椎间盘髓核，解除神经根压迫而达到治疗效果。

（2）**椎间盘镜微创手术**：为了避免常规开放性手术的大损伤问题，减少手术的风险和合并症的发生，在显微外科和关节内窥镜辅助下做腰椎间盘手术。虽然是减少了手术过程中对正常骨关节的破坏，但微创手术一样是手术，也有手术的风险和合并症。另外，最主要问题在于手术视野变小之后，难以干净彻底摘除病变腰椎间盘髓核，增高了手术不成功的风险。

（3）**经皮穿刺的切吸术**：经皮穿刺切吸可以显著降低椎间盘内压，减少突出的椎间盘内容，从而减轻或消除突出物对神经的压迫症状。

（4）**经皮钛激光术**：用钛激光汽化烧勺椎间盘突出的髓核组织，可有效降低椎间盘内压，使突出的椎间盘回缩，解除对神经根的压迫。

7. 休息和练功

急性期或手法后或牵引期间卧床休息1～2周，宜配合腰部功能锻炼，多做腰肌背伸功能锻炼，如飞燕式等。疗程结束后，对某些较重的病例，为了巩固疗效防止复发，宜在3～6个月内避免参加重体力劳动或激烈的体育活动。

四、典型病例

【案】李某，男41岁，建筑工人，2009年10月20日就诊。主诉：腰痛伴右下肢麻木疼痛2年。

患者于2009年10月20日因弯腰担抬水泥时，不慎扭伤腰部，当即腰部疼痛，活动受限，到诊所治疗，经休息后好转。2个月后，又因不幸扭伤腰部，疼痛难忍，虽经治疗症状无缓解，当行走、站立过久，弯腰过重，甚至咳嗽时腰部疼痛加重，并引起右下肢麻木疼痛。经多家医院诊断为腰4～5椎间盘突出症，经推拿、针灸、理疗、牵引，中西药等治疗，疗效不明显，症状逐渐加重，前来我院住院治疗。

检查示：腰椎侧弯畸形，腰肌紧张，第4～5腰椎椎旁处压痛（++），第4～5腰椎椎叩击痛并放射右下肢麻木疼痛（++），腰5刺突向右偏，腰活动度前屈20°、后伸5°、左侧屈10°、右侧屈5°，直腿抬高试验阳性，颈静脉压迫试验阳性，膝反射正常，跟腱反射右侧减弱；右足背皮肤感觉减弱。X线平片示：第4～5腰椎椎间隙变窄；MRI示：腰4～5椎间盘突出（右侧型）。入院诊断：第4～5腰椎椎间盘突出症（右侧型）。

治以中西医结合为主。予以丹参注射液20mL+5%葡萄糖液250mL+七叶皂苷纳10mg，静脉点滴，并采用腰旋转复位法，拨正偏歪棘突，配合牵引、针灸、理疗。中药以独活寄生汤加减治疗，疗程为15日，临床症状消失，活动自如康复出院。

第二十二节　腰椎后关节紊乱症

腰椎后关节紊乱症又称后关节损害，包括后关节错位、后关节滑膜嵌顿及后关节炎。常由于脊柱扭伤而发生急性腰椎后关节紊乱，引起腰部剧烈疼痛和功能障碍，也可由于急性期治疗不当而导致慢性腰腿痛。为临床常见的腰腿痛疾病，约占腰腿痛病例的20%。多见于中老年人，男性多于女性。

一、临床表现

（一）症状特点

（1）患者多为中老年人，其次是青壮年体力劳动者，多有腰部扭闪伤或有劳损史。

（2）伤后即产生腰部剧痛、刺痛或顽固性酸痛，疼痛局限于受累关节突以下，可有向一侧臀部、骶尾部的放散性疼痛。少数病例可向下肢膝平面以上扩散，但疼痛部位较深，且区域模糊。久病患者，长时期固定一个姿势工作，腰部出现僵硬，疼痛加重。症状之轻重与气候变化有关。晨起时腰部剧痛、僵硬，轻微活动后疼痛减轻，过劳后又使疼痛增剧。休息加重，活动减轻是本症之特征。

（二）辅助检查

直腿抬高受限，脊柱后伸活动障碍明显。触诊可发现单侧腰肌呈条索状紧张，患椎棘突偏歪、偏歪棘突旁压痛，无下肢放射，棘上韧带钝厚、压痛、棘间隙无明显改变。滑膜嵌顿时，可产生固定性的腰椎后凸或平腰侧倾位。站立时须髋膝关节半屈位、双手扶膝支撑腰部，因腰骶部筋肉明显紧张，压痛点不易查出。

二、诊断要点

（1）有急性腰部扭闪外伤史，或慢性腰部劳损史。

（2）腰下部剧痛，活动受限，棘突旁压痛或单（双）侧腰肌酸胀痛，可引起臀部、骶尾部或大腿上部牵扯样疼痛。

（3）腰椎后关节错位或滑膜嵌顿时，腰部正常生理曲线异常，站、坐和过伸活动时疼痛加剧，腰前屈时疼痛可稍减轻，腰部其他方向的活动受限制且痛剧。

（4）腰部筋肉紧张、僵硬，急性者更重，痛点不易查出。肌痉挛缓解后，患椎棘突或关节突部压痛。

（5）卧床翻身时痛剧，轻微活动或改变体位后疼痛减轻，直腿抬高受阻，一般无神经刺激性体征。

（6）腰大肌不对称，腰大肌影呈弯曲，变窄变长或腰大肌增宽。

三、辨治方法

（一）手法治疗

1. 常规手法

患者俯卧位，分别运用掌根揉法、滚法、弹拨法在腰背部自上而下进行，以疏通经络，缓解肌肉痉挛，理顺筋脉。时间10～15分钟。

2. 坐位脊柱旋转复位

患者端坐在双连椅上，两足分开与肩同宽。以右侧疼痛为例，医者立于患者之后，右手自患者右腋下伸向前，绕到颈后，用手掌压住颈后，拇指向下，余4指扶握颈部。嘱患者放松略低头，医者左拇指推动偏歪的棘突之右侧压痛处，然后医者右手拉患者颈肩部使身体上半身微屈60°～90°，再继续向右侧弯，在最大侧弯时使患者躯干向后两侧旋转，左拇指顺势向左上顶推棘突，可感到指下椎体轻微跳动，常听到"咯嗒"响声。最后使患者恢复正坐位，医者用空掌或拳击打患侧，以利气血调和，消肿止痛。

3. 侧扳复位法

患者侧卧床上，使位于上面的膝、髋关节屈曲80°。医者一手扶持患者肩的前部、另一手扶持臀部，两手用力方向相反、力量相等，推拉侧搬（注意两个力的交叉点尽可能在患椎上），当遇到阻力推不动时，突然加力，常听到"咯"的一声。然后患者改另一侧卧，按上法再进行推拉侧搬。

（二）药物治疗

1. 中药治疗

一般常见的有血瘀型、寒湿型和肾虚型。

（1）血瘀型。

症状：可见腰痛如刺，日轻夜重，痛有定处，痛处拒按，腰部板硬，俯卧转侧艰难；大多近期有腰部外伤史；舌质暗红，或有瘀斑，脉弦紧或涩。治宜活血化瘀，舒筋通络。

处方：身痛逐瘀汤加减。

秦艽、桃仁、红花、羌活、没药、五灵脂、香附、牛膝、地龙、当归、川芎、红花、甘草。

重用桃仁、红花、当归、川芎等活血化瘀药，辅以活血理气或通络止痛的药物，并酌情增加理气药物。

（2）寒湿型。

症状：患者腰腿冷痛，受寒及阴雨天加重，肢体发凉，喜暖怕冷；舌质淡，苔白滑或腻，脉沉紧或濡缓。治疗以祛风湿，止痹痛，补肝肾，益气血为主。

处方：独活寄生汤加减。

重用祛风散寒止痛的药物，如寒胜可加用干姜、炮附，风胜可加秦艽、羌活。也可用中成药独活寄生丸。

（3）肾虚型。

症状：腰腿痛缠绵不愈，劳累更甚，肢体麻木有冷感，沉重乏力，肌肉萎缩。偏阳虚证者面色苍白，手足不温或腰腿发凉，或有阳痿，早泄，妇女带下清稀，舌淡苔白滑；偏阴虚证者面色潮红，咽干口渴，心烦失眠，多梦或有遗精，舌红少苔，脉弦细数。

处方：偏阳虚证治疗以温肾壮阳为主，方以右归丸加减。

熟地黄、川附子、肉桂、山药、山萸肉、菟丝子、鹿角胶、枸杞子、当归、杜仲。

如腰腿痛较重者加独活、地龙、全蝎等。

偏阴虚证治疗以养阴通络为主，方以左归丸加减。

熟地黄、山药、枸杞子、山茱萸、川牛膝、菟丝子、鹿角胶、龟板胶。

如腰腿痛较重者加独活、地龙、全蝎等。

2. 西药治疗

抗炎止痛药，如双氯芬酸钠双释放肠溶胶囊、芬必得、吲哚美辛等。

（三）其他治疗

1．物理疗法

（1）短波、超短波疗法：在腰椎间盘突出症起病的初期，改善患部的血液循环，消除可能产生的渗出、水肿等炎性反应，减轻因压迫或刺激神经根而引起的疼痛。

（2）中频电疗立体动态干扰电治疗。此法对缓解肌肉痉挛，改善局部血液循环，促进水肿、炎症消退，止痛效果较好。

2．针灸治疗

主穴：环跳或秩边；配穴：大肠俞、气海俞、肾俞、阳陵泉、委中。

患者取俯卧位。每次仅取1～2穴，主穴必取，用缓慢捻进法进针，进针后使患者产生酸胀或线条样徐徐波动感或触电样感觉，针感传至足跟、足底或足趾。留针30分钟，中间行针1～2次，使患者保持较明显而舒适的针感。配合温和灸或用周林频谱仪或神灯照射腰部的肾俞、气海俞或大肠俞、关元俞等穴其中的1对。每日1次，1周5次。10次为1个疗程，休息3日，再继续下一个疗程。

四、注意事项

（1）手法复位后，嘱病人卧床休息3日，1周内勿做腰部前屈及旋转活动。

（2）术后急性症状可即刻缓解，但可遗留一些残余的疼痛及腰部僵硬感（为后关节滑膜反应所致），可在受伤关节局部加点按手法及揉搓手法，配合局部湿热敷或醋离子导入，数日后症状即可消失。

（3）加强背伸肌功能锻炼，有助于巩固疗效和预防再发。

（4）注意腰部保暖。

五、典型病例

【案】陈某，男38岁，农民。因搬谷物不慎突然扭伤腰部，腰部剧痛难忍，活动受限一日，受伤后在家自用红花油外擦腰部症状无缓解，由家人扶送入院。查体：腰曲变浅，腰肌紧张，腰活动受限，腰4棘突偏左，棘突左旁压痛。无下肢放射痛，直抬高左40°、右40°，加强试验阴性，颈静脉压迫试验阴性。X线检查示：腰曲变浅，余无特殊。

诊断：腰椎后关节紊乱症。

治疗：予以手法治疗，运用掌根揉法、滚法、弹拨法等在腰背部自上而下进行，以疏通经络，缓解肌肉痉挛，理顺筋脉。时间15分钟。坐位脊柱旋转复位，症状当即大为缓解，但局部仍稍有疼痛，直腿抬高左70°、右70°。隔日以弹拨法、滚法、推法等加中频电理疗于腰部，共治疗三次而痊愈。

第二十三节　脊柱相关疾病

脊椎损伤或退变，刺激或压迫周围的神经、血管，引起机体各有关系统产生一系列相应的症状和体征，称为脊柱相关病。韦贵康、张长江等分别发现了血压异常，视力障碍与颈椎病的关系。统计资料表明，目前国际上文献报告的脊椎相关疾病病变范围涉及神经、消化、呼吸、泌尿生殖、内分泌等系统疾病可达100多种。

一、眩晕

眩晕是多个系统发生病变时所引起的主观感觉障碍，患者常感到周围景物向一定方向旋转或自身天旋地转，或只有头昏、头重脚轻感而无旋转感。眩晕常伴以客观的平衡障碍，与脊柱相关的眩晕多见于颈部疾患所致的椎动脉受刺激（或受压），使脑供血不足而出现的综合征。刺激（或压迫）椎动脉最常见的原因是颈椎病，故此病症称为颈性眩晕或椎动脉压迫综合征。

（一）临床表现

本病以40岁以上的人多见，有时因外伤劳损，也可发生在青年人。临床上主要有以下表现。

1. 颈部症状

一般有颈部活动障碍或活动时颈部有摩擦音，局部疼痛或疼痛不明显，或者有局部冷热感等。

2. 眩晕

此为首发症状，有时为早期唯一症状。眩晕与颈部转动有关，其表现为旋转感、倾斜感、摇动感、失稳感等。发作时间多为数秒或数分钟，或者2～3周才缓解，缓解期症状仍有轻度眩晕存在；严重眩晕当颈部体位改变时出现猝倒症，可有突然晕倒，但意识清楚，视听力正常，数秒或数分钟即可完全恢复。

3. 头痛

椎一基底动脉缺血时，侧支循环血管扩张，血流量增加致头痛。其发生部位多在枕部或颞部，位置较深在。多为胀痛，困重感，常伴有恶心呕吐、出汗等。

4. 运动障碍

脑干缺血累及锥体束时发生轻度肢体瘫痪，常为单瘫或四肢瘫，有的出现延髓麻痹征，如吞咽障碍、喝水反呛，语言不清，声嘶，还有的出现单侧或双侧面神经麻痹等。

5. 听觉与视觉障碍

内听动脉缺血可致耳鸣、听力减退，甚者耳聋。大脑后动脉缺血与脑干缺血可有眼朦、失明。还可出现眼前发黑、白视、复视、眼球震颤等。

6. 其他症状

由于缺血波及相应的组织，还可以呈现血压异常、记忆力减退、精神紊乱、平衡障碍、共济失调等。

7. 颈部检查

可有颈部活动受限，局部压痛或触及肌痉挛，钝厚感，或棘突或横突偏移等，转颈试验阳性。

8. 特殊检查

（1）X线检查：可有颈椎病的表现。

①正位片：钩椎关节及其关节间隙对称性可有改变，常常可见钩椎关节致密、增生明显，骨赘形成及椎间隙的狭窄等。有时可看到椎体的倾斜、旋转造成的关节错位。病变部位多发生于寰椎、枢椎、第5颈椎等。②侧位片：椎间隙狭窄，椎体滑移，后关节位移，椎间孔改变及项韧带钙化等。③斜位片：有骨刺、骨赘长入，椎间隙变窄。

（2）其他检查：椎动脉造影有梗阻现象。脑血流图检查可有枕乳导联常改变。脑电图可有电压降低，颞区有移动性慢波。血脂正常或增高。

（二）诊断要点

（1）头晕与颈部体位改变有关，多伴有头痛、耳鸣、恶心，严重者出现倒症，或伴有视觉、运动障碍。

（2）中年以上人群多见，颈部不舒服感或有颈部活动障碍，或活动时局有摩擦音等。

（3）颈棘旁有压痛或肌痉挛或棘突或横突偏移，位置性眩晕试验阳性。

（4）X线检查有椎体、钩椎关节及关节突关节异常表现。CT检查有椎间盘的退变或髓核的侧方或者侧后方的膨出、突出；部分患者椎动脉造影有梗阻现象。脑血流图多有枕乳导联异常改变。脑电图可有电压降低等。

（三）治疗

1. 手法治疗

（1）理筋缓急法：缓解椎周肌紧张，调整外平衡。

①捏拿舒筋法：以拇指与其余四指对合，一张一合，沿斜方肌由上而下捏拿，力度由小渐大，连贯而不中断，反复操作数次。②推压理筋法：用拇指指腹沿棘上韧带两旁，由上而下，顺肌肉起止方向平行推压，用力以患者没有特别不适为度，左、右侧分别反复操作数次。

（2）纠偏复正法：整复关节突关节错位，调整内平衡。

单人旋转复位法：用于上颈段。以颈1横突偏右为例，患者取矮坐位，颈部前屈35°、左偏见35°、右侧旋转45°。医者站于患者背后，左手拇指触到偏移横突固定之，余四指置于患者右侧头颞部，右手扶持左面部，在右手向右上方旋转的瞬间，左手拇指将横突轻压向患者左前侧，常听到"咯"的一声，拇指下有轻度移动感，触之平复或改善，手法告毕。

（3）活筋松解法：松解颈肌及筋膜之间的粘连，减少牵拉刺激。

①旋转捏拿法：患者坐位，医者一手托住下颌部，转动颈部，同时，另一手捏拿按摩肌，反复数次。②牵引提拉法：患者坐于低凳上，医者一手托住患者下颌部，另一手托住患者枕部，然后两手同时用力向上提，如患者颈部肌紧张，则有提不动的感觉，此时应嘱患者放松颈部肌肉，然后缓慢向上拔伸提拉。一次牵引约1~2分钟，可反复做3~5次，每次手法牵引时，可将头部缓缓向左右、前后摆动并旋转2~3次。

（4）反射调理法：改变紊乱的信息信道，改善脑内微循环、改善椎—基底动脉供血。

①鸣天鼓法：医者两手掌小鱼际同时置于患者两耳，然后两手的拇指、食指重叠在头皮上进行弹叩5～8下，使患者耳内有振动感为度。②反射法：医者一手扶持头部以固定之，另一手拇指指腹置于风池穴，指尖部用力点按风池穴上缘，以麻胀感向头顶传导为度。每次点按1～3秒放开，连续操作1～2分钟。

（5）**理顺通络法**：理顺椎周软组织，改善血液循环，促进局部炎症消退。

①牵抖上肢法：患者上肢外展，医者两手握患者腕部，向上牵抖上肢2～3次，再提拉上肢并同时缓缓旋转前臂。左右上肢分别操作1次。②拍打叩击法：医者双手虚掌，以掌心依次由上而下拍打患者颈项及两侧肩背部，反复操作3～5次。

（6）**手法注意事项**：①眩晕严重者，于手法前测量血压，如血压异常者，手法宜轻或慎用。②手法要求操作轻、巧、透，颈椎旋转角度不宜过大，一般以左右旋转小于30%为宜。

2. 药物治疗

（1）**中药治疗**。

1）瘀结型：以气滞血瘀为主，或兼有痰湿结滞。主要表现为颈痛，头晕头痛，胸闷欲吐，上午重下午轻，颈部突然转动时眩晕加重，缓解转动眩晕反减，或伴有咳嗽吐白痰；舌质红或有瘀斑，苔薄白或薄黄，脉细伏或细弱。治以祛瘀散结。方用桃红四物汤加葛根、菊花、丹参、土鳖虫、黄芪、党参等。痰湿郁结较重者可加半夏、陈皮、茯苓、紫苏叶、全蝎等。

2）肝阳上亢型：病因为肝阳偏旺，肝气上逆。主要表现为头晕，头痛而重，面赤，耳鸣，口苦，失眠，眼红，便结，尿黄，甚至出现抽搐等症；舌赤红赤，苔黄或干，脉弦。治以平肝息风。方用大麻钩藤饮加减。如有阴虚火旺者，加龙骨、牡蛎、玄参、天冬、龟甲、鳖甲等。

3）亏损型：以气血或肝肾亏损为主，多见于久病之后。主要表现为头晕，耳鸣，身疲力乏，少气懒言，腰膝酸软，失眠多梦，小便清长；舌淡，苔薄白，脉细弱或沉细等。治以补益气血，补肝益肾。方用八珍汤加菊花、枸杞子、黄芪、阿胶。或用六味地黄丸汤加减。

（2）西医治疗。

可选用复方丹参片、氟桂利嗪等药物治疗。

（四）典型病例

【案】陈某，男，42岁。因"颈项反复疼痛一年余，伴阵发性眩晕"来诊。血压：140/80mmHg。颈活动度为前屈20°、后仰30°、左旋60°、右旋50°。颈位置性眩晕试验（＋），第2颈椎棘突旁压痛。X线片示：颈曲变浅，第3～5颈椎椎体双侧钩突变尖、密度增高，第5、第6颈椎椎体前缘骨质增生，齿状突不居中，环齿间距左右不等宽。拟诊为：①颈椎病。②寰枢关节脱多位。③颈性眩晕。经采取手法治疗及颈部中药熨烫5次后，诸症半年未见复发。

二、头痛

头痛一般是指颅骨范围内的疼痛。头痛可能是某些疾病的一种症状，如颈椎病、高血压、颅内占位性病变等等的症状之一；头痛也可能是生活、工作紧张或疲乏的一种表现。因此，头痛可能是良性的，也可能是恶性的。而本章所叙述的头痛，主要是与颈椎病相关的头痛。

（一）临床表现

1. 症状特点

（1）主要为后枕部或枕下部疼痛，可向眼部、颞部、头顶部、同侧的前额放射；咳嗽、打喷嚏、大笑等头部动作与颈项部姿势的改变可以影响上肢痛与头痛。

（2）伴随症状有眩晕，颈、肩、臂反射性酸痛或胀痛、麻痛及上肢无力或软困，耳鸣听力下降，视力减退等。

2. 辅助检查

①颈活动度受限，严重者有强直性伸颈出现。②颈椎触诊：可发现颈椎棘突有1～4个不等的偏移，并伴偏移侧有轻压痛或麻木或酸胀或不适感，在偏移侧有饱满感（对侧则有空虚感）。③颈部后侧的肌肉有紧张并伴有轻压痛，在肌肉附着于颅骨处压痛更明显；在乳突与寰椎之间联机中点（即风池穴）有压痛。或胸锁乳突肌后缘上部（枕小神经最浅处）有压痛。④脑血流图检查提示：血管紧张度增高（病程长者则降低），血流量左右不对称，而脑电图检查未发现异常。⑤颈椎X线片检查：颈椎正常生理弯曲度消失、变直或反张，上段变直，椎体前移；或有双突征或双边征；或颈椎的钩突变尖并密度增高，有钩突向外延伸，相应的钩椎关节左右不对称；或齿状突不居中，环齿间隙及寰枢椎间沟左右不对称等颈椎病的改变。

（二）治疗

1. 手法治疗

目的是纠正颈椎部的解剖紊乱，并对肌肉、韧带进行松解，解除痉挛，恢复颈椎的内外结构平衡。

（1）点穴舒筋：调理局部平衡，缓解肌肉紧张。

以适当力度局部柔按、分拨颈肩部特别是棘突周围的阿是穴（疼痛反应点），周围的穴位如风池、肩井等穴。

以拇指和其余四指对合，沿斜方肌自上而下捏拿数次。

（2）**纠偏复正**：整复关节错缝，松解受压神经。

①单人旋转复位法：方法见第一节眩晕，用于上颈段的椎体紊乱、关节错缝的复位。②侧旋提推法：方法见第一节眩晕，用于中下颈段的椎体紊乱、关节错缝的复位。

（3）**牵引提拉**：松解受压神经。方法见第一节眩晕，但力度要小。

（4）**反射调衡**：调理局部经络、神经的兴奋平衡。

医者一手扶持固定头部，另一手拇指或食指根据需要选择枕大神经、枕小神经、面神经、眶上神经等某些体表投影点以中等偏重的力度用力点按，以麻胀感向头顶传导为度，每次点按1～3秒放开，连续操作1～2分钟。

（5）**叩击法**：四指并拢半屈，用指尖轻叩头部反应点20～30次。

（6）**理顺通络**：理顺头颈部经络、软组织。拇指顺足少阳胆经、足太阳膀胱经头部走行路线推顺数遍。小鱼际柔按、颤摩颈肩部肌肉数遍。

2. 药物治疗

（1）**内服药**。

中药：肝阳上亢型，治宜平肝潜阳，可用天麻钩藤饮加减。

瘀血内滞型，治宜活血化瘀，可用通窍活血汤或桃红四物汤加减。

痰浊上阻型，治宜化痰降逆，可用半夏白术天麻汤加减。

肾阴不足型，治宜滋阴补肾，可用右归丸、六味地黄丸或大补元煎加减。

西药：可用相应的镇静、解热镇痛药治疗。

（2）**外用药**：可用风油精、云香精、红花油等药物外搽。

3. 其他治疗

（1）**针灸治疗**。

痰浊上阻型：治以祛瘀散结、运脾化痰为主，毫针刺用平补平泻法。取颈椎夹脊、太阳、印堂、头维、内关、中脘、丰隆、解溪等穴。

肝阳上亢型：治法以清肝潜阳为主，毫针刺用泻法。取颈椎夹脊、风池、肝俞、肾俞、行间、侠溪等穴。

肾阴不足型：以气血或肝肾亏损为主，毫针刺用补法。取脾俞、肾俞、足三里、气海、百会等穴。

瘀血内滞型：治以活血化瘀、行气止痛为主，毫针刺用泻法。取颈椎夹脊、风池、上星、头维、率谷、太阳等穴。

（2）中药烫疗：用药物或药液直接加温或煎汤敷于病变部位上，利用温热和药物的作用，以达到行气活血、散寒止痛、祛瘀消肿的目的。

（3）牵引治疗：用枕颌布托牵引，牵引重量为5～8kg。每日1～2次，每次30分钟至1小时。

（4）枕大神经局部封闭：用0.25%～1.0%的普鲁卡因4～5mL，加入25mg的醋酸泼尼松龙混悬液或加入硫酸镁溶液，做局部（痛点）浸润封闭。

（三）典型病例

【案】韦某，女，43岁。因一周前抬重物后致颈肩部扭伤，后来逐步出现头痛，疼痛难忍，经其他医院按单纯头痛、感冒治疗，因效果不佳，前来就诊。检查：颈椎生理弯曲消失，颈部肌肉紧张，第1、第4颈椎左侧及第2颈椎右侧压痛，颈活动度为前屈20°、后仰20°、向左旋转40°、向右旋转60°。X线片示：颈椎生理曲度消失，寰枢椎的寰齿关节左右不对称，第4～6颈椎轻度骨质增生。诊断为：颈椎性头痛乱，寰枢半脱位。治疗：手法分理筋、点穴，旋转复位恢复第1、第2、第4颈椎的生理位置。第2天，头痛及颈肩不疼痛明显减轻；行软组织松解，配合颈肩部烫疗，隔日1次，4次后所有症状体征消失。

三、视力障碍

由于颈椎病或颈部软组织损伤后，可引起视力下降、眼睛疼痛或干涩、眼球震颤、复视等眼部的系列症，称为颈性视力障碍。这种与脊柱相关的视力障碍多是由于颈交感神经受刺激所造成的。

（一）临床表现

以中年以上的人多见，常有颈部外伤或慢性劳损史。

1. 症状特点

视力模糊、眼胀、眼前有云雾、闪光点、飞蚊、复视，严重者仅有光感甚至失明等。颈痛、颈部不适、颈酸胀、头晕、头痛，或血压偏高、眼压稍高、失眠、多梦、食欲欠佳、心慌、心跳、胸闷等。

2. 体格检查

颈部活动受限，肌紧张或痉挛、颈椎棘突有2～4个呈不同程度的偏歪，压痛以上段颈椎明显。

3. 辅助检查

（1）X线检查：颈椎生理弯曲度有不同程度的改变，以上段、中段变直较多见，第3、第4颈椎略有反张；第3～5椎体前下角有不同程度的骨质增生改变；颈椎钩突有不同程度的增生性变化，以第3、第4颈椎多见，且相应的钩椎关节呈现左右不对称；齿状突不居中，环齿间隙左右不等宽，环椎侧块左右长短不一，环枢间沟左右宽窄不一。

（2）脑血流图检查：提示常有枕乳导联异常。

（3）眼科检查：无器质性病变。

（二）诊断要点

（1）颈部有外伤史或劳损史。

（2）有视力障碍（视力模糊，复视，眼前有云雾、飞蚊等等）等表现及颈部有不适感。

（3）触摸颈部有颈椎棘突2～4个呈不同程度的偏歪、颈肌较紧张。

（4）X线片发现有颈椎的生理弯曲度变直或颈曲存在，但上段变直，寰枢椎关节有半脱位表现等。

（5）眼科检查未发现有眼部的器质性病变。

（三）治疗

1. 常用手法

手法的原则先由下至上（即先做下部的椎骨，后慢慢向上做上部椎骨）。

（1）**纠正胸椎的解剖位移。**

1）单人坐位膝顶胸椎棘突压肩法（以胸4棘突偏右为例）：患者坐在双连椅的前凳上（用方凳则为侧放，以长的一端为宜），医者坐在其后的凳上，准确定好解剖位移的胸椎棘突，医者以右膝关节膝前部的稍内侧置于患者胸4棘突的右侧稍下方，用双连椅则医者之右足踏在后凳上（若为侧放的方凳，医者之右足踏在侧放方凳上脚末端上方）。嘱患者上半身后仰，使其上半身向后倾斜，其双上肢自然下垂置身体两侧，头颈部置于医者之右肩上，医者双上肢的前臂尺侧略近腹面的中部置于患者的肩峰下约一横指处，同时双手的手指交叉置于患者之胸骨柄上方，嘱患者稍挺胸的同时，医者双上肢徐徐向后向下用力，当患者的呼吸在呼气末时，医者双手用爆发力向后向下压，同时右膝向前向上顶，此动作一气呵成，常可听到"咯"的一声，手法复位告毕。检查胸4棘突是否平复，如未平复，上述手法可重复1次，然后在患者之胸3～5的棘突上及其两侧做分理手法。

2）单人坐位膝顶胸椎棘突抱头法（以胸2棘突偏左为例）：患者、医者位置同上，准确定好胸2棘突的偏歪位置后，医者以左膝前部稍内侧置于患者胸2棘突左侧的稍下方。嘱患者低头，并双手手指交叉置于患者后枕部与发际相平（最下手指的下缘），医者双手分别从患者的腋窝后部穿到前部并向上，用双手抓住患者的前臂，嘱患者双肘关节尽量向前正中线靠近，同时让其挺胸、抬头向上看，在此的一刹那，医者双手向前下压患者之双前臂，医者之前臂向上翘起患者的上臂，左膝部向前向上顶起，常可听到"咯"的一声后或膝前部有滑动感，复位动作告毕。检查胸2棘突平复否，如未平复，可重复上述之手法1次。由于胸2棘突位置较高，如用单人坐位膝顶胸椎棘突压肩法做，患者之双肩胛骨向后正中线靠近，则医者之膝部顶不到胸2棘突，则复位达不到目的。为此要求患者双手抱头并要其肘关节向前正中靠近，则肩胛骨向外侧移动，胸2棘突暴露明显，医者之左膝前部就可以顶到胸2棘突了，保证了复位的完成与成功。本法适用于第1、第2胸椎，不必注意患者呼吸等情况。

（2）**纠正颈椎的解剖位移：**应用旋转复位手法予以复位。

1）颈椎定点旋转复位法：在实际中颈椎定点旋转复位法应用有两种（以颈2棘突偏右为例）。①扳法：患者取端坐位，两上肢自然下垂置于其身体的两侧；医者站于患者之后侧，准确定位偏歪棘突的位置，嘱患者前屈30°～40°。医者以左手拇指置于患者颈2棘突的右侧，余四指置于患者的左侧颈部；右手置于患者之左颌面部，右拇指在其左耳耳屏的前面，余四指在左耳之后部。医者之右手心正好在患者之左下颌处，并使患者的右侧头面部靠在医者之腹前部并保持前述的低头位，嘱患者慢慢将头部向右侧后方旋转，当其再难以向右后侧旋转时，医者的双手同时应用爆发力，即左手拇指将颈2棘突向左侧扳拨，右手将患者之头向右后侧旋转并稍提，此两手动作一气呵成，常可听到"咯"的一声或右手将患者之手拇指下有滑动感，表示复位完毕。检查颈2棘突是否平复，如未平复，可再行上述手法1次。②推法：患者的位置同上，仅是医生的双手进行置换，即右手拇指置于患者颈2棘突的右侧，余四指置于患者的右侧颈部；左手置于患者右颌面部。位置均相同，只是医者双手用力的方向一致，即医者右手拇指将患者的颈2棘突向左前方推，左手将患者之头向左后侧方略旋转并稍提，使两手用力的方向一致，协调地完成复位手法。

2）单人侧方压颞旋提法（以颈3棘突偏左为例）：患者取矮凳端坐位（单凳侧放），前屈30°～40°，面部向左侧旋偏30°～40°；医者站于患者之左侧（患侧），面对患者，以右手拇指第二指节腹侧近指尖端之一半，置于患者颈3棘突的左侧，余四指置于患者之左颞部，右足踏在侧放单凳的上面，嘱患者将上半身靠在医者右下肢的小腿内侧，左手置于患者之右颌面部，左拇指在患者左耳的耳屏稍前面，余四指在右耳郭的后方，嘱患者之头部徐徐向左后侧旋转，当患者再难以向左后方旋转时，医者双手同时用爆发力，即右手拇指将颈3棘突向下压，余四指始终压住左颞部，不使之头向上抬起，左手将患者之头部向左后略旋转，常可听到"咯"的一声，手法告毕。检查颈3是否平复，如尚未平复，可重复上述手法1次。接着在患者之颈后部位行分筋、理筋手法约10遍。

3）单人环抱头部牵引旋转推法（以颈1横突稍向右后为例）：患者取矮凳端坐位，医者站其后侧，以右手拇指的腹面末端置于颈1右侧横突的末端稍靠后些，左上肢环抱患者的头部。要求医者上身稍前倾，左手置于患者之右枕部，左肩前部在患者之左颞部，左肘关节屈曲，与患者之前额呈同一水平。然后左上肢将患者之头部向上慢慢牵引的同时，徐徐向左后方旋转，当患者难以向左后方旋转时，医者双手用爆发力，即左上肢再继续稍向左后方略旋转的同时，右手拇指向左前方推颈1横突，常可听到"咯"的一声，手法复位告毕。继在患者颈后部行分筋、理筋手法约8～10遍，本法只用推法，不能用扳法！

上述的三种旋转复位手法，选择一种方法进行纠正颈椎的解剖位移，当颈椎定点旋转复位法、单人侧方压颞旋提法两种方法未能复位完全复位的话，则可用单人环抱头部牵引旋转推法，即第3种方法来纠正颈椎的解剖位移，必能成功。

（3）注意事项。

1）在行颈椎的手法复位时，患者要保持低头位（即前屈位）进行，而且要求患者尽可能前屈，绝不能在后伸位下行本旋转复位法复位。

2）在行旋转复位动作时，双手在时间上、用力大小上保持一致，不能有先后与用力大小之分。

3）当行旋转复位时，在患者难以旋转时，要抓住这一时机，错过了这一时机复位将不能成功。

4）旋转复位一个椎骨，一般是扳法、推法各做1次，最多做2次，不宜多做。一般不能日日做，最快也要停每日才能做1次，最好3～4日做1次，1个疗程8～10次。

5）行旋转复位手法完毕时，一定在做旋转复位的颈椎上、下各一个之间的颈椎棘突上及其两侧行分筋理筋手法，不可省略。

2. 对症手法

主要是采用指压穴位法。指压穴位可引起患者的局部和全身的良性反应，调整机体功能，消除病理因素，从而达到治疗的目的。

（1）**常用指压方法**：指压方法是应用单一手指的指端来行操作，应刻苦学习，达到熟练，应用时方能得心应手。

1）揉法：常用中指、拇指、食指末端指节的指腹，在穴位上（或阿是穴）做顺时针或逆时针方向的旋转揉动；在操作时，压力宜轻柔而均匀，频率在200～240次/分；可达到行气经络，祛风散寒之功效。

2）一指禅推法：用拇指的末端并稍偏向桡侧行快速的使第1、第2指节的关节做屈伸动作，并适当运用腕力，屈伸的频率约为90～120次/分。在做屈伸动作时，不仅频率要均匀，且还要保持一定的压力，以患者感到指压部有酸胀为度，不宜有疼痛。本法有舒筋活络，调和营卫的功效。

3）点法：用中指末端，且用同侧手之拇指末端抵住中指的第2、第3指节的关节腹侧，同时手之食指末端压住中指第2、第3指节的关节背侧，应用手腕之活动力，使中指末端啄点穴位；也可用中指末端吸定在穴位上而不放开，进行持续的点压，称持续点法或镇定法。有开通闭塞，祛瘀止痛功效。

4）叩法：用手指之末端叩击穴位，似鸡啄米样，可分为单指叩（多用中指）、三指叩（拇、食、中指）、五指叩（一手的五个手指捏在一起）等。在操作时，应用手腕之力进行叩击，手指不宜僵硬。有舒筋活络，行气活血之功效。

（2）常用穴位。

头面部：印堂、太阳、睛明、攒竹、鱼腰、阳白、风池、下关等穴。

颈部及上肢部：大椎、肩井、曲池、外关、合谷、阿是（痛点）等穴。

（3）疗程：一般指压穴位全程约10~15分钟，病情复杂而重者则可延长至30分钟。10~15次为1个疗程，每日1次，2个疗程之间间隔5~7日。

3. 药物治疗

（1）中药。

本病多因气血不足。气血虚弱，不能濡养经筋，营行不利，面色无华，舌淡脉细弱。治宜营养气血、通络止痛。方用黄芪桂枝五物汤（《金匮要略》）加味：黄芪15 g、赤芍12 g、白芍12 g、桂枝10 g、鹿角胶粉6 g、鸡血藤15 g、葛根12 g、当归10 g。

若阳虚者，加淫羊藿、巴戟天；阴虚者，加知母、黄柏、熟地黄，或用加味黄芪地龙汤；气虚者，加太子参；偏寒者，加附子、肉桂等。

（2）西药。

1）解热镇痛类：以对胃刺激轻微为原则选用，如布洛芬等。

2）血管扩张类：地巴唑、烟酸、桂利嗪等。

3）促进神经细胞营养代谢类：维生素B$_1$、维生素B$_6$、维生素B$_{12}$，辅酶A，谷维素等。

4）解痉类：安坦片、苯妥英钠等。

5）镇静类：必要时可选用安定等。

4. 其他治疗

（1）**针灸治疗**：天髎、天宗、天柱、天井等穴，直刺0.5～1寸，用捻转手法，中等强度刺激，留针15分钟。隔日1次，10次为1个疗程。

（2）**中药烫疗**：用药物或药液直接加温或煎汤敷于颈肩部位上，利用温热和药物的作用，以达到行气活血、散寒止痛、祛瘀消肿的目的。

（3）**热米醋外敷**：取市售米醋500g，口罩两个，一起加热（不可用金属锅，可用砂锅、瓷罐等），至50°左右，用筷子夹起一个口罩。待口罩上醋不下滴时即可敷在患者之后颈部（患者可伏在桌子或取俯卧位）。当患者感觉不热了，则换另一个口罩敷，如此轮换热敷，不可烫伤，也不可擦。一般热敷维持30分钟，敷后即睡觉，不能用水洗去。每日1～2次，10日为1个疗程。

（4）**中药外敷**：桂枝9g，五灵脂9g，伸筋草12g，秦艽12g，红花9g，乳香9g，没药9g。加水煎煮放温备用。用两个口罩或小毛巾浸湿轮换敷颈后部，每次30分钟，每日2～3次。1副药可用2～3天，10日为1个疗程。

（5）**理疗**：红外线、超短波、频谱治疗仪等任选一种进行。

（四）典型病例

【案】方某，女性，35岁。因间歇性视力模糊、头胀痛伴左眼胀痛、畏光、流泪，视力进行性下降，最后仅有光感而就诊，既往有颈椎病史。查体：头颅五官正常，心、肺、腹正常。神经系统：神志清楚。近视，双眼压正常，眼底正常，脑神经正常。颈软，颈部压痛，四肢肌力、肌张力、腱反射及感觉正常，病理反射未引出。院外头颅MRI、肝肾功能、血糖及血尿便三大常规等均正常，颈椎MRI示：第4、第5颈椎椎间盘退变，颈椎X线片示第4、第5颈椎双侧钩突增生。诊断为颈椎性视力障碍。予手法治疗，1周后患者左眼视力明显改善，近视力0.7，2周后左眼近视力1.0。

四、血压异常

与脊柱相关的血压异常（高血压或低血压），多发生于颈椎病，据资料统计，它的发病率占颈椎病的6%。高血压是低血压的10倍左右，多发生在中老年，偶见于青年。

（一）临床表现

1. 症状特点

多发生于中老年人，极少数为青年。有以下临床表现：

（1）**颈部症状**：颈部疼痛或仅有轻微酸胀累感或冷热异常感，活动时常有局部摩擦音。

（2）**血压异常**：早期血压多呈波动，发作期常与颈部劳累、损伤等因素有关，血压波动一般经2～3周后缓解；中后期呈持续性高血压或低血压。高血压的舒张压＞95mmHg；或收缩压39岁以下＞140mmHg，40～49岁＞150mmHg，50～59岁＞160mmHg，60岁以上＞170mmHg，低血压的舒张压＜60mmHg，收缩压＜90mmHg。血压异常表现在双侧上肢血压与卧位时血压差别较大，通常大于10mmHg以上。血压异常的早期，有时并无其他全身症状出现，中后期多伴有交感神经功能紊乱的症状出现，严重时由于交感神经的痉挛，致血管收缩，使椎动脉供血受阻，引起脑与脊髓缺血，可出现相应的症状。

（3）**其他症状**。

1）患者自觉眼蒙眼胀、眼易疲劳，不能长时间看书报，眼干涩、视力减退，出现假性近视、复视、流泪、畏光等。

2）自觉发热，皮肤发红，排汗异常，面部交替性苍白或发赤，有时出现长时期的低热，或肢体发凉、怕冷、麻木。

3）说话乏力，声音低下，或声音嘶哑，有时失语。常有咽部异物感。

4）心慌心跳、心律失常，心动过速或过缓，有时胸闷，胸前区胀痛，胃肠蠕动增加或嗳气等。

5）中后期多伴有眩晕、头痛、耳鸣，甚者出现顽固性失眠、多梦，记忆力减退，抑郁或焦虑，Horner综合征，严重者出现偏瘫等。

2. 辅助检查

（1）**颈部检查**：可有颈部活动障碍，压痛或不痛，或肤温降低，触棘突或横突有偏移等。颈部X线检查多有颈椎异常表现。

（2）**其他检查**：行心电图、眼底、尿、血常规等检查，中后期可有异常改变。

（二）诊断要点

（1）中年以上患者多见颈部不舒或有冷热感，活动障碍或活动时有摩擦感。颈部检查有异常表现。

（2）血压异常，多与颈部症状有关，发作期2~3周后缓解，常双侧上肢血压与坐卧位血压差别较大，一般大于10mmHg以上。

（3）伴有视力障碍，心慌心跳，咽部异物感，排汗异常，失眠多梦等自主神经功能紊乱症状。

（4）X线检查：颈椎有异常发现。

（5）其他检查：晚期可有脑动脉硬化，血脂偏高，心肌损害，蛋白尿等发现。

（6）排除其他原因引起的血压异常。

（三）治疗

1. 手法治疗

（1）优先指征。

1）颈椎病伴有血压异常。

2）卧位与坐位，双上肢的血压差＞10mmHg者。

3）年龄在60岁以下，病程在5年以下者。

4）血压波动较大的Ⅰ、Ⅱ期高血压患者。

5）用降压药疗效不明显者。

6）无明显其他原因引起的高血压患者。

（2）禁忌证。

1）严重心脏病慎用。

2）Ⅲ期高血压、眼底Ⅲ级变化者慎用。

3）血压＞180/110mmHg者慎用，可适当服降压药2～3天后，待血压略降后再做手法治疗为宜。

4）颈椎骨结核、骨肿瘤者禁用。

5）年老体弱者、骨质疏松者慎用。

大多数颈椎性血压异常患者适宜手法治疗，疗效良好，以治疗颈椎病为主，根据颈椎移位的位置和方向，采用不同整复法，配合分筋理筋、传导法、反身法，或配合印堂、太阳、百会、风池、风府、大椎等穴进行直推法、拿法、揉法等治疗。可参见"头痛""眩晕"手法。

（3）注意事项。

1）手法治疗时须遵循稳、准、轻、巧的原则，避免操作不当加重病情。

2）对个别病例，如骨质增生明显，压迫椎动脉与交感神经，或颈椎滑脱、失稳等，经非手术治疗不明显，严重影响正常工作与生活者，可考虑手术治疗。

2. 药物治疗

（1）中药。

1）瘀结型：多为早期，颈部不舒，血压波动，眼蒙、眼胀，胸闷，上午重下午轻，食欲不振等，舌质淡或红、苔薄白，脉弦或涩。治宜行气活血散结，用四逆散加郁金、七叶莲、丹参、红花、桃仁、赤芍等。

2）肝热型：颈部胀痛或困重，血压持续偏高，头痛，头晕，头胀，烦热，目赤，口苦干，尿黄，大便秘结，舌质红、苔黄而干，脉弦数有力。治宜清热平肝，用龙胆泻肝汤加减。

3）阴虚阳亢型：颈部疼痛或灼热感，血压偏高，头晕眼花，头重脚轻，耳鸣，烦躁易怒，口干，尿黄而少，舌质红、苔薄白或薄黄，脉细弦。治宜益阴潜阳，用六味地黄汤加七叶莲、牛膝、熟地黄、紫菀、钩藤等。

4）气阴两亏型：颈易疲劳，血压偏低、少气懒言，心悸，口干，畏寒，肢冷，舌质淡、苔少或无苔，脉细弱。治宜益气养阴，用双黄麻汤（黄芪、黄精、升麻）加减。

（2）西药：可选用相应的高血压药治疗。

（3）外用药：可选用热敷、熏洗、擦剂等治疗。

3. 其他治疗

（1）针灸治疗：主穴可取风池、风府、颈夹脊、百会、内关、神门、足三里等，配穴取大椎、合谷、太冲、血海、心俞等。

（2）牵引治疗：颈椎以枕颌布托牵引，牵引锤重量为3~8kg，时间以20~30分钟为宜，一般每日1~2次，15日为1个疗程。对合并有椎间孔狭窄、钩椎关节增生等，有较好疗效。

（3）**手术治疗**：对个别病例，非手术疗法不明显且影响正常工作与生活者可考虑手术治疗。

（四）典型病例

【案】陈某，男性，50岁。因长期颈肩部不适合并高血压来就诊。检查：颈部肌肉紧张，颈活动度为前屈20°、后仰20°、左旋40°、右旋60°、颈1椎体左侧横突、颈2椎体右侧横突、颈5椎体右侧横突有压痛，肌肉紧张感。血压为170/98mmHg，X线片示颈曲反张，寰枢关节半脱位，颈4、5、6椎体前后缘广泛性骨质增生，颈5/6椎间隙狭窄。诊断为颈椎性高血压。予手法治疗，在颈椎分筋理筋，纠正颈第1、第2、第5颈椎椎体位移，点按风池、风府、颈夹脊、百会、内关、神门，隔日1次，同时配合内服四逆散加郁金、七叶莲、丹参、红花、桃仁、枳壳，外敷十一方药酒。20日后，症状完全缓解，颈部症状消失，血压为130/90mmHg，随访1个月，未见复发。

五、耳鸣耳聋

耳鸣是听觉紊乱的现象，是听觉系统受到各种刺激或本身病变产生的一种主观的声音感觉，而当听觉系统由于传音、感音部分病损致听力减退，严重者可导致听觉功能障碍或完全丧失，称为重听或耳聋。本节着重探讨颈椎急慢性损伤所致的耳鸣和耳聋，称之为颈源性耳鸣和耳聋。

（一）临床表现

1. 症状特点

（1）耳鸣、耳聋为主要症状，呈间歇性发作，与头部位置的改变有关。

（2）颈活动度受限，青壮年颈部压痛点与耳鸣多在同一侧。老年人的耳鸣多呈持续性，呈缓慢发展趋势。多伴有眩晕、头痛、视力异常等症状。

2. 辅助检查

（1）**触诊检查**：颈肌紧张，局部压痛，第1～4颈椎有偏移。

（2）**物理检查**：位置性眩晕试验阳性。

（3）**影像学检查**：X线检查可见颈椎生理弯曲变直、消失或加深，寰枢椎半脱位，第1～4颈椎棘突可有偏移。脑血流图检查可有枕乳导联异常改变等。

（二）诊点要点

（1）有颈椎病或头颈部外伤史，耳鸣和耳聋症状与颈椎病损同时发生，或继发于颈椎病损之后。颈部按摩或复正移位颈椎后，临床症状缓解或消失。

（2）耳鸣症状的轻重与颈椎病的轻重有直接关系，且多与颈椎病损部位同侧。

（3）耳部和听觉系统检查排除其他疾患。

（4）颈椎X线检查显示寰枢椎半脱位者，可考虑此病。

（三）治疗

1. 手法治疗

（1）**松解颈部肌肉**：在颈部，尤其是第1～4颈椎椎体的横突周围用拇指或小鱼际揉按、分筋理筋，特别注意对头部小夹肌的理顺。

（2）运用旋转复位法、侧旋提推法整复偏移的颈椎棘突、横突。

（3）**点按穴位**：点按风池穴，至有酸麻感传至头顶为度，每按5～10次即可，再点按、揉按耳周、颈部的穴位，如耳门、听宫、听会、翳风、天容、天柱、肩井等。

（4）**"鸣天鼓"**：以两手掌部捂耳，食指压于中指上，以食指弹响脑骨，由后往前，每次弹3～5分钟左右。

（5）推理颈肩部肌肉。

2. 药物治疗

（1）辨证治疗。

1）瘀血阻滞型：多有头颈部外伤史，初发时耳鸣声重，如闻潮声，瘀久成虚，耳鸣渐如蝉鸣，劳累或刺激后可加重，并见颈部有压痛，痛处固定，舌紫有瘀斑，脉涩。治宜活血化瘀通窍，方用通窍活血汤加石菖蒲等。

2）肝火上扰型：耳鸣如闻潮声，或如风雷声，耳聋时轻时重，每于郁怒之后耳鸣耳聋突发加重，有耳胀耳痛感，或有头痛、眩晕、目红面赤、口苦咽干、或夜寐不安、烦躁不宁，或有胁痛、大便秘结、小便黄，舌红苔黄，脉弦数有力。治宜清泄肝热，开郁通窍，方用龙胆泻肝汤加石菖蒲、蔓荆子、香附等。

3）肾精亏损型：耳内常闻蝉鸣之声，昼夜不息，夜间较甚，以致虚烦失眠，听力逐渐下降，兼见头晕目黯，腰膝酸软，遗精或月经不调，舌红少苔，脉细弱。用耳聋左慈丸加减；偏于肾阳虚者可改用桂附六味丸等。

（2）西药：可用消除颈部肌肉痉挛、扩张血管的药物，如吲哚美辛、氟桂利嗪等。

（3）外用药：无针对性的外用药，主要为缓解肌肉痉挛与水肿的常用跌打药酒、酊剂，如十一方药酒、云香精等。也可用中药热敷包热敷颈肩周围。

3. 其他治疗

（1）针灸治疗：实证取手少阳三焦经、足少阳胆经穴为主，毫针刺以泻法；虚证兼取足少阴肾经穴，毫针刺以补法，并可用小艾炷灸患部腧穴。选穴：颈椎夹脊穴、翳风、听会、侠溪、中渚，随症配穴：肝胆火盛加太冲、丘墟；外感风邪加外关、合谷；肾虚加肾俞、关元。

（2）牵引治疗：用枕颌布托牵引，牵引锤重量为5～8kg，每日1～2次，每次30分钟左右。

（五）典型病例

【案】黄某，女性，47岁。因突发耳聋2天来就诊。自述2周前因在空调房内加班，并长期低头工作而致颈肩酸胀、疼痛，颈部肌肉痉挛逐步加重，2天前突然双侧耳朵听力减退，无法听清声音。检查：双侧听力明显减弱，颈肩部肌肉痉挛、发硬，尤以右侧为甚。颈活动度为前屈20°、后仰0°、左旋50°、右旋10°。颈1椎体右侧横突处压痛明显，第2、第5颈椎椎体左侧横突处压痛明显，有饱胀感。X线片示颈椎生理曲度反张，第4、第5、第6颈椎椎体为其顶峰，第5、第6颈椎椎体棘突不在一条直线上，寰枢关节、寰齿关节左宽右窄。第5、第6颈椎椎体轻度骨质增生。诊断为颈源性耳聋。予手法松解颈肩部肌肉，旋转复位法、侧旋提推法整复颈第1、第2、第5颈椎椎体，隔日1次，同时口服戴芬75mg，每日1次，复方丹参片每次4片，每日3次。第2日，听力开始恢复，颈肩部用温经通络药热敷，8日后听力基本恢复，停用手法和内服药，继续热敷1周，听力经测试，完全恢复。

六、慢性咽炎

慢性咽炎是指咽部黏膜的慢性炎症，以引起的咽部不适、分泌物多、疼痛等为主要表现的疾病，为临床常见病，病因复杂，不易治愈。慢性咽炎与颈椎病有一定关联，本节主要讨论颈椎病引起之慢性咽炎。

（一）临床表现

1. 症状特点

（1）颈椎病引起的慢性咽炎临床表现为常感咽部不适，咽部分泌物增多、稠厚，故患者常"吭、咯"，需将分泌物排出，重者发生刺激性咳嗽。有时感到咽部疼痛，有异物感。当说话时间长后，咽部更为不适。咽部检查可见充血，咽后壁可见舒张血管围绕增生之淋巴组织，纵横成网状，腭弓及扁桃体也有充血现象。

（2）伴有颈椎病症状，如颈部不适、疼痛、活动受限、头痛头晕、耳鸣、心慌、心前区疼痛、视物模糊、视力下降、肢体麻木、乏力、感觉障碍等。慢性咽炎是常见病，其病因复杂，可由多种疾病引起，在做出颈源性慢性咽炎诊断时，还应排除其他原因，如慢性鼻炎、鼻窦炎、口腔疾患、烟酒过度，以及全身性慢性疾病，或职业因素。在排除以上疾病之后，才可诊断为颈源性慢性咽炎。另外，对无诱因性慢性咽炎，可检查颈部，若患有颈椎病，可做诊断性治疗，若在颈椎病症状缓解或消失后，慢性咽炎也随之缓解消失，即可诊断为颈源性慢性咽炎。

2. 辅助检查

颈椎棘突偏歪，棘上韧带剥离、压痛，棘旁压痛及条索形成。

（二）治疗

治疗主要针对引起慢性咽炎的颈椎病病因，如有棘突偏歪，应行手法复位偏歪的棘突，使其恢复正常解剖位置，恢复脊柱内外平衡，解除错位之小关节对神经的刺激和压迫，使神经功能恢复正常。同时配合颈部、咽部穴位按摩，改善局部循环，解除颈部肌肉痉挛。

配穴治疗：先在喉结两旁、下颌及天突穴用一指禅推法配合揉法，上下往返数次。然后在风池、风府、天突、曲池、合谷、肩井等穴用一指禅推法、拿法、揉法、按法治疗。

也可配合应用咽部物理治疗，促进炎症吸收、消散，颈椎牵引疗法对增加椎间隙、减轻神经受压有一定作用。

（三）典型病例

【案】刘某，男性，59岁。患慢性咽喉炎20年。咽部表面有一层疱疹，虽长期治疗，但总是时好时坏，反复发作，迁延不愈，讲话困难。经检查发现患者寰椎错位。于是对患者寰椎进行整复。经过1周治疗，患者症状基本消失，并在公司全体员工大会上讲话3小时，声音洪亮。X线及手法检查颈椎均恢复正常。停止治疗后，观察3年，未见复发。

七、甲状腺功能亢进

甲状腺功能亢进症简称甲亢，是指甲状腺机能增高，分泌激素增多或因甲状腺在血循环中水平增高所致的一组内分泌病，女性较男性多见，以神经与心血管兴奋性增强和高代谢综合征为主要表现。本节主要讨论与颈椎病有关的甲亢。中医属于"瘿病"范畴。

（一）临床表现

1. 症状特点

（1）甲亢表现高代谢综合征：怕热多汗、多食易饥、疲乏无力、体重减轻，工作耐力下降。

（2）颈部活动度受限，棘突两侧可有压痛点，颈酸胀、不适等。

（3）眼部征象：双眼突出。

（4）甲状腺弥漫性肿大。

（5）神经系统症状：神经过敏，性情急躁，言语增多，失眠多虑，甚至出现躁狂症。

（6）心血管系统症状：心悸、气短、心动过速，心率快至90～120次/分钟，即使休息、睡眠时仍增快；收缩压升高，舒张压正常或略低，压差加大；心音亢进，常有收缩期杂音，并有心律失常。

（7）内分泌系统症状：月经量减少，甚至经闭；男性可见阳痿，可有男性乳房发育。

（8）颈部活动度受限，第2～4颈椎棘突旁可有压痛并有不同程度的偏歪。

2. 辅助检查

X线检查可见颈椎生理弯曲有不同程度的改变，或颈椎钩突可有不同程度的增生性变化，或颈椎棘突有不同程度的偏歪，以第2～4颈椎多见。甲状腺望诊可见随吞咽动作而上下活动；甲状腺功能检查三碘甲状腺原氨酸（T3）和甲状腺素（T4）显示升高等。

（二）诊断要点

（1）甲亢的一般性临床表现。

（2）常见于女性患者，有颈部长期不适或外伤史，颈活动度受限，第2、3、4颈椎棘突旁有压痛等。

（3）实验室检查：可见基础代谢增高，T3、T4升高。

（4）颈椎X线检查：颈曲有不同程度的改变，颈椎棘突有不同程度的偏歪，以第2～4颈椎为主。

（三）辨证分型

（1）**气郁痰阻型**：甲状腺肿大，质软不痛，颈部胀痛不舒，胸闷喜叹息，病情波动常与情志因素有关，苔薄白，脉弦。

（2）**心肝阴虚型**：甲状腺肿大或不明显，质软，一般起病较缓，伴见心悸不宁、心烦失眠、汗多、眼干、目眩、手指颤动、倦怠乏力，舌质红，舌体颤动，脉弦细数。

（3）**肝火旺盛型**：甲状腺肿大，一般柔软、光滑，并见烦热、汗多，性情急躁易怒，眼球突出，手指震颤，面赤口苦，舌红，苔薄黄，脉弦数。

（4）**血瘀痰结型**：多有外伤史，颈部活动受限或有压痛点，伴见颈前肿块按之较硬或有结节，胸闷、纳差；苔薄白或白腻，脉弦或涩。

（四）治疗

1. 手法治疗

采用颈椎旋转复位法复正偏歪的颈椎，局部用松解手法解除痉挛，减轻神经血管的压迫，恢复颈椎的内外平衡。

（1）**取穴**。

①颈项部：风池、哑门、大椎、人迎、水突、气舍、缺盆、天突、天鼎、扶突。②上肢：内关、外关、神门、合谷、劳宫。③下肢：足三里、阴陵泉、三阴交、太溪、太冲、涌泉。④眼部：睛明、攒竹、鱼腰、丝竹空、瞳子髎、承泣、四白。

（2）**手法**。

①脊柱软组织手法：点法、捏法、拿法、按法、揉法、振法。②脊柱正骨手法。

（3）操作过程。

①医者用拇指或示、中指依次点按患者颈项部、眼部、上肢、下肢的穴位，每次约1分钟。同时点按人迎与合谷，拇、示指点按风池。拇、示二指点按肝俞穴。②患者俯卧，医者用五指拿捏或拇指按揉其颈项两侧肌肉，时间为3～5分钟；用双手拇指按揉肩部肌肉，并按揉缺盆和气舍区域，时间为3～5分钟；用双手十指指端梳理头两侧胆经部分，并在率谷穴处施指振法，时间为1～3分钟。③患者仰卧，医者放松其颈项肌肉后施颈椎正骨手法。④患者仰卧，医者用双手拇指左右分推其眉弓及下眼眶，次数为20～40遍；然后轻揉患者眼球表面，时间为1～3分钟；再用双手示、中、环三指指腹轻揉患者颈部两侧肌肤，并在两侧甲状腺处施指振法，时间为3～5分钟；最后单掌沿胸腹正中线由上向下直推，次数为15～20次。

2. 药物治疗

（1）中药：根据中医理论进行辨证施治，甲亢的病因多由气滞痰凝、血瘀所引起，因此其治疗应以理气化痰、消瘿散结为基本治则。

1）气郁痰阻型：治以理气解郁，化痰消瘿，方用四海舒郁丸加减。如有咽部不适可加桔梗、射干、牛蒡子等利咽消肿。

2）心肝阴虚型：治宜滋养阴精，宁心柔肝，方用天王补心丹加减。若兼见虚风内动，手指及舌体颤抖者可加钩藤、白芍以平肝息风；伴耳鸣、腰膝酸软者可加牛膝、菟丝子、龟板、桑寄生等滋补肾阴。

3）肝火旺盛型：治宜清泻肝火，方用栀子清肝汤合藻药散加减。对于肝火亢旺、烦躁易怒者可加夏枯草、龙胆草；肝阳内盛、手指颤抖者可加石决明、钩藤；胃热内盛、多食善饥者可加生石膏、知母等清泻胃热。

4）血瘀痰结型：治以理气活血为主，方用海藻玉壶汤加减。若见胸闷不舒可加郁金、香附；纳差便溏者可加山药、白术、茯苓等。

（2）西药：对病情较轻，甲状腺肿大较小的患者常用硫脲类中的甲基及丙硫氧嘧啶和咪唑类中的甲巯咪唑（他巴唑）和卡比马唑（甲亢平）治疗；对病情较重患者可用放射性131碘治疗。

4. 其他疗法

（1）牵引疗法：用枕颌布托牵引，牵引锤重量为3～5kg，每日1次，每次15～20分钟，对情绪激动烦躁患者应注意牵引重量和时间，以防出现意外。

（2）拔罐：患者俯卧，术者用闪火法在其肝胆脾胃四俞穴及两胁处拔火罐6～10个，时间为15～20分钟；或在该处施用上下走罐法。

（3）刮痧：患者俯卧，术者用刮痧板在其颈项部两侧及肝俞、胆俞、脾俞、胃俞穴做单方向的推刮，背俞穴处力量可加重。

（4）手术治疗：对某些甲状腺肿大至影响进食、呼吸功能的患者可考虑手术切除。

（五）典型病例

【案】张某，女性，58岁，某工厂工人，1992年6月就诊。患者感觉颈部不适已5年，3年前又出现甲状腺肿大，食多却消瘦，性情急躁，多汗，眼球微突出，被确诊为甲状腺功能亢进症，经药物治疗效果不太明显，今因颈部不适来诊。就诊时患者呈烦躁激动貌，眼球突出，甲状腺肿大，检查见患者颈活动度差，颈肌紧张，第3、4颈椎棘突旁有压痛，X线片示第3颈椎棘突偏3mm，第4颈椎棘突偏左2mm。诊断为颈源性甲亢。治疗采用颈椎旋转复位法和局部松解法，配合药物治疗，并对患者做思想工作，解除其精神负担，同时给予中药栀子清肝汤合藻药散加减治疗，运用手法及药物治疗5次后患者症状改善，15次后患者病情基本稳定，T3和T4水平正常，X线检查示第3、4颈椎棘突位置恢复正常。

八、颅脑损伤并颈外伤综合征

颅脑损伤并颈外伤综合征指颅脑及颈部外伤急性期过后，仍残留有头痛、头晕、记忆力减退、烦躁、易怒、颈部疼痛及上肢麻木等症状。其中有的症状是脑本身损伤引起的，也有的症状是同时伴有颈椎损伤引起的。但无相应的脑之器质性损伤体征可查，可诊断为脑外伤并颈外伤后综合征或脑外伤并颈外伤后遗症。约占脑外伤的10%～15%。

（一）临床表现

本病临床表现较为复杂。主要表现为脑供血不足与自主神经功能紊乱，以及并发颈椎损伤后的表现。多数患者缺乏神经系统局灶性的体征，但不少患者伴有颈椎损害后的表现容易被忽视。

1. 症状特点

（1）头痛头晕，大多数为弥散性头部涨痛或搏动性痛，用脑或劳累后加重，多同时伴有颈痛，上肢麻木等。头晕呈浮动感，与体位改变有关，有的出现猝倒症。

（2）视力减退、耳鸣、多汗、便秘、腹泻、阳痿、尿闭、失眠、多梦、心悸、情绪波动、健忘等。

（3）痉挛或抽搐发作，有时呈癫痫样发作，肢体暂时性瘫痪。脊髓检查少数有压力偏高或偏低，蛋白定量也有高于正常值。颈X线检查有颈曲改变，借位，骨质增生，骨折脱位。脑电图有的不正常。

（4）如丘脑下部的损害，还可出现意识与睡眠的障碍，体温调节障碍，使体温升高或降低，水代谢障碍，早期尿崩症，心血管系统功能失常所致低血压或高血压，呼吸浅快或浅慢，胃肠功能紊乱、溃疡、出血等，糖代谢障碍的血糖增高等。

2. 辅助检查

（1）检查头颈部活动受限，头部、眼睑或四肢轻度节律性震荡，瞳孔对光反射减弱，腱反射普遍亢进或不对称。

（2）X线检查开口位片显示寰椎位于口腔中央，寰齿侧间隙及寰枢关节面间隙左右不对称，寰枢椎外侧缘左右不对称。齿状突轴至枢椎外侧缘之间距离不相等，或与寰椎的中轴线不重叠，二轴线互呈夹角或分离。钩椎关节骨质增生。侧位片显示寰枢前间隙之间距≥3mm，寰椎后弓呈仰、倾式或旋转式移位。颈椎正位片显示颈椎棘突偏歪，颈轴侧弯，钩椎关节不对称，侧位片显示椎体后缘连线中断、成角、反张，椎体后缘"双边征"或上下关节"双突征"，以及椎体前后缘、椎体小关节和钩椎关节骨质增生等。

（二）诊断要点

（1）颅脑与颈部有外伤史，表现症状由此开始或由此而加重。

（2）以自主神经（尤其交感神经）与癔症样症状为主要表现。

（3）检查可有脑血流图、脑电图异常，颈椎X线可见寰枢关节半脱位征，明显的椎体滑移等颈椎失稳征或曾有骨折脱位等改变。腱反射亢进，皮肤电阻减弱，红道皮肤划纹的增强等。

（三）治疗

1. 常用手法

（1）头部手法。

1）叩击法：单手或双手手指并拢，呈半屈曲位，用指尖轻叩百会穴、角孙穴及头部反应点20～30次。

2）点揉法：用拇指指腹分别点揉印堂、睛明、攒竹、阳白、太阳、百会、角孙、风池、风府等穴各约10秒。

（2）颈部手法。

1）理筋解痉法：①按捏推拿法：用手掌或手指指腹于颈后两侧进行揉按推拿，然后用拇指与其余四指构成钳形，对局部肌肉、肌腱进行捏拿，形如拿物，反复多次。②分筋理筋法：分筋指用指腹对肌肉纤维进行垂直分拨，理筋指顺肌纤维方向进行推按，两者交替使用数次，以放松痉挛的肌肉。

2）单人旋转复位法：适用于上颈段寰齿间隙不等宽及两侧钩椎关节不对称者。以下手法以颈2～3钩椎关节左宽右窄为例。

①患者低位端坐，两臂自然下垂，医者在患者后方。②患者颈部前屈35°，左偏35°，向右旋转45°。③医者以右手拇指置第2颈椎棘突左侧，其余四指置于患者枕部右侧，左手扶持左面部。④医者向上提拉患者头部，同时左手拇指扳第2颈椎椎体向右，多听到"咯"的响声，或感到第2颈椎轻度滑动。⑤触摸第2颈椎棘突，多发现平复或改善。

3）角度复位法：适用于中颈段两侧钩椎关节不对称者。以下手法以第4～5颈椎钩椎关节左宽右窄为例。

①患者低位端坐，两臂自然下垂，医者站在患者后方。②医者以左手拇指置于第4颈椎棘突的右侧，右手拇指与其余四指分别置于下颌右侧、左侧。③以第4颈椎为中心，将患者颈部前屈30°，向右上旋转，直至遇到阻力后迅速向右后上方行小幅度提拉，同时左手拇指向左推按，此时多听到"咯"的响声，或感到第4颈椎轻度向左移动。④触摸颈4～5棘突两侧，多发现平复或改善。

4）侧旋提推法：适用于下颈段两侧钩椎关节不对称者。以下手法以第6～7颈椎钩椎关节左宽右窄为例。

①患者低位端坐，两臂自然下垂，医者站在患者患侧。②医者右手拇指置于第6颈椎棘突右侧，左手拇指与其余四指分别置于下颌左侧、右侧。③将患者头

转向左侧45°，直至遇到阻力后迅速小幅向左后旋转，同时，右手拇指向左推按，此时多听到"咯"的响声，或感到颈6椎体轻度向左移动。④触摸颈6～7棘突两侧，多发现平复或改善。

2. 药物治疗

（1）中药。

1）血瘀气滞型：以头剧痛为主，颈项不舒，时好时重，舌红有瘀点，脉涩。治以祛瘀止痛，方用安痛汤加黄芪、生晒参、合欢皮、红花、苏木、地龙、蝉蜕等。

2）阴虚阳亢型：头痛，头晕，耳鸣，烦躁易怒，口干，手足心热，痉挛或抽搐，舌红苔薄白或薄黄，脉细数。治以滋阴降火，方用杞菊地黄丸加减。

3）心脾两虚型：心悸，健忘，失眠多梦，食欲减退，腹胀，便溏，血压偏低，舌淡苔白，脉细弱。治以宁心健脾，方用归脾汤加生晒参、合欢皮、酸枣仁、红花、龙眼肉、蝉蜕、龟甲胶等，或用归脾汤加天王补心汤。

4）督肾两虚型：多为颅脑损伤合并颈椎损伤的后期表现，头颈酸痛，劳累增剧，腰膝酸软，畏冷，尿清长，舌淡红苔白，脉沉细无力。治以温补督肾，方用金匮肾气丸加减。

（2）西药：根据症状，在扩张血管药物的基础上配合安神、镇静、营养神经、通便的药物治疗。镇静剂的应用：如地西泮等。自主神经功能调节药如异丙嗪、谷维素及维生素B_6等。神经营养剂如吡硫醇（脑复新）、吡拉西坦（脑复康）等。

（3）外用药：可外敷跌打酒、中药包等，以缓解颈部肌肉痉挛。

3. 其他治疗

（1）**针灸治疗**：以通经活络、养心安神为主，佐以随症配穴，毫针刺用平补平泻法或泻法。选穴：颈椎夹脊穴、风池、太阳、印堂、神门、三阴交。随症配穴：血瘀阻络选上星、头维、率谷、太阳、后顶；肝阳上亢选风池、百会、悬颅、侠溪、行间；气血不足选百会、气海、肝俞、脾俞、肾俞、合谷、足三里。

（2）**牵引治疗**：采用枕颌布托牵引法。适用于寰枢关节齿状突两侧间隙不等宽，两侧钩椎关节间隙不对称，椎体滑移，骨折脱位等。

1）牵引方法：患者坐位或仰卧位，将枕颌带套在下颌部及枕部，牵引锤重量为3～6kg，每次牵引时间约为30～60分钟，每日1～3次，两周为1个疗程。

2）牵引注意事项：①牵引时（尤其是第一次牵引期间），应密切注意患者的反应，对可能超出患者耐受程度（如症状加重等）者应及时减轻牵引重量或减少牵引时间。②椎体滑移、骨折脱位患者在牵引3～5日后应拍颈椎X线复查，以便及时调整牵引重量或牵引时间。

（3）**心理治疗**：由于紧张、焦虑或抑郁等心理变化常可引发或加重本病，因此消除这些不健康的心理因素尤为重要。此外，应给患者提供安静舒适的休息环境。

（4）**手术治疗**：椎体滑移、骨折脱位较严重，出现脊髓受压表现，经非手术治疗无效者，可考虑手术治疗。

（四）典型病例

【案】潘某，男性，37岁。因车祸致颅脑损伤，经手术治疗后，颅脑病症基本消失，但经常有颈肩部不适、上肢麻木感、头痛、头晕、失眠等症状，按颅脑损伤后遗症服药治疗，效果不明显。后经检查，发现患者颈部活动受限，体位性眩晕试验阳性，臂丛神经牵拉试验阳性，第1、第4颈椎椎体左侧和第2、第5、第6颈椎椎体右侧横突处有压痛，并有软组织厚实感；摄颈椎正位、侧位、开口位、左右斜位、过伸位、过屈位片，发现寰枢关节齿突两侧间隙不等宽，颈椎生理弯曲反张，第4、第5、第6颈椎椎体后缘连续性欠佳。诊断为颅脑外伤伴颈外伤后综合征。给予颈椎纠正手法、松解颈肩部软组织、点穴等手法治疗，然后在颈部用中药包热熨，隔日一次。12次后，症状消失，临床治愈。

九、胸痛

胸壁或胸腔内或邻近的组织器官因脊柱损伤性因素所引起的疼痛，属于脊柱性胸痛。它的损伤部位主要在胸椎，其次在颈椎，多发生在青年或中年人。它的疼痛程度一般不太严重，但要注意与严重的内脏疾病引起的胸痛相鉴别。

（一）临床表现

（1）颈背部有外伤或劳损或感受风寒湿邪病史。

（2）颈部或背部疼痛，活动受限，棘突或棘旁压痛或叩击痛，或棘突偏移或有钝厚感。

（3）胸壁或胸腔的疼痛，多呈浅部放射棘痛或呼吸时局部剧痛或深部胀痛感。或伴有心慌、心悸、心律失常、胸闷；或伴有打嗝、气喘；或伴有上腹部胀痛等。胸痛部位多与颈背损伤部位神经分布相适应。

（4）转颈试验多为阳性（颈转向一侧，胸痛加重为阳性）。胸椎损伤时，高举挺胸试验多呈阳性（患者两手高举过肩，再做挺胸动作，觉背痛与胸痛加重为阳性）。

（5）X线片示颈椎或胸椎骨质增生，或椎间隙变窄等，轻症可无异常改变。另外，心电图，B超等检查有助于诊断与鉴别。

（二）诊断要点

（1）颈椎或胸椎疼痛或活动受限，局部有压痛或棘突偏歪，叩击痛或棘突压痛。

（2）胸部相应部位疼痛，一般有固定痛点，局部压痛或轻叩击痛。

（3）X线检查示颈椎或胸椎相应部位有骨质增生或椎间隙变窄或软组织钙化，或轻度错位，颈曲改变等。

（4）排除其他疾病引起的胸痛。

（三）治疗

1. 手法治疗

（1）胸背部肌筋的松解、舒筋、理按等治疗手法。可缓解胸背肌痉挛，促进局部血循环，改善胸脊柱力平衡，减轻或缓解胸背痛。

（2）胸椎小关节复位手法。

1）端坐膝顶法之一：患者端坐矮凳，双下肢自然屈曲，双上肢置于胸前。医者坐于患者身后高凳，双手自患者两肩外侧环抱患者上胸（双手交叉相握置于患者胸骨上端）。嘱患者略后仰上身背靠医者右膝，头置于医者右肩。医者上身略前俯，右膝顶住患椎棘突，在患者呼气末之际，医者双手用力往后下方拉压的同时，右膝往前上方顶推。此时可闻关节复位响声，手法告毕。

2）端坐膝顶法之二：患者双手手指交叉握于颈项部。医者坐于其后，双手自患者两腋绕过握住患者两腕关节，右膝顶住患椎棘突。嘱患者低头或略挺胸，医者在双手往后下拉压的同时，右膝往前上方顶。此法宜复位中、上段胸椎错缝。

3）俯卧推按法：患者俯卧，两上肢置身旁，自然放松。医者站于患者左侧，面向患者上身。嘱患者做深呼吸，在患者呼气末时，医者右手掌根用力往前下方推按。此时可闻关节复位响声，手法告毕。此法宜复位中、下段胸椎。

4）坐位旋转复位法：以胸下段棘突偏右为例。患者端坐，两手手指交叉于头后，两膝屈曲90°，助手固定患者左下肢。医者坐在患者身后另一椅子上，右手从患者右腋下穿过，绕颈后搭在患者左肩，左手拇指按压病损胸椎棘突右侧。嘱患者后伸20°～30°，右侧偏30°。医者在右手顺势往后上旋拉患者的同时，左拇指往左前方推按患椎棘突。此时可闻关节复位响声，手法告毕。此法宜复位中、下段胸椎错缝。

5）端坐提肩拍打法：以右侧为例。患者端坐矮凳上，挺胸，两上肢自然下垂。医者立于患者右侧，右肘置于患者右腋下并用力往上提。嘱患者深吸气后憋气。医者用左手掌根对准患者疼痛部位相应肋间的相邻上下两肋骨角处（背部）拍打一掌，然后按揉局部数次，并自后向前沿相应上下两肋间隙松解、理按肌筋，此法用于急性肋椎关节半脱位（即"岔气"）的复位治疗。

6）悬吊拍打法：患者两手抓握门框或单杠，两下肢屈曲离地悬吊。两助手分别抓握患者左右腕关节往上托。嘱患者深吸气后猛咳一声即可。若症状未缓解，可嘱患者深呼气并憋住，医者用掌根对准患者疼痛部位相应肋间的相邻上下两肋骨角处（背部）拍打一掌，手法告毕。此法用于年老体虚不宜使用其他复位手法的急性肋椎关节半脱位（即"岔气"）的患者。

（3）**注意事项**。

1）年老体弱及骨质疏松患者，禁用胸椎骨关节的复位手法，只宜做胸背部肌筋的松解、舒筋手法，且力度宜轻。

2）手法复位时患者常有瞬间的"憋气"现象，医者应及时捶打患处，以纠正肋椎关节的错动移位，避免造成胸闷、气紧甚至心悸等不良反应。

3）严重心血管疾病患者，慎用胸椎骨关节复位手法。

2. 药物治疗

（1）**瘀滞型**：多数早期出现胸壁或胸腔疼痛，呈刺痛或窜痛，上午痛剧、下午痛缓，或咳嗽呼吸时痛剧，局部肿胀或无明显肿胀，颈椎或胸椎有相应的压痛点。舌质淡红或有瘀斑，苔薄白或黄，脉细涩或细弦。治以行气活血为主，方用血府逐瘀汤加减。

（2）**痞结型**：多数为中后期出现胸壁或胸腔疼痛，呈胀痛，伴胸闷、嗳气、便秘、尿黄，上腹压痛拒按，颈椎与胸椎相应部位有压痛点。舌质红，苔黄干或黄腻，脉弦数或细数。治以化痞攻下散结为主，方用大柴胡汤加减。

3. 其他治疗

（1）**针灸治疗**。

1）实证：取足厥阴肝经、足少阳胆经穴为主，毫针刺用泻法，选胸椎夹脊穴、期门、支沟、阳陵泉、足三里、太冲等穴。

2）虚证：取背俞穴和足厥阴肝经穴位为主，毫针刺用补法，或平补平泻法，选肝俞、肾俞、期门、行间、足三里、三阴交等穴。

（2）**中药烫疗**：用中药热敷包热敷颈肩背周围病变部位上，利用温热和药物的作用，以达到行气活血，散寒止痛，祛瘀消肿的目的，可缓解胸背肌痉挛，促进局部血循环，改善胸脊柱力平衡，减轻或缓解胸背痛。

（3）**手术治疗**：如脊椎骨质增生严重，经非手术疗法无明显效果，病情较重，严重影响患者生活与工作者可考虑手术治疗。

（四）典型病例

【案】王某，女性，57岁。因反复左侧胸痛1年余，加重1周来就诊。查体：左侧胸部第4~7肋间压痛明显，无红肿、硬结；第3~7胸椎左侧棘突旁有明显压痛，左侧菱形肌呈条索状并伴压痛，心肺听诊正常。胸椎X线片示第3～5胸椎椎间隙变窄，椎体前缘增生。拟诊为：①胸椎小关节紊乱症；②左菱形肌劳损。予手法治疗结合维生素B$_{12}$等药物穴位注射治疗。治疗7次后，胸痛消除。1年后随访无复发。

十、心律不齐

心律不齐或心律失常，在临床上是常见病、多发病。正常心脏的自动节律性使其能以一定的频率不停地、有节奏地搏动，心脏的这种自律性受神经和体液的调节，使心脏跳动的频率与整体活动相适应。任何原因引起心脏内冲动的形成和传导的异常，并使心脏活动的频率和节奏发生紊乱的现象称为心律失常。

（一）临床表现

1. 症状特点

心慌、心跳、头晕、头痛、失眠多梦、颈酸累疼，颈活动不灵，胸闷。发病者多为青壮年，女多于男。

2. 辅助检查

（1）颈活动度受限，臂丛牵拉试验阴性，椎间孔压迫试验阴性，颈椎棘突有1～4个不等的偏移或左或右，伴压痛或酸胀，颈项韧带扪及条索状有滑动感。胸椎上段可有偏移伴稍后突（1～3个不等）。

（2）心脏听诊时各瓣膜听诊区无病理性杂音。

（3）血常规检查：血三脂在正常范围内，血沉、抗"O"正常，血清钾、钠、钙均在正常范围，白细胞总数不增高，白细胞分类正常。

（4）心电图检查：可描记出心律图形如期前收缩（室性）或二联律、三联律，或有Ｐ－Ｒ间期缩短或延长，Ｑ－Ｔ间期缩短或延长，且均是单项出现多见。

（5）脑血流图检查：显示血管紧张度增高（鲜有降低者），左右血流量不对称（超出正常范围）。

（6）颈椎Ｘ线检查：颈曲变直或略有反张（以中段多见）或颈曲加深；有双突或双边征（第3、第4颈椎多见）；钩突变尖或变平，钩椎关节左右不对称；第2颈椎的齿状突不居中，寰齿间隙左右不对称，寰枢间沟不对称（一侧稍水平或一侧较斜些）或寰枢间沟宽窄不一。

（7）眼底检查未见异常。

（二）诊断要点

（1）有心慌、心跳、胸闷不适、失眠多梦、易惊醒、伴头晕头痛。

（2）颈部有酸累、疼或头颈活动受限，有反复发作史（即"落枕"）。

（3）颈部触诊有棘突偏歪伴偏歪侧轻压痛或酸胀感、饱满感。

（4）颈椎Ｘ线片有上述的两项改变以上者。

（5）心脏听诊无病理性杂音，但可听到心律异常。血液检查未发现异常现象。

（6）心电图可发现心律失常图形而无器质性改变的图形。

（7）脑血流图检查可发现血管紧张度增高。

（三）治疗

1. 手法治疗

常用手法治疗是治疗本病的主要方法。它可整复颈胸椎体错位，缓解局部肌痉挛，改善循环，带走炎症产物，松解粘连。手法主要有：

（1）单人颈椎定点旋转复位法，以纠正位移的颈椎。

（2）膝顶胸椎压肩法或掌推法，以纠正胸椎的偏移。

（3）分筋理筋，如推散法、松解法、调节法等，以缓解局部肌肉痉挛，改善循环。

2. 药物治疗

（1）**瘀阻型**：以心络挛急，血瘀气滞为主。主要表现为心悸怔忡，短气喘息，胸闷不舒，心痛时作，或形寒肢冷，舌质黯或有瘀斑、瘀点，脉虚或结代。治以活血化瘀，宽胸行气通络，用血府逐瘀汤加减。

（2）**痰浊阻滞型**：以痰浊阻滞心气，中焦气机不畅为主。主要表现为心悸短气，心胸痞闷胀满、痰多、食少腹胀，或有恶心，舌苔白腻或滑腻，脉弦滑。治以理气化痰，宁心安神，用导痰汤加酸枣仁、柏子仁、远志等。

（3）**心阴亏虚型**：以心阴亏虚，心失所养为主。主要表现为心悸易惊、心烦失眠、口干微热、五心烦热、盗汗、舌红少津、脉细数。治以滋养阴血，宁心安神，用天王补心丹加减。

（4）**脾肾阳虚型**：以脾阳不振、肾阳不足、水湿内停、冲逆内动为主。主要表现为心悸倦怠，少气懒言，大便溏薄，腹胀纳呆，腰痛阴冷，畏寒肢凉，小便不利，舌质淡，舌苔白腻，脉沉细迟或结代。治以温补脾肾、利水宁心，用理中汤合真武汤加减。

3. 其他治疗

（1）**针灸治疗**：以手少阴心经、手厥阴心包经穴为主，佐以背俞穴，毫针刺用平补平泻法；阳虚者可施灸法。选穴：郄门、神门、心俞、巨阙，随症配穴。心血不足：膈俞、脾俞、足三里；痰浊阻滞：尺泽、内关、丰隆；水饮内停：脾俞、胃俞、三焦俞。

（2）**中药烫疗**：用中药热敷包热敷颈肩背周围病变部位上，利用温热和药物的作用，以达到行气活血，散寒止痛，祛瘀消肿的目的，以改善颈椎、胸椎及周围组织的病变对心脏的神经、血管的机械性压迫或刺激。

（3）**牵引治疗**：适用于心律失常兼手臂麻痛者。用枕颌布托牵引，重量为5～8kg，每日1～2次，每次30分钟左右。

（四）典型病例

【案】蔡某，男性，42岁。因"颈项酸痛伴胸闷心悸反复3年，复发3日"就诊。形体偏胖，颈活动度正常，颈肌略紧张，颈4、5棘旁压痛，胸3棘突叩痛、棘旁压痛，心脏区听诊期前收缩7次/分钟，各瓣膜区未闻病理性杂音，颈椎X线片示颈曲浅，颈3～5椎体双侧钩突变尖，颈4、5椎间隙相对狭窄；胸正侧位及胸部平片检查：心肺正常，胸椎骨未见明显异常。拟诊为颈源性心律失常。经采取颈、胸椎手法治疗后，颈痛及胸闷、心悸感逐渐减轻，连续治疗7次后，诸症消除，心脏听诊心律正常，无期前收缩现象。

十一、胃脘痛

胃脘痛是指上腹部近心窝处的疼痛，即指胃和十二指肠的疾病。本节所叙述的胃脘痛，主要是胸椎发生解剖位移后导致的胃、十二指肠的自主神经功能失调，故属于脊柱相关内脏疾病的范畴。

（一）临床表现

1. 症状特点

（1）**疼痛**：主要胃脘部隐隐作痛，并常感到背中部有隐痛或牵扯不适感或酸胀感，一般与进食无关。有时疼痛沿肋间神经行走方向逆向出现。

（2）**伴随症状**：反酸、嗳气、食欲不振。

2. 体征

局限性上腹部压痛，胸5～8棘突有不同程度的后突伴偏歪（或左或右）。偏歪侧有轻压痛或酸胀不适感或轻叩痛，偏离侧伴有饱满感。

3. 辅助检查

胃液分析可显示胃酸分泌过多。以胃及十二指肠内窥镜和胃电图检查判断有无溃疡及鉴别溃疡性质等。

（二）诊断要点

（1）多有胸背部外伤史或劳损史。

（2）胃痛症状有沿肋间神经行走方向逆行出现的现象。

（3）胃脘部压痛范围较宽，伴胸椎的后突、压痛、叩痛及可扪及条索状物等。

（4）胸椎正、侧位片有无阳性发现，或可见椎间隙模糊或变窄。

（5）单纯药物治疗效果不稳定或无效。

（三）辨证分型

（1）**寒邪客胃型**：胃痛暴作，恶寒喜暖，脘腹得温则痛减、遇寒则痛甚，口淡不渴，或喜热饮，苔薄白，脉弦紧。

（2）**饮食伤胃型**：胃脘疼痛胀满、拒按，嗳腐吞酸，或吐不消化食物、其味腐臭，吐后或矢气后痛减，不思饮食，或大便不爽，苔厚腻，脉滑。

（3）**肝气犯胃型**：胃脘胀闷，攻撑作痛，脘痛连胁，胸闷，喜长叹息，嗳气频繁，大便不畅，每因情志因素而痛作，苔薄白，脉弦。

（4）**脾胃虚弱型**：胃痛隐隐，喜温喜按，空腹痛甚，得食痛减，泛吐清水，食少，神疲乏力，手足不温，大便溏薄，舌淡苔白，脉虚弱或迟缓。

（四）治疗

1. 手法治疗

（1）常用手法。

1）活筋松解法：用两拇指指腹沿胸5～10椎体两侧自上而下弹拨肌筋，力量由轻到重，以患者能忍受为度。

2）推按理筋法：用两手两拇指指腹或掌根，沿胸5～10椎体两侧自上而下，顺肌肉行走方向按压。

3）端坐膝顶法：患者端坐，两手自然下垂。医者坐在患者身后另一椅上，右膝（或左膝）髌骨置于患椎之下，两手环抱患者两肩，手指相互交叉，掌根置于患者胸骨柄上。嘱患者后仰，医者两手在顺势往后下压的同时，顶住患椎的右膝（或左膝）往前上方顶托。此时可闻关节复位响声。

（2）其他手法。

1）俯卧推按法：患者俯卧，上胸垫枕，两上肢置于身旁。医者站立床沿边，面向患者头部，一手掌根尺侧按压患椎棘突下缘，另一手掌根重叠在上。嘱患者深呼吸，在患者呼气末之际，医者按患椎之双手往前下方下压。此时可闻关节复位响声。

2）坐位旋转复位法：患者端坐，两手手指交叉于头后。医者坐在患者身后另一椅子上，右手从患者右腋下穿过，绕颈后搭在患者左肩，左手拇指按压患椎棘突上（或旁）。嘱患者挺胸并往右侧后旋，医者右手在顺势往后旋拉患者的同时，左手拇指往左前方椎顶患椎棘突。此时可闻关节复位响声。

3）善后手法：复位成功后，医者用拇指指腹或掌根揉按患处及周围的肌筋。

（3）注意事项。

1）手法复位时，患者肌肉需放松；医者在患者呼气末瞬间发力。

2）手法宜轻巧，力度适宜。复位后应即刻叩打患处，以避免患者"岔气"。

3）年老体弱患者，慎用"膝顶法"；骨质疏松、胸椎结核、肿瘤患者，禁用复位手法。

2. 药物治疗

（1）瘀滞型：多见于胸背急性外伤早期，以气滞血瘀、胃络阻滞为主。主要表现为胸背部疼痛或肿胀，胃脘部胀满疼痛，不思饮食，舌质紫黯或有瘀斑，脉涩。治以活血化瘀通络，拟用失笑散加丹参、厚朴、枳壳、檀香、砂仁等。

（2）脾胃虚寒型：以脾胃阳虚，纳运不健为主。主要表现为胃脘隐隐作痛，绵绵不断，得食则减，乏力神疲，手足欠温，大便溏薄，舌质淡，脉细弱。治以温阳益气建中，拟用黄芪建中汤加陈皮、半夏、香附等。

（3）肝郁气滞型：多见于胸背部闪挫扭伤所致，以肝郁气滞、横逆乘脾犯胃为主。主要表现为胸背部胀痛，胃脘部胀满疼痛，痛连两胁，胸闷嗳气，善太息，苔多薄白，脉弦。治以疏肝理气，和胃止痛，拟用柴胡疏肝饮加旋覆花、郁金等。

（4）脾阴虚型：以胃液不足，郁火内盛为主。主要表现为胃脘隐隐作痛，口燥咽干，食少，大便干结，舌红少苔，脉细数或细弦。治以养阴益胃，拟用益胃汤合竹叶石膏汤。

3. 其他治疗

（1）针灸治疗。

1）实证：取足厥阴肝经、足阳明胃经穴为主，毫针刺用泻法，选中脘、期门、内关、足三里、阳陵泉、太冲、公孙、三阴交等穴。

2）虚证：取背俞、任脉经穴为主，毫针刺用补法，配合灸治，选膈俞、脾俞、胃俞、中脘、章门、内关、足三里、三阴交、公孙、太白等穴。

（2）中药烫疗：用中药热敷包热敷肩背周围病变部位上，利用温热和药物的作用，以达到行气活血，散寒止痛，祛瘀消肿的目的，可缓解胸背肌痉挛，促进局部血循环，改善胸脊柱力平衡，减轻或缓解疼痛。

（3）自我推拿保健：用掌摩法顺时针方向摩脘腹部5分钟；拇指按揉鸠尾、上脘、中脘、天枢、关元、足三里各穴约2分钟；用掌根推法沿大腿前侧足阳明胃经自上而下推至下巨虚处，反复操作约5分钟。寒邪客胃证者，按揉背部脾俞、胃俞各穴约2分钟。饮食伤胃证者，按揉脾俞、胃俞、大肠俞、八髎各穴约2分钟。肝气犯胃证者，斜擦两胁，以透热为度；拇指按揉膻中、章门、期门、太冲各穴1分钟左右。脾胃虚弱证者，指按揉关元、气海、足三里各穴1分钟；横擦背部脾俞、胃俞、肾俞、命门，以透热为度。

（五）典型病例

【案】叶某，女性，32岁。因反复脊背酸痛、沉重1年，复发并伴胃脘疼痛发作3小时就诊。检查：第8、9胸椎棘突间有一疼痛敏感点，腹平软无压痛，胸椎X线检查未见异常，拟诊为胸椎小关节紊乱并胃脘痛。采取手法整复第8、9胸椎小关节。治疗5分钟后胃脘疼痛消失，连续治疗6次后脊背酸痛、沉重感也消除，随访疼痛未再复发。

十二、胃下垂

胃下垂是指胃小弯弧线最低点降至髂嵴联线以下的一种慢性胃部疾病。祖国医学中没有胃下垂这个病名，归属"中气下陷"之范畴。胃下垂病位在胃，但与肝、脾密切相关。因外邪、食积、情志失调、痰浊气滞或素体脾胃虚弱、久病，均可损伤脾胃，导致脾失健运、生化乏源、中气不足而胃下垂。

（一）临床表现

临床上多见瘦长体型、经产妇及其他消耗性疾病的进行性消瘦者。轻者无明显症状，下垂明显者可伴有胃肠蠕动及内分泌功能低下的症状。如上腹部胀闷不适，易饱，食欲不振，恶心呕吐，嗳气反酸，甚至可自觉腹部有悬吊感，尤其是在餐后、劳累后，症状出现或更为明显，亦可出现心悸、乏力、眩晕、低血压站立性晕厥等症。

（二）诊断特点

（1）上腹部不适，早饱，食欲不振，腹部有悬吊感，双手托扶下腹部往上则上腹部坠胀感减轻。

（2）站立时因胃下垂，触诊易触及腹主动脉（搏动明显），卧位时消失，腹部有振水声。

（3）胃脘部有时有深部隐痛，痛处不固定，胸5～6棘突可触及偏歪、触痛、叩击痛，椎旁肌痉挛、压痛，按压患椎以及椎旁阳性病理物时，可反射引起胃脘部不适症状加重或减轻。

（4）X线、钡餐检查是本病的主要诊断依据，可见胃呈长钩型或无力型，上窄下宽胃角变锐，且胃角部低于髂嵴联线，胃张力较低，整个胃几乎位于腹腔左侧。

（三）治疗

1. 手法治疗

（1）部位及取穴：腹部、肩胛部、胁肋部、背部、背部督脉；鸠尾、中脘、天枢、气海、关元、肝俞、脾俞、胃俞、气海俞、关元俞、足三里、膈俞、章门、期门、太冲。

（2）**手法**：一指禅推法、摩法、振法、按揉法、托法、插法。

（3）**操作**：①用一指禅推法推鸠尾、中脘、天枢、气海、关元，往返5次；用摩法以脐为中心，逆时针方向摩腹约5分钟；用托法在腹部施8～10遍；用振法施于脘腹部约1分钟；②用一指禅推法推肝俞、脾俞、胃俞、气海俞、关元俞，约5分钟，然后按揉上述穴位，每穴约1分钟；按揉双侧足三里约2分钟；用插法施治约6分钟。

2. 辨证治疗

（1）**气血不足证**：①直擦背部督脉，横擦左侧背部，均以透热为度。②指按揉足三里、膈俞，每穴约1分钟。

（2）**肝气郁结证**：①指按揉章门、期门、肝俞、太冲，每穴约1分钟。②擦两胁肋，以透热为度。

3. 药物治疗

辨证时需注意虚实、寒热，以补气升提举陷为总治疗原则。

（1）**脾胃虚弱型**：治宜补气健脾，升清降浊。用补中益气汤。

（2）**肝郁气滞型**：治宜疏肝解郁，理气消痞。用四逆散合越鞠丸。

（3）**痰湿内蕴型**：治宜除湿化痰，理气宽中。用平胃散和二陈汤。

（4）**饮食积滞型**：治宜消食导滞，行气消痞。用保和丸。

4. 针灸治疗

（1）**治则**：健脾益气，升阳举陷，针灸并用，补法。

（2）**处方**：以任脉腧穴和脾、胃俞穴为主。中脘、气海、百会、胃俞、脾俞、足三里。痞满、恶心者加公孙、内关降胃气；嗳气、喜叹息者加太冲、期门疏肝理气。

（3）操作：诸穴均常规针刺：主穴均用补法，配穴均用平补平泻法；上腹部和背部穴针刺后加灸或加拔火罐。

（四）典型病例

【案】唐某，女性，节食者。胃脘部坠胀半年。患者形体瘦弱，上腹坠胀不适，多在食后、劳累后加重，休息时尤其平卧后症状减轻。常伴有食欲不振、恶心、早饱等症状；经腹部X线及钡餐检查，诊断为胃下垂，并对症治疗，但效果不好。偶听朋友讲解，遂来骨伤科诊治。查体：胸8～9棘突压痛、叩击痛，椎旁肌紧张、压痛。遂诊断为脊柱源性胃下垂。予以手法治疗，嘱其加强吊单杠训练，加强饮食营养。手法治疗7次为1个疗程，隔日1次，2个疗程后，症状基本消除，嘱其注重饮食营养。3个月后电话随访无复发。

十三、慢性胆囊炎

慢性胆囊炎是临床上胆囊疾病中最常见的一种，大多数有胆结石合并症，本节所叙述的是与脊柱相关的胆囊炎症性改变，本病有时是急性胆囊炎的遗患，但大多数既往无急性发作史。反复轻微的胆囊阻塞而产生间歇性胆绞痛，并引起炎症及疤痕形成，是本病的特点。

（一）临床表现

1. 症状特点

（1）腹痛：主要在上腹部偏右侧有隐痛或不适，有时有灼热感，并反复发作。若有急性发作则为绞痛样。

（2）**伴随症状**：不耐脂肪性食物，反酸、嗳气、消化不良、腹胀。

（3）**体征**：右上腹部有触痛，特别在右锁骨中线的右肋弓下，有时可扪到圆形块状物，可发现第6～9胸椎椎体棘突后突或偏歪（或左或右），偏歪侧棘旁一横指处有轻压痛。

2. 辅助检查

胆囊造影，如两次口服造影剂检查胆囊均不显影，则显示胆囊功能丧失。或显示有结石。X线检查一般未见异常，较重者第6～10胸椎有轻度骨质增生，椎间隙稍变窄或不等宽等。

（二）诊断要点

（1）有胸背部的外伤史。

（2）右上腹反复性疼痛，向右侧胛下区放射，进食油腻多脂食物后尤为明显。

（3）胸椎局部肌肉痉挛，第6～10胸椎多见压痛、叩击痛，棘突可触及后突或偏歪，或可触及条索状物。

（4）X线显示一般未见异常，较重者第6～10胸椎有轻度骨质增生，椎间隙稍变窄或不等宽等。

（三）治疗

1. 手法治疗

以纠正胸椎棘突的错位为主，配合缓解肌痉挛。

（1）**缓解舒筋**：缓解胸椎、右肩胛骨、右腹肌肌肉的紧张，调节内外平衡。

1）捏拿舒筋：以拇指与其余四指对合，沿右肩胛骨、胸椎两侧及右腹部肌纤维排列方向由上向下、由内向外捏拿，反复数次。

2）推按理筋：用拇指指腹或手掌沿上述肌肉走向反复推按数次。

3）分拔理筋：主要为胸椎两侧第7、第8胸椎分筋理筋，先用拇指分拨痛点，再用拇指指腹或掌根部推理调顺胸背部肌纤维。

（2）**纠偏复位法**：整复错位的胸椎关节，调整内外平衡。

1）胸椎膝顶压法：患者端坐矮凳上，双手自然垂放，医者双手自患者两肩外侧环抱患者上胸，双手掌在患者胸骨上端手指交叉相握，嘱患者略后仰背靠医者右膝，头置于医者右肩，医者上身略向前俯，右膝顶住患者棘突，在患者呼气末时医者双手用力往后压，右膝同时往前上方顶，此时可闻关节响声，手法告毕。

2）胸椎掌根推法：以第6胸椎棘突后移为例。患者俯卧位，胸前垫一软垫，两上肢下垂置于身体两侧，自然放松。医者站于患者左侧，右手掌根部（大小鱼掌际之间）置于第6胸椎棘突上，左手放于右手背上，在患者做深吸气末时，医者手掌（与脊柱呈45°方向）向前上方推按，此时可听到"咯"的一声，手掌下有移动感，手法告毕。

（3）**理顺通络法**。

1）按胆囊的结构反复用掌揉顺：例如在饭前推奥狄括约肌，促进胆汁向肠内排泄，有助于消化。

2）点穴通络法：按揉双胆囊穴、上脘、中脘、建里、右梁门、右章门、足三里等。

2. 药物治疗

（1）**中药**。

1）肝郁气滞型：治以疏肝理气，方用柴胡散加减。

2）脾虚湿阻型：治以健脾化湿，方用参苓白术散加减。

3）胃虚食滞型：治以消食导滞、疏肝利胆，方用保和丸逍遥丸治疗。

（2）**西药**：药物治疗主要以利胆和消炎两类为主。常用利胆的药物可选用

50%硫酸镁，每次10mL，每日3次，口服；去氢胆酸片，每次0.25mg，每日3次，口服；胆酸钠，每次0.2g，每日3～4次，口服；曲匹布通（舒胆通）每次40mg，每日3次，口服。以上药物可任选一种或两种配伍使用。

发生炎症时，可加用青霉素，每次80万单位，每日2次，肌肉注射（须在医院皮试和注射）；也可用头孢唑啉，每次0.5g，每日2～3次，肌注；还可以用环丙沙星，每次250mg，每日3次口服。

伴有消化不良，可加用助消化的药物：多酶片，每次2片，每日3～4次，口服；乳酸菌素，每次4片，每日3次，口服；或用酵母片，每次3g，可适当加用戴芬75mg，每日1次。

3. 其他治疗

（1）**针灸治疗**：针刺阳陵泉、胆囊穴、上脘、建里、肝俞、胆俞、章门、绝骨、足三里、太冲等穴位治疗。

（2）**外用药**运用十一方药酒等外搽背部。

（3）**排石疗法**：手法治疗和一般的中药治疗主要是减轻胆囊炎症，缓解临床症状，而胆囊结石的排出需要专门施行排石疗法。

1）溶解治疗：口服鹅脱氧胆酸，增加机体的胆汁酸也能溶解部分胆固醇结石。一般每日用量10～15mg/kg，经4～24个月的治疗，50%～60%的患者可见结石部分或全部溶解，一般直径小于10mm的结石易于溶解。

2）体外碎石治疗：胆囊的体外震波碎石是当前治疗胆囊胆固醇结石的一项新的发展，其适应证为：①胆囊功能正常；②单个的胆固醇结石，体积小于20mm；③在3个以内的胆固醇结石，体积的总和小于20mm。

（五）典型病例

【案】韦某，男性，41岁。因背部不适，合并右上腹部反复胀痛、嗳气、向右侧肩胛下区放射3年，曾按胆囊炎服中西药治疗，病情反复，经别人介绍而来就诊。检查：右上腹压痛，第7～10胸椎有叩击痛、椎旁有压痛，可触及条索状物，局部肌肉痉挛，第6、9胸椎棘突有后突感，第7、8胸椎稍向左偏歪。X线片显示第6～10胸椎棘上韧带钙化，第7～10胸椎有轻度骨质增生。患者6年前有摔伤史。诊断为脊源性慢性胆囊炎。予手法理顺胸背部肌肉、膝顶法纠正第6～10胸椎关节紊乱状态，每2日1次，内服参苓白术散加点秤根、绒球马鞭草、车前草、三七，每日2次，10次后，症状完全消失，随访3个月，未见复发。

十四、功能性消化不良

功能性消化不良是胃肠功能紊乱疾病的一种表现，又称作"胃肠神经官能症"。多有精神因素的背景，常与自主神经、神经递质、胃肠道激素等因素相关。随着对脊柱相关疾病研究的深入，脊柱源性所致的功能性消化不良已得到大家公认，且在引起功能性消化不良疾病中，所占的比例呈现出越来越大趋势。功能性消化不良是由上述因素等刺激，导致高级神经功能障碍，引起自主神经系统失常，出现胃分泌和运动功能紊乱，而无器质性病变的一组胃肠综合征的总称。本病属于中医学"痞满"，在于脾胃功能障碍，致中焦气机阻滞，升降失常从而发生痞满。功能性消化不良临床表现以上腹部痞满、餐后易饱为主者属于中医"痞满"范畴；临床表现以上腹部疼痛或胸骨后疼痛为主者属于中医"胃痛"范畴；临床表现以嘈杂、烧心、泛酸为主者属于中医"嘈杂"范畴。

（一）临床表现

临床症状复杂多样，主要以胃肠道症状为主的上腹饱胀、纳呆、早饱、嗳气吞酸、呕吐、食欲不振、恶心等，同时伴有失眠多梦、健忘、倦怠、焦虑、手足心汗多、注意力不集中、精神涣散等自主神经功能紊乱的表现。常有腰背酸累、坠胀感及疼痛、活动受限等不适。

（二）诊断要点

（1）上腹饱胀、嗳气吞酸、厌食、食欲不振、早饱以及进食性呕吐等，腰背酸累、坠胀感及疼痛、活动受限等不适。

（2）主要是第5～10胸椎棘突偏歪、后突、压痛、叩击痛，椎旁肌紧张、痉挛、压痛、叩击痛。腹部听诊肠鸣音正常。

（3）X线检查：胸椎正、侧位片可无阳性改变，或见胸椎退变，椎间隙变形狭窄，不对称改变等。

（4）胃肠电图检查：提示胃肠动力减弱，蠕动变慢，排空延迟等现象。

（三）治疗

1. 手法治疗

（1）舒筋活络及点穴调理法。

用一指禅偏峰推法推膻中、中脘、神阙、气海、关元等穴，每穴施术2分钟。逆时针掌根揉摩胃脘部，以透热为度；随后用振指法振颤腹部，重点中脘穴，以透热为度，并点按足三里1～2分钟，最后分推腹部。

（2）整复法。

1）俯卧掌推法：详见于"心律失常"章节。

2）端坐膝顶法：详见于"心律失常"章节。

2. 中药内治

（1）实证。

1）饮食积滞型。

主证：胸脘满闷，纳呆，嗳腐吞酸，恶心呕吐或吐出宿食，舌淡红，苔厚腻，脉弦滑。

治法：消食导滞，和胃降逆。

方剂：保和丸加减。

2）痰湿内阻型。

主证：胸脘满闷，恶心欲吐，痰多，咳出不爽，头目眩晕，身重倦怠，舌淡，苔薄白，脉滑。

治法：燥湿化痰，理气和中。

方剂：平胃二陈汤加味。

3）肝郁气滞型。

主证：胸脘痞满，两胁作胀，或时叹息，心烦易怒，嗳气频作，舌淡，苔薄白，脉弦。

治法：疏肝解郁，理气消痞。

方剂：越鞠丸合四逆散加味。

4）外感寒湿型。

主证：病起数日，胃纳不香，胃脘痞闷，嗳气，泛吐清水，舌苔薄白、脉紧，或伴有恶寒发热，身体不适等。

治法：解表化湿，理气和中。

方剂：藿香正气散加减。

5）寒热错杂型。

主证：胃脘痞满，反酸，烧心，食后尤甚，纳呆，干噎食臭，或肠鸣下利，苔薄黄而腻，脉弦。

治法：辛开苦降，调和寒热。

方剂：半夏泻心汤加减。

（2）虚证。

1）脾胃虚弱型。

主证：心下痞满，腹胀，喜热，喜按，倦怠无力，大便溏稀，舌淡，苔薄白，脉沉细。

治法：健脾益胃。

方剂：六君子汤加味。

2）胃阴亏虚型。

主证：胃脘隐痛，嗳气干呕，不思饮食，口干咽燥，舌红少津，苔少或花剥，脉细数。

治法：养胃益阴。

方剂：益胃汤加味。

3. 针灸治疗

该病属于中医学"痞满"，在于脾胃功能障碍，致中焦气机阻滞，升降失常从而发生痞满。处方用穴以任脉腧穴和脾胃的背腧穴为主，常用中脘、气海、百会、胃俞、脾俞、足三里等穴，痞满恶心加公孙、内关，嗳气加太冲、期门。

治疗期间应配合做腰背肌功能锻炼，以增强腰背肌的活力和韧性，维护脊柱的内外平衡。

（四）典型病例

【案】庞某，女性，45岁，腹胀，嗳气吞酸、食欲不振1个月余。经内科系统检查未见明显异常和治疗疗效不佳。症见：上腹部痞满，易饱，善太息，胸胁胀满不适。体征：触诊可有第8、9胸椎棘突压痛，棘旁肌压痛，舌苔腻，脉弦滑。检查：X线检查未见阳性体征，胃镜检查未见器质性病变。治疗：当天经手法治疗后，顿觉腹胀感减轻，经过5次治疗后症状好转，但时而有些轻微发作，10次后症状完全消除。

十五、腹泻与便秘（大便异常）

大便异常特指腹泻和便秘。腹泻主要因肠黏膜的分泌旺盛，吸收障碍，肠管的蠕动增强，使肠内容物在肠管内通过的速度加快，造成排便次数增多、大便稀薄或水样。便秘则为排便次数比正常时明显减少，同时粪质干燥，常伴有排便困难。与脊柱相关的大便异常主要是因有关自主神经功能紊乱引起的。

（一）临床表现

1. 腹泻

在此主要叙述功能性腹泻。

（1）症状：大便稀薄，呈糊状或水状，有时可能有少量黏液，1日5～10次，臭味较大。伴随症状有轻度腹痛或不适感，或坠胀感，病程长，食欲不振，体重下降，乏力，睡眠不佳，应用各种药物及方法治疗，未见明显好转。

（2）体征：可触到腰椎棘突有不同程度的偏歪，骶髂关节错位，梨状肌有肿胀，压痛等，大便镜检及培养无阳性发现。乙状结肠镜检可发现乙状结肠黏膜潮红、水肿或增厚，且较脆，易于出血或表面有浅溃疡、边缘不甚整齐。钡剂灌肠X线检查，结肠呈不规则的痉挛，结肠袋消失呈直管状。腰椎X线正、侧位片及骨盆平片，可发现腰椎后关节1～5个不等的模糊，双侧骶髂关节腔宽窄不一，患侧腔的周缘密度增高，双侧髂后下棘下缘不等高。肠电图检查显示波幅高，频率快。

2. 便秘

在此叙述功能性便秘，以往大便频率正常，且近来饮食习惯亦无改变，而出现持续性或顽固性便秘者。

（1）**症状**：排便困难，类便呈"羊屎"状或成条、但干硬，排便无一定规律，3～7日1次。伴随症状有腹胀或轻痛，主要在左下腹部，有时有里急后重，欲便不畅。食欲不振、恶心、口苦、头晕、全身酸痛、乏力、精神萎靡。

（2）**体征**：检查时阳性体征较少，一般可有腰椎棘突不同程度的偏移，骶髂关节有错位，梨状肌有深压痛；有时可能在左下腹扪到无痛性粪块。粪便的形态、大小、坚度改变。结肠性便秘的粪便小粒，似羊粪；直肠性便秘的粪便多呈大块状。直肠指检：对直肠性便秘者可见多而坚硬的粪块在直肠内。乙状结肠镜检查既可证实直肠指检的发现，又可窥视到直肠及乙状结肠的黏膜状况，对确诊有帮助。

（3）**其他检查**：①X线腰椎正侧位片及骨盆平片，有助于阳性体征的诊断。②口服钡餐检查，可了解胃肠运动机能，是明确胃肠动态的最可靠的诊断步骤之一。③骨炭试验：口服3～6g骨炭粉，48小时内粪便尚无黑色者，可确诊为便秘。④肠电图检查显示波幅低，频率慢。

（二）诊断要点

（1）腹泻或便秘症状出现时间长短不一，一般均有数月以上，症状表现较缓。伴随腹胀、腹痛等消化道症状较轻且少，但多伴有不同程度的颈肩腰腿痛症状。

（2）腹软、腹部轻度压痛或无压痛、无反跳痛，但个别颈椎、腰椎可触及轻度位移、椎旁压痛并可触及条索状物，或双侧髂后上棘下缘左右不等高，患侧压痛，并向下肢放射痛，或可触及臀部深部块状、条索状物，梨状肌压痛明显。

（3）颈椎、腰椎及骨盆X线片无阳性发现或有"颈椎病""腰椎退行性变"样改变。

（4）全消化道钡餐透视可见肠痉挛及激惹征，或无阳性发现，大便常规一般正常。

（5）单纯药物治疗无效或疗效不巩固。

（三）治疗

1. 手法治疗

（1）**常用手法。**

以纠正颈椎、腰椎棘突或骶髂关节的轻度错位为主，配合缓解肌痉挛，促进气、血运行，恢复脾、胃、大肠升降功能的正常。

1）理筋缓急法：缓解颈椎、腰椎、骶髂关节周围肌肉及梨状肌的紧张，调整内外平衡。

①捏拿舒筋：以拇指与其余四指对合，沿斜方肌或骶棘肌，臀大肌或梨状肌的肌纤维排列方向由上而下或由内而外捏拿，反复数次。②推按理筋：用拇指指腹或手掌掌根沿上述肌肉走向反复推按数遍。③分拨理筋：主要为梨状肌的分筋理筋，先用拇指分拨痛点，再用拇指指腹或掌根推理调顺梨状肌肌纤维。

（2）**纠偏复正法：**整复腰椎或颈椎的关节错位，调整内外平衡。

1）旋转复位法：适用于颈椎、腰椎关节紊乱及错位者（方法同前）。

2）单髋过伸或过屈复位法：适用于骶髂关节后或前错位者（方法同前）。

（3）**理顺通络法：**理顺肠胃功能，通经活络，促进胃肠功能恢复。

1）按肠胃生理蠕动走向用手掌揉按推顺。例如调理推顺结肠法：用掌根先在右侧升结肠起始处顺时针环揉数次，然后一边环揉一边顺升结肠走向向上走，再同样一边环揉一边顺横结肠、降结肠、乙状结肠走向揉推。

2）点穴通络：按揉双侧足三里，以酸胀为度，施术约3分钟；患者俯卧位，沿脊柱两旁脾俞到大肠俞以滚法施治，往返10余遍；患者仰卧位，医者以一指禅推法由中脘穴缓慢向下移至气海、关元穴，往返5～6遍，然后摩腹，时间约5分钟。

2. 药物治疗

（1）腹泻。

1）瘀阻肠络型：以血瘀肠络，气滞不通为主。主要表现为泄泻日久，泻后有不尽之感，腹部刺痛，痛有定处，面色晦滞，口干不欲多饮，舌质黯红或舌边有瘀斑，脉弦涩。治以化瘀通络，和营止痛，拟用少腹逐瘀汤加减。

2）脾虚型：以脾气虚弱，运化失常为主。主要表现为大便时溏时泻，迁延反复，饮食减少，食后胃脘不舒；面色萎黄倦怠，舌淡苔白，脉细弱。治以健脾益气止泻，拟用参苓白术散加黄芪等。

3）肾虚型：以肾阳虚衰，不能温煦脾土为主。主要表现为黎明之前脐腹作痛，肠鸣即泻，泻后则安，形寒肢冷，腰膝酸软，舌淡苔白，脉沉细。治以温补脾肾，固涩止泻，拟用理中汤合四神丸。

（2）便秘。

（1）气秘型：以大肠气机郁滞，通降失常为主。主要表现为排便困难、大便干结或不干，嗳气频作，胁腹痞闷胀痛，舌苔薄腻，舌质黯或有瘀斑，脉弦涩。治以顺气导滞，拟用六磨汤加桃仁、赤芍等。

（2）冷秘型：以肾阳虚弱，肠胃阴气阻结为主。主要表现为大便干或不干，排出困难，小便清长，面色青白，手足不温，腹中冷痛或腰脊冷重，舌质淡，舌苔白，脉沉迟。治以温润通便。拟用济川煎加黄芪、吴茱萸、补骨脂等。

3. 其他治疗

（1）针灸治疗。

1）急性腹泻：以疏调肠胃气机为主，偏寒者可留针，并用艾条或隔姜灸；偏热者针刺用泻法，取中脘、天枢、上巨虚、阴陵泉等穴。

2）慢性腹泻：以健脾胃与温肾阳为主，毫针用补法，可灸，取脾俞、肾俞、命门、章门、中脘、关元、天枢、足三里等穴。

3）气秘：以大肠经的俞、募穴以及下合穴为主，毫针刺用泻法，取大肠俞、天枢、支沟、上巨虚、合谷、曲池、中脘、行间等穴。

4）冷秘：以大肠经的俞、募穴以及下合穴为主，毫针刺用补法，可灸，取大肠俞、天枢、支沟、上巨虚、脾俞、胃俞、神阙、气海等穴。

（2）中药烫疗：十一方酒热敷，或十一方药渣烫熨、外洗，促进腰软组织损伤部血液循环，加速疼痛消退。

（四）典型病例

【案】方某，男性，43岁。因"便秘伴下腹胀痛13日"入院。患者自述在13日前无明确诱因出现大便秘结，同时伴腰背部痛和下腹部胀痛，且呈阵发性加重。入院前8日因连续4日未排便就用"开塞露"，后仅排出干硬粪便块两块，故又口服中药3剂，但症状仍无缓解。4日前在门诊用"通便灵（番泻叶制剂）"及灌肠治疗1次，后排出干硬粪团数块，腹胀痛减轻。其后未再排便，下腹胀痛复又加重，门诊以"便秘原因待查"收住院。既往史：胃溃疡病史10余年。入院检查示：体温36.9℃，脉搏72次/分钟，呼吸18次/分钟，血压120/80mmHg。一般状况尚好，浅表淋巴结未触及；腹部平坦，未见胃肠型及蠕动波，腹肌软无明显肌紧张，全腹轻度压痛，但无明显压痛点及无反跳痛，未触及包块。肝脾未及，肠鸣音7～8次/分钟。实验室检查未见明显异常。腹部X线示结肠胀气，未见液平面。入院诊断：便秘原因待查？给予流质饮食和西沙比利治疗。入院第2天急查下述项目：①腹部立、卧位X线平片，结果为肠胀气明显而以右半结肠为突出，立位片见右下腹多个液平面；②腰椎CT检查示见腰4～5椎间盘膨隆突出。即考虑诊断为：结肠不全性梗阻。分析原因，可能是突出的椎间盘压迫支配右半结肠的腰神经所致。在保守治疗的同时，给予牵引及腰椎手法复位治疗。结果在治疗后的当日下午，在腹痛及腰痛明显缓解的同时，连续排气10余次，排大便1次。再次查体见腹部平软无压痛，肠鸣音5～6次／分钟。以后每日排便1次并有排气，无腹痛及腹胀，但仍有腰痛，观察3天后痊愈出院。

十六、排尿异常

脊柱软组织损伤引起的排尿异常，常见病症包括尿急、尿频、尿少、尿多、尿失控、遗尿等。慢性损伤引起的排尿异常比急性损伤为多。其损伤部位多在下腰段与臀部，其次是上腰段与颈段。

（一）临床表现

1. 病症特点

（1）脊柱或臀部相应部位有痛苦或活动不便。

（2）排尿异常多表现为尿频、尿急或尿量过少、过多，或排尿难以控制，或夜间遗尿等，但很少有尿痛。

2. 辅助检查

（1）**望诊与触诊**：可有脊柱生理曲度的改变，颈、腰、骶、臀等部位有相对固定的压痛点。

（2）**物理检查**：双肾及输尿管B超可拍到结石，膀胱镜检查无异常。

（3）**影像检查**：X线检查，轻者无明显异常，重者有某一段的脊柱生理曲度改变、椎体骨质增生等。

（4）**其他检查**：尿液检查一般无异常。严重者尿中可见白细胞、脓细胞等。

（二）诊断要点

（1）本病多发生于青少年或壮年，有脊柱或臀部外伤或劳损史。

（2）排尿异常与脊柱或臀部相应部位的损伤有关，局部活动受限或压痛，如马尾神经损伤时，出现鞍区感觉迟钝等。

（3）尿液检查一般无异常；较重者X线可有脊柱生理曲度改变或骨质增生。

（三）治疗

1. 手法治疗

（1）腰骶部肌筋损伤的手法治疗。

1）腰骶部软组织的松解、舒筋、推按等治疗手法：可缓解腰臀部肌痉挛，促进局部血循环，改善腰脊柱动力平衡，减轻或消除对支配膀胱和括约肌神经的激压。

2）梨状肌损伤治疗手法。

梨状肌松解、舒筋法：患者俯卧，两下肢自然分开。医者站立床沿，右手拇指（体型肥壮者可用肘关节）按梨状体表投影，自内上往外下由轻到重理按5～6次，至患肢酸胀或发热为度。最后用掌根松解患侧臀肌。

直腿抬高内旋牵拉法：患者仰卧，医者站立于床沿，助手按压患者健肢踝关节并固定之。医者右手握患肢关节后缘，左手掌扶按患膝。在反复和缓慢抬举患肢至50°～60°时，内旋患肢，并逐渐加大患肢抬举的角度至患者能忍受为度。

（2）腰骶部骨关节损伤的手法治疗。

腰骶部骨关节损伤手法治疗，纠正脊柱静力失衡，缓解骨关节创伤性炎症对支配膀胱和括约肌神经的激压。

1）腰椎后关节紊乱治疗手法（以第4腰椎棘突偏右为例）。

坐位腰椎旋转复位法之一：患者端坐，两手手指交叉于头后。医者坐在患者身后另一椅子上，右手从患者右腋下穿过，绕颈后搭在患者左肩，左手拇指按压腰4棘突右侧。嘱患者前屈35°，右侧偏45°。医者右手顺势往后上旋拉患者的同时，左拇指往左前方推按患椎棘突。此时可闻关节复位响声，手法告毕。

坐位腰椎旋转复位法之二：患者及医者体位同上。医者坐在患者后另一椅子上，左手从患者左腋下穿过，绕颈后搭在患者右肩，右手拇指按压腰4棘突右侧。嘱患者前屈35°，左侧偏45°。医者左手顺势往后上旋拉患者的同时，右拇指往左前方推按患椎棘突。此时可闻关节复位响声，手法告毕。

坐位腰椎旋转膝顶复位法：患者及医者体位同上。医者坐在患者身后另一椅子上，右手从患者右腋下穿过，绕颈后搭在患者左肩，左手拇指按压腰4棘突右侧，左膝顶住患者右侧臀部。嘱患者前屈35°，右侧偏30°。医者右手顺势往后上旋拉患者的同时，左膝往前方顶推患者右臀。此时可闻关节复位响声，手法告毕。

2）骶髂关节错位复位手法（以右侧为例）。

患者仰卧，两下肢伸直。助手按压左膝上部。医者站立于患者右侧，右手握患者右踝或小腿近端，左手扶按右膝。先屈曲右侧髋膝关节，内收外展5～6次，再往对侧季肋部过屈右髋膝关节，趁患者不备用力往下压，此时可闻关节复位响声或手下有关节复位感。

3）骶髂关节后错位复位手法。

俯卧单髋过伸复位法之一（以右侧为例）：患者俯卧位，医者站立于患者左侧，右手托患肢膝上部，左掌根压右侧骶髂关节，先缓缓旋转患肢5～7次，医者尽可能上提患者右侧大腿，过伸患肢，左手同时用力下压骶髂关节，两手成相反向扳按，此时可闻关节复位响声或手下有关节复位感。此法适用于体弱肌肉欠发达患者。

俯卧单髋过伸复位法之二（以左侧为例）：患者俯卧，医者站立床上，左足立于患者右侧，面向患者下身，右足跟置于患侧骶髂关节处，然后双手过伸提拉患肢至最大限度（即患侧骨盆距床板约10～15cm），并保持这一高度。右足跟猛力下蹬患侧骶髂关节（此时患者腰椎由过伸位恢复到伸直位），此时可闻关节复位响声或足下有关节复位感。此法适用于身强体壮、肌肉发达的患者。

患肢牵抖复位手法（以右侧为例）：患者仰卧床沿，右下肢靠外侧，双手拉住床头（或由助手牵拉其两腋下）。医者右腋夹住患肢踝部，右手绕过患肢小腿后侧搭在左前臂中段，左手紧握患肢小腿中上段，在持续对抗牵拉的情况下，用力往下牵抖患肢。此法适用于孕产妇及年老体弱患者。

2. 药物治疗

（1）瘀滞型：多见于腰臀部外伤早期，或见于慢性劳损，有局部肿胀、疼痛，或有瘀斑，舌红，脉细滑或弦。治以活血祛瘀为主，方用桃红四物汤加减。

（2）湿热型：多见于腰臀部损伤早、中期，症见尿频、尿急而黄，会阴部坠胀，口干不欲饮水，心烦不眠，舌红、苔黄腻，脉弦或滑。治以清热祛湿为主，方用导赤散加减。

（3）肾阳虚型：多见于损伤后期，症见尿清长或遗尿，腰膝酸软而有冷感，头晕耳鸣，舌淡苔白。治以补肾壮阳为主，方用金匮肾气丸或缩泉丸。

3. 其他治疗

（1）针灸治疗。

1）瘀滞型：以调膀胱气机为主，针灸酌情选用，取中极、三阴交、血海、足三里、腰椎夹脊等穴。

2）湿热型：以取足太阴脾经穴为主，毫针刺用泻法，不灸，取三阴交、阴陵泉、膀胱俞、中极等穴。

3）肾阳虚型：以取足少阴肾经穴为主，辅以膀胱经背俞穴，毫针刺用补法，或用灸，取阴谷、肾俞、三焦俞、气海、委阳等穴。

（2）**牵引治疗**：对一些椎间隙窄、生理曲度改变或腰椎小关节紊乱造成腰交感神经受刺激的，通过腰椎牵引治疗，可改善交感神经的受压（或刺激），对治疗有很大的辅助作用。

（3）**中药烫疗**：十一方酒热敷，或十一方药渣烫疗、外洗，促进腰软组织损伤部血液循环，加速疼痛消退。

（四）典型病例

【案】陈某，女性，32岁，因"左腰腿疼痛伴小便急胀1个月"就诊。查体：腰活动度正常，腰4、5棘突左侧压痛，放射痛（−），骶髂关节叩压痛明显，左侧梨状肌压痛，直腿抬高试验左、右均80°。足拇趾背伸力试验（−），左"4"字试验（＋）。X线示：第4、第5腰椎后关节左右不等宽，腰曲变浅，余未见明显异常。尿常规检查正常。拟诊为：①腰椎后关节紊乱症；②左骶髂关节错位；③左梨状肌损伤。采取手法整复第4、第5腰椎后关节及左骶髂关节，分理按揉左侧梨状肌后，腰腿疼痛明显减轻，小便急胀感也减轻；继续以手法分理按揉左梨状肌治疗3日，小便急胀感消除，随访3个月疗效巩固。

十七、慢性结肠炎

慢性结肠炎是一种肠易激综合征，属胃肠功能性疾病。其特征是对多种生理性和非生理性刺激的反应性增高（即胃肠动力异常和内脏感觉异常敏感，但理化检查无异常改变）。本病属祖国医学"泄泻"范畴，主要病变位于脾胃与大小肠。中医学认为大小肠统属胃，乃胃的下延部分。本病病因有感受外邪、饮食所伤、情志失调及脏腑虚弱等，但主要在于脾胃运化功能失调，其主要病机为脾虚湿盛。

（一）临床表现

病程长，常间歇性发作，腹部不适、腹痛，甚至绞痛，多见于左下腹或下腹，排便后症状往往得以缓解，排便习惯常常改变，可出现腹泻、便秘以及两者交替出现。伴随左下腹疼痛，呈隐隐作痛，体重下降，消瘦，精神不振。粪便可干硬如球状或水样、黏液样，但无脓血便。常伴有自主神经功能紊乱表现：如焦虑、紧张、失眠、心悸、手足心汗多以及血压低等。

（二）诊断要点

（1）腹痛、腹泻、便秘或腹泻、便秘交替出现，可伴有自主神经功能紊乱症状，如心悸、乏力、头晕、紧张、注意力不集中等。

（2）腹部多无阳性体征，有时可叩及条索状肠管，第10胸椎至第3腰椎椎体触诊可见棘突偏歪，椎旁压痛，以及阳性病理物的出现。

（3）X线检查：胸、腰椎关节紊乱，棘突偏歪，甚至脊柱力线改变（侧弯），棘突间距异常等。

（4）三大常规、电解质及实验室检查无异常。乙状结肠镜检示肠管痉挛持续时间延长，收缩频率加快，肠腔黏膜出血，黏液分泌增多或正常，组织活检正常。

（三）治疗

1. 手法治疗

以纠正胸、腰椎以及骶髂关节的错位为主，配合缓解肌肉紧张，解除神经受压，恢复胃肠生理功能。

（1）运用滚法沿足太阳膀胱经第一侧线以及肌肉走行方向往返数遍。

（2）点按肾俞、大肠俞、脾俞、胃俞及腰阳关，每穴施术约2分钟，以透热为度。

（3）掌揉腰骶部以及八髎穴，以透热为度。

（4）旋转复位法：纠正胸、腰椎小关节移位。

（5）掌根摩腹部，顺时针或逆时针方向均可，并重点点按中脘、气海、天枢、关元、中极、足三里、太冲以及阳陵泉，最后沿胃肠生理走向用大鱼际揉按推顺（升结肠→横结肠→降结肠）。

2. 药物治疗

治疗时应注意辨别暴泻与久泻、虚实寒热及证候特征。其治疗原则为运脾化湿。

（1）**食滞肠胃型**：治以消食导滞。方用保和丸。

（2）**湿热泄泻型**：治以清热利湿。方用葛根芩连汤。

（3）**脾胃虚弱型**：治以健脾益胃。方用参苓白术散。

（4）**寒湿泄泻型**：治以芳香化湿、疏表散寒。方用藿香正气散。

3. 针灸治疗

（1）**治则**：寒湿困脾、脾气虚弱、肾阳亏虚者健脾益肾、温化寒湿，针灸并用，虚补实泻；肝郁气滞、食滞胃肠、肠腑湿热者行气化滞、通调腑气，只针不灸，泻法。

（2）**处方**：以大肠的俞、募、下合穴为主。神阙、天枢、大肠俞、上巨虚、三阴交。加减：寒湿困脾加脾俞、阴陵泉健脾化湿；肠腑湿热加合谷、下巨虚清利湿热；饮食停滞加中脘、建里消食导滞；肝郁气滞加期门、太冲疏肝理气；脾气亏虚加脾俞、足三里健脾益气；脾气下陷加百会升阳举陷；肾阳亏虚加肾俞、命门、关元温肾固本。

（3）**操作**：诸穴均常规针刺，神阙穴用隔盐灸或隔姜灸。寒湿困脾、脾气亏虚者可施隔姜灸、温和灸或温针灸；肾阳亏虚者可用隔附子饼灸。急性泄泻每日治疗1～2次，慢性泄泻每日或隔日治疗1次。

（四）典型病例

【案】甘某，女性，38岁，教师，腹痛胀闷不适2个月，内科治疗疗效不理想。近10日来每日大便五六次，今日因落枕来推拿科治疗，交流中得知其不适。症见：腹痛，泻后腹部不适症状减轻（常在饭后泄泻），大便为黏液样。曾先后做过"三大常规"检查、大便潜血检查、肝肾功能检查等未见异常，乙状结肠镜检示：肠黏膜充血、水肿、黏液分泌增多，活检正常。查体见：第9～11胸椎椎体棘突偏歪，椎旁压痛，肌肉紧张。X线检查示：胸椎关节紊乱。诊断为慢性结肠炎。进行手法复位治疗，隔日1次，3次后症状好转，大便每日1～2次，腹部不适症状基本消除，巩固治疗2次后症状无复发。3个月后电话随访无任何不适症状。

十八、痛经

痛经是指妇女在经期及其前后出现小腹或腰部疼痛，甚至痛及腰骶。每随月经周期而发，严重者可伴恶心呕吐、冷汗淋漓、手足厥冷，甚至昏厥，给工作及生活带来影响。目前临床常将其分为原发性和继发性两种，原发性痛经多指生殖器官无明显病变者，故又称功能性痛经，多见于青春期少女、未婚及已婚未育者，此种痛经在正常分娩后疼痛多可缓解或消失。继发性痛经则多因生殖器官有器质性病变所致。与脊柱相关的痛经主要是腰骶椎病变所致的骨盆交感神经受刺激所引起的疼痛，在临床上尤以原发性痛经多见。

（一）临床表现

1. 症状特点

痛经主要表现为妇女经期或行经前后，周期性发生下腹部疼痛（胀痛、冷痛、灼痛、刺痛、隐痛、坠痛、绞痛、痉挛性疼痛、撕裂性疼痛），疼痛蔓延至骶腰背部，甚至涉及大腿及足部，常伴有全身症状：乳房胀痛、肛门坠胀、胸闷烦躁、悲伤易怒、心惊失眠、头痛头晕、恶心呕吐、胃痛腹泻、倦怠乏力、面色苍白、四肢冰凉、冷汗淋漓、虚脱昏厥等症状。

2. 体征

（1）脊柱生理曲度异常变化，或脊柱发生侧弯。

（2）肢体功能活动可有轻度或中度受限。

（3）疼痛部位肌肉紧张、痉挛或僵硬，并有广泛的压痛点。

3. 辅助检查

X线检查可见脊柱生理弯曲有不同程度的改变。

（二）诊断要点

（1）本病一般根据病史、症状、体征就能做出明确诊断。患者常有外伤史或慢性劳损史。

（2）不适感，疼痛或酸胀，肌肉紧张，有广泛压痛点。

（3）X线检查：脊柱正常生理弯曲有不同程度的变直或反张。

（三）治疗

1. 推拿按摩法

（1）**手法**：一指禅推法，摩法，揉法，滚法，按法，擦法。

（2）**取穴**：膻中，气海，关元，水道，中极，血海，阴陵泉，足三里，三阴交，肾俞，命门，胞肓，八髎。

（3）**操作方法**。

1）腹部：患者仰卧位，医者坐于右侧，用摩法或揉法按顺或逆时针方向在小腹部治疗，约10分钟。然后用一指禅推法在气海、关元穴治疗，每穴约5分钟。腹部手法要深透有力，轻而不浮，一般经过15分钟腹部手法治疗，患者要有温热感。

2）骶部：患者俯卧位，医者站于右侧，用滚法在骶部治疗，约2分钟；再用按法在八髎穴上治疗，以酸胀为度；最后在骶部八髎穴用擦法治疗，以透热为度。

（4）**辨证加减**：完成上述手法，再根据中医辨证，分别进行以下手法治疗。

1）气血虚弱型，加施上腹部按摩法8分钟，再用一指禅推揉中脘穴2分钟，最后直擦背后督脉和膀胱经。

2）气滞血瘀型，嘱患者取坐势，医生用一指禅推按肝俞、膈俞、章门、期门等穴，然后再两胁由后往前擦。

3）寒湿凝滞型，加施擦法于肾俞、八髎穴，再给予热敷治疗。

4）肝肾虚损型，加腰骶振法和擦法。

2. 复位调整法（于经前10天左右开始治疗）

患者仰卧位，医者在患者腹部选取疼痛反应点，用一指禅推按2～3分钟，再于双侧三阴交、阴陵泉按揉约2～3分钟。俯卧位上，医者在患者骶尾部选取疼痛反应点，用一指禅推按2～3分钟，再用掌跟轻轻叩击患者骶部20～30次，如有必要，采用腰椎旋转复位或斜扳法治疗。

3. 经筋手疗法

患者先仰卧后俯卧，医生检查患者两侧足三阳和经足三阴经经筋的循经通道是否对称、是否有筋结，再进行左右两侧比较，并用手给法轻揉按压，活筋松解，每次按揉2～3分钟，在一起按压舒缓，以达到整体结构平衡，解除病症的目的。

4. 针灸、理疗

（1）对肩部、胸、腰及背部受到风寒致病者，在压痛明显的天宗穴或椎旁夹脊穴拔火罐10～20分钟。

（2）第3腰椎横突压痛明显者，用2.5寸毫针刺至横突尖部骨质后稍退出些以雀啄手法捻转留针5～10分钟。

（3）取双肾俞、腰眼、腰阳关等背部腧穴，华佗夹脊，足太阳膀胱经脉穴位，合理配伍，以电针刺激10～20分钟。

（4）局部外敷中药或局部痛点封闭，可用TDP或频谱照射20分钟。以上治疗1次/日，5次为1个疗程。

5. 中药辨证施治

（1）**气滞血瘀型**：治则当活血化瘀，行气止痛。可选用身痛逐瘀汤加味：当归尾15g，制乳香9g，制没药9g，五灵脂9g，川芎9g，桃仁9g，香附9g，牛膝9g，地龙9g，鸡血藤9g，羌活9g，红花6g，甘草6g。

（2）**痰浊瘀滞型**：治宜通阳豁痰，活血通络，方用瓜蒌薤白半夏汤：瓜蒌实12g，薤白、半夏各9g；白酒70毫升。

（3）**肝肾亏虚型**：治宜补益肝肾，方用杞菊地黄丸加减。若为腰膝酸冷、夜间多尿、畏寒脉沉者应改用金匮肾气丸治疗。

（四）典型病例

【案】石某，女性，25岁。经行小腹冷痛，婚后加剧，伴形寒肢冷，腰部沉重发凉，呕吐，便溏，头身重，脉沉紧。辨证：寒湿凝滞。治则：温经散寒。治法：①令患者仰卧，摩腹至患者腹内有热感时点关元、双天枢各1分钟；②令患者俯卧，轻揉腰骶2分钟、点命门、双肾俞各1分钟，用双拇指重叠揉捏涌泉、然谷20次；③一指禅推双照海、阴陵泉各0.5分钟。疗效：连续治疗5次，症状缓解，10次后症状消失。于下次月经前再治疗5次，以巩固疗效。

第四章 世家验方

第一节　通窍活血汤

【组成】川芎12g，赤芍12g，桃仁12g，生姜3片，红枣5枚，老葱9g，麝香0.1g（冲服）。

【功效】清心开闭，祛邪解毒。

【主治】各种外伤引起的闭证。症见病邪炽盛、神志不清或烦躁不安，面颧潮红，二便不通，汗出不扬，两手握固，脉弦细或弦数有力，舌质红绛，苔灰黄，血压偏高或正常等。此证多见于脑震荡或脑挫伤，毒血症脂肪栓塞综合征等。

【用法】水煎服，每日1剂。

【方解】川芎气味雄烈，辛香走窜，性最疏通，虽入血分，但能调气止风。桃仁专攻瘀血，有泻无补，散结血，活死血。生姜辛走，开郁散气，健脾助胃。老葱辛通，善通阳气，上下内外，阳气无所不至。麝香气味悍烈，内透骨髓，外彻皮毛，为开窍醒神之要药。赤芍不仅功助活血，且清热凉血，以缓温热之偏。红枣甘温补中，与生姜配合，合用能调理脾胃，促进药力吸收，以奏速效。诸药合效，共有清心开闭、祛邪解毒之功。

【应用情况】在临床上，以中药为主治疗闭证数十例，收到较好效果。

【医案选录】周某，女性，19岁，住院号：49403。1986年6月22日入院。患者于入院前9小时，因骑车不慎摔倒，头与右肩受伤，当即昏迷，入院时呈昏迷状态，脉搏86次/分钟，血压98/60mmHg，时而烦躁，无呕吐，无肢体瘫痪，两瞳孔等大等圆，对光反射迟钝，伤后未解大小便。诊断：①脑挫伤；②左锁骨骨折，按常规处理予镇静、脱水、抗感染、留置导尿管等治疗。每日后患者转入嗜睡，烦躁不安，面颧潮红，无汗，两手握拳，二便不通，舌质红绛，苔灰黄，脉弦数，脉搏（96～104）次/分钟，血压（100～120）/（60～70）mmHg。拟加中药治疗，按闭证处理。以通窍活血汤加减，水煎服。2剂后患者神志清醒，较安静，脉搏82次/分钟，血压（100～106）/60mmHg，再按前方加减服5剂，症状消失，精神良好。后按常规处理左锁骨骨折。

第二节　解痉散瘀汤

【组成】丹参15g，白芍12g，赤芍12g，地龙6g，豨莶草12g，牛膝12g，归尾12g，桃仁9g，两面针12g，甘草6g。

【功效】散瘀剂。活血通经，解痉散瘀。

【主治】外伤或劳损所致的局部拘急瘀肿疼痛。颈肩腰痛，外伤血栓性静脉炎，证属瘀滞型者。

【用法】水煎服，每日1剂。重症可每日服2剂。

【加减法】局部疼痛较剧加乳香6g、没药6g。头痛加白芷12g；背部痛加葛根12g；肩部痛加姜黄12g；胸部痛加柴胡9g，腰部痛加杜仲12g。

【方解】外伤、劳损临床上以瘀血阻滞多见，瘀停于内，经气不畅，肌肉失荣而痉，故以活血通经、解痉散瘀之法治之。本方以丹参、赤芍、归尾、桃仁通行上中下三焦，助行血力以散瘀，即所谓"血不活则瘀不去"，其中丹参有"一味丹参，功类四物"之说，取之兼调和气血，使之行而不破，散中有收。白芍、地龙、牛膝、甘草解痉缓急止痛，配两面针、豨莶草消肿止痛。全方合用，旨在治本为主，同时治标，具有活血散瘀、解痉止痛之功。

【临床疗效】本方用于瘀滞型各种疾病，疗效确切。治疗48例，痊愈40例，好转7例，无效1例，总有效率98％。

【医案选录】李某，男性，1986年10月5日初诊，患者颈痛与左侧偏头痛半年，有颈部扭伤史。此后头痛反复发作，疼痛上午重下午轻，原诊为颈椎病，以按摩、牵引、西药等治疗未见明显效果。颈后伸活动受限，第5、6颈椎压痛明显，颈肌痉挛，臂丛牵拉试验（－），舌有瘀斑，脉结涩。X线片示：第5、6颈椎椎间隙变窄，第5颈椎后下缘变尖。血常规、尿常规检查未见异常，诊断：颈椎病（瘀滞型）。治疗：内服上方，每日1剂，连服6剂，原症基本消失，但夜梦甚多，原方去归尾、桃仁，加合欢皮12g、夜交藤12g，服3剂后，原症全部消失，观察3个月未见复发。

第三节　脊髓康

【组成】鹿角胶12g（另煎），炮穿山甲12g，土鳖虫6g，红花6g，川芎12g，黄芪20g，补骨脂12g，鸡内金9g，丹参15g，麝香0.05g（冲服）。

【功效】补肾活血，通经逐瘀。

【主治】脊髓型颈椎病。

【用法】水煎服，每日一剂。

【方解】脊柱为督脉所系，督脉为诸阳之会，总督一身之阳，一旦劳伤受损，必伤及手足三阳经，经络不通，出现肢体麻木不用，不能活动。脊髓型颈椎病病程长，预后差，久病多痰多瘀，阳气蔽郁，兼耗气血，阴阳俱损，不荣筋节，所以治疗上当以开阳通闭，温阳活络，破痰逐瘀，方可鼓舞气血，以达四肢。脊髓康方中的鹿角胶、补骨脂有补肾作用，均能生精补髓，壮火益土。黄芪味清气浮，振奋元阳，有补气作用。丹参、红花、土鳖虫、川芎化瘀活血，攻专走窜。鸡内金化坚消积，加上穿透力较强的炮穿山甲、麝香，使药深达病所而奏效。

【应用情况】治疗脊髓型颈椎病32例，近期治愈11例（占34.4%），显效7例（占21.9%），有效11例（占34.4%），无效3例（占9.4%），总有效率29例（占90.6%），疗程平均52天。动物造模实验发现中药通过改善神经元的微环境，对神经损伤具有保护作用，并可通过调节神经元的可塑性促进损伤功能的修复。对治疗早期轻脊髓型颈椎病具有一定意义。

【医案选录】张某，男性，2005年5月初诊，患者三年前因长期低头工作，进而出现颈项强直疼痛，伴左侧肩背部麻木，进行性加重，半年前出现左足部力量欠佳，并有左手上肢烧灼感，MRI检查示有第4、5颈椎椎间盘突出，西医考虑手术，因不愿手术遂来寻求保守治疗。检查示：颈前屈、左侧偏及旋转活动均受限，第5、6颈椎压痛明显，颈肌痉挛，臂丛牵拉试验（－），霍夫曼征（＋），舌有瘀斑，脉结涩。X线片示：第4、5颈椎椎间隙变窄，第5颈椎后纵韧带有钙化影，颈椎MRI检查示第5、6颈椎椎间盘突出。诊断：脊髓型颈椎病。治疗：内服脊髓康，每日1剂，并行颈部理筋手法，每日佩戴颈托，治疗15日，自我感觉良好，颈项痛减轻，左上肢麻木烧灼感基本消除，仍有左侧肩背部麻木，改手法为3日一次，并指导进行颈部功能锻炼，继服脊髓康，加桂枝12g、郁金15g、丹参12g，继治20日，症状稳定，仍有颈部酸痛，左上肢麻木感减少，但手指感觉不甚灵活，停止手法，继服脊髓康，加生地12g、当归12g、合欢皮12g，减鹿角胶，炮穿山甲、郁金，每周行保健手法一次，再服21日，颈部基本无痛，仅有酸胀感，双侧上下肢肌力正常。停止治疗，观察1年，无病症复发。

第四节　痛安汤

【组成】两面针12g，白芍15g，龙骨30g，甘草5g，丹参30g，田七9g，降香12g。

【功效】活血清热，消炎。

【主治】各种气滞血瘀，瘀血化热筋伤，骨折疾病，如腰椎间盘突出症，急性腰扭伤，骨折后遗症，颈椎病等。

【用法】水煎服，每日1剂。

【加减法】如瘀肿甚加红花6g、白花蛇舌草12g，眩晕甚加钩藤12g、天麻12g，四肢痿软无力加鹿角胶12g（另烊）。

【方解】龙骨甘涩，逐邪涤痰，入肝破结，凡郁血败血，皆肝经之血积。丹参降而下行，专入血分，并有凉血清心之力，热而血滞者尤擅。白芍亦入肝经，化阴补血，补敛肝脏精血，养和经脉营卫。两面针辛温，祛风通络，现代药理示有抑制细菌生长作用。田七，古称为"南人军中金疮要药"，化瘀止血之功极强，止血不留瘀，活血兼止痛。降香活血化瘀，甘草调和诸药。

【应用情况】配合手法治疗混合型颈椎病50例中，治愈31例（占62%），显效11例（占22%），有效6例（占12%），无效2例（占4%），总有效率96%。

【医案选录】丁某，女性，29岁，患者两天前因打排球不慎跌伤腰部，当时自觉腰部轻度疼痛，X线检查未见异常，后腰痛渐增，遂来医院就诊。检查：一般情况良好，弯腰明显受限，腰5、骶1压痛，直腿抬高试验（－），咳嗽征（－），X线片示：腰曲正常，未见明显异常。诊断：急性腰扭伤处理。因患者拒做手法，给予中药安痛汤加减：茯苓12g，泽泻12g，丹皮10g，肉桂3g，威灵仙10g。水煎服，每日1剂，休息3日后，做功能锻炼，1周后症状基本消除。随访3月，没有病情反复。

第五章 世家医话

第一节　八十岁上班族的养生经

一、练武练骨架

82岁的韦老耳不聋眼不花，站如松行如风，依然保持着腰板挺直的气质和风度，无论从外貌到思维，看不出他是年逾八旬的老人。

韦老很认同国医大师周信有的养生经验。周老在2018年去世，享年98岁，他是甘肃省中医学院教授，甘肃省政协第五、六届委员，全国《黄帝内经》专业委员会顾问。他在95岁的高龄，依然精神矍铄，耳聪目明，每周还能骑着自行车出5次半日门诊。他常介绍他的养生秘诀："我的养生方法主要有二：一是注意运动健身，每日坚持练武术；二是重视调摄精神，每日坚持练气功。这就是祖国医学'动静结合'的养生之道。"他强调："防老抗衰，应当从青壮年做起，在身体尚未出现衰老变化之前，就开始讲求养生之道。"

韦老认为，我国对骨质增强性运动很陌生，很多人不知道骨质健康离不开骨质增强性运动，学生体育锻炼中没有强调骨质增强性运动的重要性，更没有其具体的锻炼方法。实际上传统武术之中，就有很多包含骨质增强性运动，韦老在老年仍能保持矫健身姿，受益于青年开始进行的练武和练功。

韦老在年轻时开始练习长拳、气功等，增强了体质和抗病能力。韦老当时练功毅力坚强，夏练三伏，冬练三九，后来他可以掌劈砖头，倒立行走，右手拇指力量达到40kg。中国武术有言："内练一口气，外练筋骨皮。"武术中无论何门何派，都须求筋骨强劲，腰腿灵活，虚实分明，步法稳健。所以练拳者，在初学时必先学习基本功，以使筋骨皮柔和灵活，稳实有力。虽然各门各家而不同，但基本功都是"抻筋劈叉，弯腰踢腿，转臂扩胸"等动作。武术的基本功就如同盖楼房必要有深厚的基础。古人言："打拳不蹓腿，必定是个冒失鬼"。蹓腿，又称"踢腿"。是武术基本功的内容之一。练武者，无论初练者还是久习者，都需要反复练习。蹓腿的内容包括正踢腿、斜踢腿、侧踢腿、里合腿、外摆腿、后撩腿以及其他多种腿部的活动方法。通过基本拳法脚法，把身体韧带舒展，肌肉有力，使筋有弹性，骨质强硬，是习武的根本。在日后操练中，要学习盘拳会圆，腰身能敏，腿脚常灵，如能练到腰腿灵活，前进、后退、左顾、右盼、起落、闪躲、撩挡都能运用，则身法俱全，就能达登堂入室。研究表明，武术能够提高人体骨密度，增强骨骼强度和质量，从而促进骨骼健康。青少年进行适当的武术训练，除了能够提高骨密度以外，还能增加骨骼的峰值骨量，这对骨质疏松具有良好的预防作用。随着训练年限的增加，武术能够一直不断地增加人体的骨量，在训练年限达6年的时候，骨强度指数影响最大，相比较其他训练年限具有非常显著的差异性，女性在这期间比男性的骨强度指数的波动更有显著性。武术桩功可以使人体206块骨头、600余块肌肉全部参与其运动中。桩功练习能对身体各个部位，特别是下肢肌肉力量进行锻炼，使身体各部位骨骼和肌肉得到均衡发展，增加上下肢和全身的力量。

对于中老年人和患有骨性关节炎的患者，他们不适合做剧烈的武术动作，韦老推荐练习太极拳。太极拳是一种具有刺激骨生长和增强结缔组织力量的潜在优点的承重运动，对大多数骨性关节炎患者具有增进肌肉力量，避免骨质疏松和软骨萎缩的作用。动作中有单腿站立造型姿势，练习中重心的移动，步伐的进退，都十分分明。膝关节常处于半屈膝状态，这种动作特点可有效发展膝关节屈、伸肌群和踝关节肌肉的力量强度和耐力，较好地增强了下肢力量和机体自身平衡能力。

二、上班益身心

韦老80多岁，现仍出诊六个半天，从早上九点坐诊到中午十二点，有时接诊全国各地病患近20人，除了望闻问切和开方外，还亲自操作，捶、扳、叩、点等手法身体力行，工作强度和工作效率远不像一个八十岁的老人。如果有学生，他还同时进行带教，指导操作。空闲时，他有时还有兴致与年轻人比对拇指手劲，几个月前，他与一位身高一米八五、体重超过100kg的男士对抗右手拇指指力，结果竟让对手俯首称臣。作为平常人，许多人做梦都想早点退休，但像韦老这样高龄，并且曾患过中风，即使退休后仍全身心投入骨伤科这种高强度工作的少之又少。作为医生，这样是养生的途径吗？

韦老对此却有着自己的见解。他认为在力所能及的条件下，适当地工作对退休老人的身心健康大有裨益。退休老人曾经长期工作，形成自己的生活规律，维持着自身新陈代谢，继续从事以前类似的工作，可以继续维系原有的新陈代谢平衡，推动肢体运动，通过工作不断地与人沟通交流，学习新的技巧和知识，增强归属感，可有效防止退休综合征，因此退休后工作对身心健康都有帮助，能让生活更加充实。

美国马里兰大学在美国心理协会出版的《职业健康心理学》杂志发表论文，收集调查的大约1.2万名51岁至61岁美国人6年间生理和心理状况变化，发现继续做零工或兼职的退休者比不再工作的人患重病的概率低17%，在精神健康测试中，前者比后者的分数高出31%。退休后选择和先前工作相关的人，在心理健康方面更为出色。美国俄勒冈州立大学的研究人员分析了2956名健康退休研究参与者的数据，发现在67岁仍工作的健康退休者总体死亡率比那些在65岁退休的人低21%。随着退休年龄的增加，这一趋势变得愈加明显。70岁退休的参与者死亡率比65岁退休的参与者低44%。这些发现也适用于那些"生病"的工作者。就算一名工作者健康有问题，如果他们晚一年退休那么他们的死亡率将降低9%。等他们到67岁的时候，他们的死亡率会降低17%；等到他们72岁的时候，他们的死亡率会降低48%。所以，相对退休后仍选择兼职工作者，无所事事的老人患心脏病、癌症以及其他重大疾病的概率更高。除了让钱包更充实外，选择与退休前职业相关工作的人，其身心健康程度尤其出色。

韦老最后还指出，虽然老人退休后再工作对其身心有益，但具体到个人，还需要因人而异，量力而为，在与家人全面沟通分析后谨慎做出决定。老人再工作时并不要寻求金钱太多回报，关键是满足其内心需要，实现其人生价值。他坚持医疗工作50多年，即使当学院领导也没有放弃过，他70多岁才退休，退休后也一直从事临床工作，看着自己诊治的患者获得康复，自己培养的学生获得社会的承认，丰富的心灵回馈价值重大。但是，如果某些人不喜欢他们的职业，就不必勉强自己再工作，毕竟在卸下工作重担以后，老人们会充分地享受生活的乐趣。

三、唱歌防痴呆

韦老有一位共事30年的老朋友李先生，李先生现在82岁，以前也是一名医生，工作积极主动，喜欢外出运动旅游，后来得老年痴呆症，即阿尔茨海默症。从刚开始丢三落四、记忆力减退、智力低下、行为怪异、日常生活能力下降等，发展到了不会交流、离不开人、不知饥渴的地步。得病后，原有医学知识全部忘光，连自理能力也完全丧失，子女对此深感忧虑。据报道，目前我国患此病者已达1000万，而且平均每年都有30万新发病例。

韦老对抗老年痴呆症的妙招是唱歌。和身体任何器官一样，大脑有着多用多灵、不用则废的特点。开发大脑，是一项终生都应该坚持的活动。音乐使用右脑，而语言则使用左脑。唱歌时，需要开动脑筋去记忆曲调和歌词，是一种强效的脑力活动。音乐能影响人的情绪活动。当听到雄壮激昂的曲目时会感受到激励和振奋，往往会有激情澎湃、斗志昂扬之感；当听到婉约悲伤的曲目时，悲哀、怀念之情就会涌上心头；当听到轻快优美的乐曲时，则能感到放松愉快之感。

韦老一向喜欢唱歌，兴起时喜欢去KTV唱。韦老认为，KTV是唱歌功效倍增器，更有效预防老年痴呆症。

（1）唱歌使身心愉悦，焕发青春。大声唱歌时大脑会释放出一种名为催产素的激素。当一个人对另一人表示出信任（比如赠予金钱），被信任的人就有了一次催产素激增的体验，被信任的人产生愉快舒心的感觉。唱歌能改变心境和精神面貌。心理学家认为唱歌对强迫症、抑郁症的治疗都有好处。

（2）调整自主神经平衡。唱前的紧张，唱时的兴奋，唱完后的舒心及满足感，能使人精神上有张有弛，同时又能起到释放消极情绪及精神压力的功效。长期累积压力是造成自主神经失调的因素之一，导致交感神经系统与副交感神经系统失衡，导致功能性疾病。心情变舒畅，自主神经的功能得到调整，身体状况自然也会得到改善。

（3）激发脑组织潜力，在无压力状态下提高大脑使用效率。在KTV唱时，歌者会竭力想唱对歌词，唱准节奏，唱和旋律，并不断回忆往昔唱歌时状态，在瞬间搜索、恢复并重现歌曲相关的内容，以期达到完美效果，极大激活脑组织，提高记忆力。

通过唱歌来防治老年痴呆症并不是韦老个人经验之谈。音乐治疗被广泛用于痴呆护理和复健，特别是听音乐和参与唱歌等活动，可以相当有效地促进维持早期痴呆者的记忆功能。在20世纪70年代，美国国会通过了一项法律：所有的老年性痴呆治疗机构必须有音乐治疗。在美国，大量治疗师对老年性痴呆症采取音乐治疗。在老年痴呆症的早期，一些老人逐渐失去说话能力，说话欠缺流利清晰，但一旦在唱歌状态下，他们却能很清晰流畅地唱出歌词。在这种时候，音乐治疗师常常带领他们一起唱歌，然后要求他们慢慢地去掉旋律，只说歌词。这样的做法对恢复或改善他们的说话能力有积极的作用。芬兰研究人员发表曾在《阿尔茨海默氏症》期刊上的一项研究表明，唱歌确实能改善早期老年痴呆症患者脑部功能，并能改善心情。研究人员对89名轻微到中度痴呆症患者进行了研究，在10周期间，这些痴呆症患者分别接受指导唱歌、听熟悉的歌曲，或接受标准治疗。研究发现，唱歌组的记忆、思考技能、找到周围道路的能力有所改善，特别是那些80岁以下的轻微痴呆症患者。研究人员表示，听音乐只对那些痴呆比较严重者有帮助。而唱歌和听音乐都有助于减少痴呆症患者的忧郁，特别是那些阿尔茨海默氏症患者。有研究表明，即使那些从来没有经过声乐训练的老人，也能通过唱歌得到实际的益处：坚持唱歌的老人去医院看病和吃药的次数更少，也更不容易摔倒。

其实在古代，人们就意识到音乐能直接影响人们的情绪和行为。我国古籍《礼记》已认识到音乐与人的心理活动的关系。古希腊人已认识到音调对不同人的情绪影响是有差异的。古希腊著名哲学家与科学家亚里士多德最推崇C调，认为它最适宜陶冶青年人的情操。音乐本身的审美价值对人的情操进行陶冶。但是从音乐的治疗功用来看，通过节奏、旋律、和声、音色完美的组合，显现对人类精神世界的深入理解和欣赏，特别是宣扬国家的大爱和人性的真情，对于像韦老这样时代沧桑的经历者，很容易唤起心中往昔的情怀和回忆，在这种环境和氛围中，他们不会感觉到他们和社会隔离，潜移默化地建立一种年轻的心态，有效地预防老年痴呆症的发生。

四、漱口固牙齿

韦老年逾80岁，口中牙齿一个不少，照常能吃花生、蚕豆等坚硬食品。他常说"养生先养筋骨，养筋骨从牙齿开始"。人们都羡慕韦老这么大年纪还能有这么好的牙齿。其实，很多人不知道韦老对牙齿保养还有简单有效方法。

齿为骨之余。牙齿保健自古以来就是传统养生的重要内容。漱口、叩齿、摩牙龈等即是古法。古有谚语："晨起，叩齿三百响，齿坚固。"宋朝文学家苏东坡推荐叩齿健身："一过半夜，披上上衣面朝东南，盘腿而坐，叩齿三十六下，当会神清气爽。"清朝在位最久、寿命最长的皇帝是乾隆皇帝，他的42字养生诀有"齿常叩，津常咽"。直到现在，叩齿仍是现代人常用养护牙齿主要方法。有人仍遵循唐代名医孙思邈主张的"清晨叩齿三百下"。韦老却认为，叩齿较以前重要性下降，不宜过多进行叩齿。因为现代人进食肉食、硬食概率大大增多，牙齿重力量的撕咬、咀嚼、砸击等较古代进食植物性饮食更频繁，这些动作甚至可能造成口腔肌肉、颞颌关节等劳损，而不恰当的叩齿动作可能会进一步加剧这种劳损，反而会影响牙齿的坚固。

韦老重视的是有效的清洁牙齿，保护牙龈，他每餐后和睡前睡后都用温水漱口。漱口固齿既要做到每日早晚刷牙时反复漱口，还在每餐饭后漱口。漱口水以采用温水为佳。刷牙时漱口是一般漱口，而餐后漱口以"鼓漱"法为好，指的是在双颊、上下口唇等软组织的协同作用下，闭口鼓腮，使漱口水在口腔内反复滚动，不断冲击牙齿的唇颊侧、舌侧牙面及牙齿、齿间隙等各部，既可漱出食物残渣，也使双颊、口唇部肌肉得到锻炼，具有预防肌肉萎缩，防止双颊、口唇软组织塌陷等作用。饭后及时漱口可将附着在牙齿表面或牙齿间隙中尚未被细菌发酵的食物残渣冲掉，而且保持口腔内的湿度和清洁，适度的水流清洁后还能刺激舌上味蕾，刺激唾液分泌，有益于增进食欲和帮助消化吸收。

漱口也是古代养生保健方法，《礼记·内则》中载有"咸盥漱"，就是用盐水漱口。医圣张仲景在《金匮要略》中指出："食毕当漱口数过，令牙齿不败，口香。"提倡漱口养生，有利于保护口腔，让健康的牙齿伴随一生。我国传统医学还认为唾液能滋养五脏六腑，把唾液称之为"金津""玉液"等，现代医学研究证明，唾液中有许多与生命活动有关的物质，含有多种生物酶，如溶菌酶、淀粉酶等。《黄帝内经》称："脾归涎，肾归唾。"唾液与脾、肾二脏密切相关，对人体健康长寿、摄生保健起着不可估量的作用。《本草纲目》中云："（唾液）灌溉脏腑，润津肢体，祛病延年。"俄罗斯科学家发现，连续5分钟左右漱口，会逐渐刺激中枢神经系统，在漱口结束后立刻分泌出的大量唾液，这种刺激对大脑起到良好的保健作用。实际上，漱口对全身养生也在发挥着作用。

市面上的漱口水种类很多，有人喜欢使用它来保持口气清新。漱口水的功能是清洁牙齿，净化口腔，预防龋齿、牙周炎，减轻口臭等。但是如果不恰当使用漱口水，如过长时间使用，在消灭有害的细菌同时也会杀害有益的细菌，导致口腔中的菌群不平衡，引发口腔疾病。有些漱口水可能会抑制唾液的产生。很多漱口水中都含有酒精，长期使用会导致口腔干燥，破坏保持口腔湿润的黏液保护层，导致口气不佳。使用漱口水需要事先询问医生，合理的使用漱口水。韦老一般使用自来水进行漱口，冬季会使用温水。有某些特定条件下，会使用中药液漱口。

板蓝根：清热解毒，凉血利咽。可用于牙龈出血、咽喉肿痛等急性炎症期，有抑菌、抗炎、解毒等作用。

菊花：清肝明目，疏风。可用于外感牙痛急性炎症期，有抑菌、抗炎、解毒等作用。

两面针：活血散瘀，行气止痛。可用于牙痛、咽痛、反复牙龈出血，有镇痛、抗炎、抗菌的作用。

藿香：和中止呕，发表解暑。可用于牙痛欲呕、不欲饮食，发热倦怠，胸闷不舒，有解暑、止吐的作用。

韦老谈到，漱口虽然简单，但还要注意三点。

（1）剧烈运动后不要立即漱口。剧烈运动时，交感神经兴奋占优势，一方面使唾液腺分泌活动减弱，另一方面唾液腺的血管收缩，唾液生成急剧减少，唾液碱性升高，导致牙菌斑的细菌激素增多。此时机体本身正在修复，恢复产生唾液，漱口会将新生唾液吐掉，从而唾液恢复，增加牙病风险。正确的做法是逐渐补充水分。

（2）漱口水温不宜过热或过冷。温水（水温35℃左右的水）漱口，有助牙齿新陈代谢。如果漱口时水温过低，长期用凉水漱口，就会出现牙龈萎缩、牙齿松动脱落等现象；水温过热，容易破坏牙齿，牙表面产生细小裂缝，甚至裂纹加深，导致牙齿过敏，严重时损伤牙髓。水温骤冷骤热，可能导致牙齿和牙龈出现各种疾病，缩短牙齿寿命。一般情况下，漱口用水的温度，一年四季均可以手指的触感与皮肤温度相当为宜。

（3）漱口养生适合于各年龄段人群，无论孕妇或幼儿都可使用，但都需要持之以恒。

第二节 脊柱相关疾病与调控

一、脊柱是姿势的调控中心

人的脊柱，就像是房子的框架，负责支撑人体的所有重量，举凡坐、卧、跑、跳各种姿势、活动都得依靠脊椎的支撑。事实上，脊椎除了担负支撑身体的功能外，还主宰了人体的健康。可惜的是，一般人缺乏对脊椎的保健观念，常常将腰酸背痛、驼背等常见毛病当作仪态问题来对待，而不会认为这是"病态"，也因此常常错失矫正、治疗的良机，让身体的失衡状况越来越严重。

脊柱是人体骨架的主轴，是所有活动的控制中心，脊柱是由33节脊椎骨所组成，包括了7节颈椎、12节胸椎、5节腰椎、5节骶椎所合成的一块骶骨以及4节尾椎合成的一块尾骨。脊椎骨和脊椎骨之间，会形成椎间孔，也就是脊髓神经的出口，让脊髓神经可以顺利地传达身体上上下下的信息和维持身体的运行及功能。脊髓共有31对脊髓神经和1对尾神经。脊髓和脑合起来，就是所谓的中枢神经，控制着人体所有的运作，无论是自主神经系统里的交感神经或副交感神经，或是控制手脚动作、感觉、维持平衡等，都需要依靠脊髓里的脊髓神经来传达。

假设今天某一处脊椎受压失衡，便会直接压迫到相邻的脊髓神经，同时也会影响到神经信息的传达，一旦神经信息传达受阻，身体的作用也就不完整。而脊椎的受压失衡，主要发生的原因就在于不良的体态、步伐、姿势或是碰撞、伤害等。

因此，姿势、体态和步态影响的层面，除外观的美感外，还会影响到身体日常的功能，包括大家想象到的脊椎、肌肉、关节、骨骼这类问题，还有想象不到的胸闷、失眠、生理痛等。有很多不明原因的症状，从传统西医的角度来看，各式各样的检查都在正常范围，因此被判定为"正常"，但是病患的问题或不适感还是持续在发生。这是因为体态的改变，即意味着身体已经失衡，身体一失衡，人体内最自然的自愈力就会慢慢消失不见，人当然容易变得疲惫、精神不济、免疫力下降……。

谈到人体的健康，一定不能漏掉睡眠的质量。睡眠质量不佳，影响的层面相当广泛，包含了体力、集中力、情绪、耐心等等都会被影响。失眠的原因也有很多因素，从饮食到日间的活动，或是压力、情绪等。可是你可曾想过，脊椎问题也会导致失眠吗？

有过典型的一个案例，十几年前，就常听她提起晚上睡不着、睡眠品质不佳。一开始她认为是枕头不好，于是枕头越买越贵，从几百块钱买到几千块钱，仍然无法让她安然入睡。后来她尝试改变饮食习惯，戒除含有咖啡因的饮料，再加上白天持续运动，但她试尽各种办法，夜晚还是无法入眠。不得已之下，她只好每日服用安眠药，虽然晚上是睡着了，但是白天的精神也被影响，生活质量更是每况愈下，不但有身体酸痛的困扰，头痛、头胀更是家常便饭。

后来发现，她长期的姿势不良、体态不正确，使得颈椎的受力失调、关节错位。而当颈椎的生理曲度过直，颈椎和颈部的肌肉就无法得到休息。比较严重的，还会因为颈椎关节压迫到附近的神经，而不停地释放出错误的讯息干扰睡眠。后来她到医院检查，诊断为脊柱有问题，在矫正脊椎后，她晚上的睡眠状况真的改善很多。就诊约3个月的时间后，她的失眠问题就已经得到解决，不但睡眠时间足够，质量也很好。

除了以上案例外，很多人晚上会很浅眠，或是很难入睡、睡觉时很容易醒来，早上起来总是很疲累，好像怎么睡都睡不饱等。有这些症状的人，他们的脊椎位置及曲度多半都已经不正确了，甚至有退化的现象。这就说明睡眠与脊椎健康是密不可分的。当然，导致失眠的因素有很多种，先找出发生的原因再来解决，才是上上之策。

脊柱是人体的"中轴"和"大梁"，它内连五脏六腑，外接四肢百骸。脊髓及其相应的神经更是连接大脑的信息枢纽和指挥全身的"第二生命中枢"。因此脊柱及其周围软组织是人体平衡的支柱。

脊柱的平衡分为内平衡和外平衡：内平衡由脊椎骨、脊椎关节、椎间盘等组成，外平衡由韧带、肌肉组成。内外平衡组成新的整体平衡。一旦内外平衡的任何环节出现问题，都会引起脊柱的内外平衡失调，出现代偿性的变化，引起和导致颈腰椎病。任何治疗方法如果不能使脊柱恢复内外平衡，就很难取得好的治疗效果。

二、脊柱生理曲度内在联系及其变化与颈肩腰背痛关系的临床研究

在生理状态下，脊柱从正面观呈一条直线；从侧面观则有四个曲度，即颈曲向前突，胸曲向后突，腰曲向前突，骶曲向后突。韦贵康教授等在长期的医疗实践中发现，脊柱生理曲度改变与颈肩背腰痛有一定的关系，并进行了相应临床研究，取得一定结果。

选取普通人群中随机选择120例，年龄在20～80岁，每10岁为一年龄段，共6段，每段20例。其中男性69例，女性51例。筛选出脊柱病变可能伴随的症状、体征制成调查表，X线检查前分别对120名接受调查者进行相关内容的调查。

测量方法：①颈椎曲度采用Borden氏法：即自第2颈椎椎体齿状突后上缘至第7颈椎椎体后下角画一连线（底线），将椎体后缘连线形成一个相应自然弧，测量弧最大垂直距离（一般从第4颈椎椎体后缘中点至底线垂直线称为颈底线）。②腰椎曲度采用Seze法：即自第2胸椎椎体后下角至第1骶椎椎体后上角做连线

（底线），将椎体后缘连线形成一个相应自然弧，测量弧最大垂直距离（一般从第3腰椎椎体后缘中点至底线垂直线，称顶底线），胸曲与骶曲的顶底线参照颈腰曲测量。

1. 脊柱曲度变化与症状相关联系调查结果

将120例拟定分为五级：I级：没有相关症状与阳性体征；Ⅱ级：近期有轻度相关症状或阳性体征，但属偶然出现；Ⅲ级：近期有相关症状或阳性体征，出现频繁，偶尔治疗；Ⅳ级：近期有相关症状与阳性体征，病情较重，影响工作生活，需要进行治疗；Ⅴ级：有相关症状与阳性体征，经反复治疗未见明显好转，不能正常工作生活。其中，将I级归为脊柱正常状态，Ⅱ、Ⅲ、Ⅳ、Ⅴ级为脊柱非正常状态。结果：120例出现Ⅱ～Ⅴ级非正常者男性37例（占53.6%），女性27例（占52.9%）。

2. 脊柱四个曲度的正常波动与前、后突值关系

调查结果：颈曲值为（1.27±0.64）cm，胸曲值为（1.33±0.25）cm，腰曲值（1.63±0.67）cm，骶曲值为（1.23±0.32）cm，以颈曲和腰曲波动最大。其颈曲与腰曲之和大于胸曲与骶曲之和，男性为（1.67±0.46）cm，女性为（1.78±0.31）cm。

3. 脊柱四个生理曲度的变化情况

120例中，有颈曲改变37例（占31.7%），有腰曲改变51例（占40.8%），胸曲改变21例（占17.5%），骶曲改变20例（占16.7%），有局部改变或阳性体征伴随其他症状者，以颈段为多，其次是腰段。脊柱曲度平衡指数即（颈曲+腰曲）除以（胸曲+骶曲）的值称为K值，它随年龄增长而变小，到61岁以后，有一定的反弹。

脊柱四个生理曲度变化与年龄、性别、负荷、损伤等因素有关。调整脊柱平

衡，主要通过颈曲、腰曲的变化而进行，即先天性胸曲与骶曲是脊柱功能的基础，继发性颈曲与腰曲是适应脊柱功能变化的结果。40岁以前多成正比关系，40岁以后不成正比关系。提示颈、腰曲变化与症状有关，对临床治疗有参考价值。

4. 脊柱曲度改变伴发临床症状治疗情况

通过针对性手法与脊柱均衡牵引疗法治疗颈椎病与腰椎病均收到良好效果，其作用原理在于调整脊柱力学平衡。对中青年伴有脊柱曲度改变的颈肩背腰痛的治疗，要重视脊柱曲度的恢复，才能收到应有的良好效果。

三、脊源性亚健康的防治观

随着现代人生活方式、生活条件和疾病谱的改变，对亚健康状态与脊柱相关疾病的研究已逐渐引起现代医学界的关注，韦老在脊源性亚健康的防治有其独到的见解。

1. 脊柱相关疾病的前期先兆——脊柱亚健康状态

韦老在对脊柱相关疾病的治疗和研究中发现，快节奏的工作、不良的姿势、太软的床面、过高的枕头、长时间的端坐、封闭的办公环境等因素是引起脊柱亚健康的常见原因，特别是随着办公自动化和计算机的广泛应用，现代社会中应用计算机的人越来越多，公务员、医生、护士、记者、教师、研究人员、财会出纳、工程师，甚至学生和工人都离不开计算机。如长时间的低头，姿势不良，单一、重复的工作姿势，显示器高度不当，计算机低能量X射线和低频电磁辐射对颈椎的损害很大，因为重复的、长时间的负载对颈椎肌肉、韧带、肌腱和骨关节可以造成肌肉劳损、韧带损伤、颈肌痉挛和颈椎关节的炎症反应，这些反应在躯体上可仅表现为躯体不适、头昏、记忆力下降等，大多数不会引起人们的注意，但随着时间的积累，在出现临床症状和体征后，甚至有临床检验指标和影像学改变后，才真正确诊为颈椎病。脊柱亚健康状态如长时间没有得到及时合理的调整，就会逐渐引发脊柱生理曲度的变化、椎旁肌紧张、脊柱小关节紊乱、生物力学平衡失调、自主神经系统功能紊乱等改变，最终导致脊柱相关疾病的发生。

2. 亚健康与脊柱相关疾病的区别与联系

脊柱相关疾病是指由于脊柱肌力不平衡而致脊柱力学失衡，骨关节轻度位移，直接或间接刺激、压迫到其周围的血管、脊髓和自主神经等，引起相应的内脏和其他器官出现的一系列临床病症。其发病因素有外伤、劳损、退变、感风寒湿邪等。临床表现为头痛、头晕、视力障碍、鼻塞、咽部异物感、血压波动、心律失常、类冠心病、胸闷气短、哮喘、胃痛、慢性消化不良、慢性胆囊炎、结肠功能紊乱、痛经、月经失调等，而这些病症的产生往往有一个长期不一的代偿期，由于脊柱结构尚未有明显改变，患者也仅表现为躯体的某些不适感，这种代偿期人体就可能处于一种亚健康的状态，在人体自身代偿能力下降时，就可能引发临床症状。所以，很多脊柱相关疾病是长期经历了骨骼、关节、软组织等功能失衡的亚健康状态后而发病。

韦老在长期临床实践中善于运用理筋正骨手法调整脊柱的平衡，配合穴位按压，通过调节经络系统和腧穴的作用来调整机体的生理功能，改善机体的内外环境，从而达到治疗和预防脊柱亚健康的作用。在日常生活中，他主张合理的功能锻炼和膳食，保持乐观情志、法于阴阳、和于术数、饮食有节、起居有常、劳逸结合以提高自身机体的抗病能力和保持机体平衡的良好状态。韦老常说："《易》云'天行健，君子以自强不息'，在软组织损伤与脊柱相关性疾病的预防、治疗和保健等方面还有很多未能解决的难题，需要去努力、去征服。"

四、心脑血管疾病——请给发动机充足的空间

据相关资料显示，20世纪初期，全球心脑血管疾病的死亡率仅占总死亡人数的10%不到，而在21世纪初期，心脑血管疾病的死亡率已占发达国家总死亡率的近50%，占发展中国家的25%。现代人的生活条件越来越好，医疗保健水平也不断提高，像传染病之类的已经得到很好的控制，新生儿的存活率大幅提高，人们平均寿命也明显延长，为什么心脑血管疾病反倒越来越多发了呢？

心脏就像身体的一个智能发动机，它时刻都在运转着，源源不断地泵出血液供应所需，它就像仆人一样，默默奉献着。但像机器一样，用再好的材料铸造，用久了或使用不当，它也一样会老化、会耗损。心脏也是一样的，它需要用正确的方法呵护滋养。

有些人的心脏是"出厂质量"就有问题，它的大血管在胎儿时期就发育不好，以致影响到心脏的各组织和大血管，也就是所谓的先天性心脏病。而在更多情况下，心脏是在受到外来或机体内在因素影响才发生病变的，比如说动脉粥样硬化会引起冠心病、缺血性心脏病等；原发性高血压会导致高血压性心脏病；肺部的疾病也会影响心脏；再有就是病毒、细菌、真菌等感染侵犯心脏；人体本身的内分泌发生紊乱，营养缺乏，还有其他如药物或化学制剂中毒等诸多因素。以上种种，都可能使人体出现发绀、呼吸困难、咳嗽、咯血、胸痛、心悸、水肿、头痛、头晕、晕厥、抽筋、腹痛、呕吐等不适症状。

有问题就要解决。有病治病，未病先防。首先必须要知道为什么心血管会出问题，然后才能对症下药。

心脏是一个智能的发动机，那这台智能发动机是靠什么操控的呢？答案是自主神经系统，也就是平常说的交感神经和副交感神经。在人体中，交感神经和副交感神经是一对相互矛盾的拮抗体，当一方起正作用时，另一方则起副作用，恰好平衡协调和控制身体的生理活动。比如，交感神经可以使心跳加快，冠状动脉

扩张，血压上升，也就是说当身体处于紧张状态时，是交感神经活动起着主要作用。而副交感神经则会使心跳变慢，冠状动脉收缩，血压降低。

知道了这台智能发动机的作用机制，只要注意保养定期检修，让它正常工作，就可以在最大限度上减少心血管疾病的发生了。

这时，最应该注意的是对胸椎及其周围软组织的护理。因为支配心脏的自主神经是由位于胸椎的脊髓发出的。如果平时学习工作时姿势不正确、劳损老化退变，或者受到外伤等，就会造成不同程度的胸椎紊乱，发生骨质增生，椎间盘退变，再加上交感神经周围的软组织损伤产生无菌性炎症，或水肿、痉挛等，压迫和刺激胸部交感神经节，便会造成心脏出现相应的疾病症状。

家在广西的贾女士前几年就患有这种病。就诊时的贾女士48岁，心宽体胖，成天乐呵呵的。在她工作的会计师事务所里是一名业务骨干，活脱脱一个女强人、铁娘子。她一直以来都很严格要求自己，为了做好业务，起早贪黑埋头苦干，当了领导以后，工作更是尽心尽力。但是三年前，贾女士不知怎么地发现自己胸口经常发闷，心里很烦躁，脾气也变得有点急，同事们也察觉到他们的贾大姐变了，变得没那么随和了，笑容也少了。问她是不是被什么事困扰，要不要帮忙，她说最近没发生什么事，家人都挺好的，很和睦，就是自己偶尔胸口有点闷痛，无缘无故发脾气。同事们都以为他们的贾大姐是巾帼难过更年期的关了。有每日在临近下班的时候，贾女士突然觉得胸口一阵刺痛，感觉很憋闷。同事老刘是个老心脏病患者，看到这种情况立刻给她含服硝酸甘油。贾女士含药以后，虽然好像疼痛缓了一点，但还是痛，同事们赶忙把她送到附近的医院，诊断为冠心病，医院按常规给她治疗。出院后贾女士一直坚持服用心血管药物，但还是没有控制好病情的发作。

一次她陪爱人到骨科去看腰痛，因为她颈部也经常酸累，就顺便挂了个号，照了颈椎和胸椎的X线片，当班的医生一看就说她患的是胸椎综合征，还说她的心脏病反复发作与颈胸椎有很大的关系。后来她接受了手法治疗，整复了有病损移位的颈椎与胸椎。说来也怪，经过几次治疗后不只是她颈椎病有明显的改善，胸口闷痛、心悸等症状也很少发作了。后来她又继续用这种治疗方法，平时也坚持按医生的建议锻炼，现在已经基本不再使用心血管的药了。这件事的启示是：很多患者心脏病，病根可能在后背的脊柱。颈椎、胸椎的异常，影响了神经的传导，最终引起心脏不适。这也就意味着，只要对后背的脊柱进行手法整复，就能为心脏疾病的康复带来很大的帮助。当然，那些比较专业的整复手法，自己在家很难操作，但平时多做一些颈胸部的保健操，还是非常容易实现的，就比如说下面这套保健操。

步骤一：颈部保健。比如"米"字功（运动头部，以嘴巴在空中写"米"字）就能使颈椎充分活动开，舒缓颈部软组织，解除肌肉紧张，防止和纠正颈椎小关节的微小位移。

步骤二：扩胸运动。比如伸伸懒腰，游游蛙泳等，以此来舒展一下筋骨，解除疲劳和紧张，增加胸背部的肌肉力量，为胸腔创造一个稳固的外壁。同时，还可以减少或纠正胸椎小关节的紊乱，进而减轻对椎旁神经血管的损伤。

除此之外，大家还可以在饮食方面多多注意。多吃点新鲜蔬菜、大豆制品，适当多吃杂粮粗粮。有些食品有防治心血管病的作用，如洋葱、番茄、芹菜、鸡蛋、牛奶、海鱼、海带、玉米、燕麦、大蒜、菊花、沱茶等。高脂肪、高胆固醇的食品要少吃。酒可以少量喝，有益于心脏，喝多了就会有损心脏，尤其是烈性的酒。烟是一定不能吸的。

现代人的生活不仅是要求活得久，更要活得有生活品质。背部健康，不仅可以使人活动自如、身轻如燕，更能让您的心肺功能因有足够运动而不致退化。另外，当您真的有背部酸痛的情形，也不要轻忽，及早找专业人员帮您解决问题，才能使您更加健康有活力。年轻的朋友，千万不要以为只有那些上了年纪的老年人才需要做这些，健康的年轻人因为工作压力、不合理的生活习惯等，如果不注重保养，心脏病也是会找上门来的。

第三节　现代生活方式的健康认识

一、现代生活方式暗含的危机

很多人都认为，健康就是身上没有病。其实这真的不准确。应该说，人的躯体（生理）、心理、适应能力三方面的任何一方面有病，都叫作病。三个方面都没有病，才算健康，要不然就是亚健康。现代人的状态是，有病占15%，身体健康占15%，亚健康占70%。

在过去几十年里，生活和工作条件都很艰苦，营养不良症是多发病，还有贫血、传染病、霍乱、伤寒、大骨头病、血吸虫病……到了今天社会环境变了，多发的变成了心脑血管病、糖尿病、肿瘤、脊柱骨关节相关疾病、亚健康……

引起这种变化的一个原因是药物和治疗的副作用。特别是激素类、消炎类药物，它们对人体的损害很大；是药三分毒，中药也有副作用；就连手法推拿也有副作用，正规的中医手法推拿当然没问题，但很多不正规的地方用暴力手法，做来做去皮肤都没有感觉了，这种也是损害。

但是深层次的原因是，现代人的生活方式、工作方式、心理因素跟以前有了很大的变迁，新问题出现了。很多人有时候说病也不算病，但就是很难受，物理检查、化学检查、生化检查，查不出明显的状况，就是难受。

压力大，包括工作、思想、心理压力大。压力大导致血管收缩，代谢产物堆积，刺激神经就痛了。代谢在体内产生垃圾，自由基是体内垃圾的总称。因此，身体容易衰老，皱纹、老年斑出来了；忧郁症、老年痴呆症就多起来了。

办公室工作伏案太久，低头弯腰太久，容易劳损。

信息多。文件、电话、书信、短信、电子邮件多，上网，聊QQ多。有一份材料显示，一个人每日收到文件30多份，电话70多个，短信100条，算下来每日的信息，两百多条。这么多信息导致人非常紧张。一紧张，信息过剩综合征就出来了。

锻炼少。负荷重，压力大、自由基多，而又缺乏锻炼，体内垃圾不能顺利消除。

饮食不规律。三餐都不定时，总是吃了上顿儿没下顿儿，经常处于过饥或过饱的状态，消化不良。

饮食副作用。烟酒、海味、浓茶对人体伤害很大。吸烟，烟碱就损害肺部，容易引发肺癌。中医认为肺与皮毛相表里，吸烟会损害皮肤，所以吸烟的人皮肤是暗黑的，口唇也发黑。喝酒，酒精肝是最严重的。酒精还损害软骨，因此喝酒的人容易患股骨头坏死。海味损害关节结缔组织，比如韧带、肌腱。而且海味中的嘌呤含量都比较高，在人体内嘌呤会氧化变成尿酸，人体尿酸过高就会引起痛风。浓茶，损害脑神经。美国的里根总统，喝浓茶太多，后来老年痴呆了，据分析跟爱喝浓茶有关系。有些人喝了浓茶，晚上才能睡觉，不喝浓茶睡不着觉。这说明已经中毒了，再继续喝下去，神经迟钝，如果还接着喝，说不定就变为老年痴呆。

化妆、宠物等新生活元素的弊端。有一位女生经常甩头，新发型的刘海飘下来挡眼睛也甩头，头晃来晃去颈椎半脱位了。有一位女生，二十一二岁，未婚夫是做生意的，很有钱，她在家里面看家，养狗。每日遛狗，狗有30多公斤，狗一狂起来跑得很快。她经常这样拉，腰就往右边旋转，一排的腰椎全部卷到右边去了。呼啦圈只向一个方向旋转，也会出问题。钓鱼，姿势不对也会损害身体。

那么，当下人们的不健康又怎样预防呢？

四肢不健康，表现为单纯疲劳或综合性疲劳。锻炼时，不要忽快忽慢，剧烈运动后一下子坐下来，这样肢体容易疲劳。要怎么消除四肢的疲劳呢？让毛细血管运动。手抬高，比心脏高就行了，脚步也抬高点儿，让四肢的血液慢慢跑回心脏里面去，四肢都不那么疲劳。

脑疲劳，脑缺血，头昏。看书太多，头昏脑涨。用脑过多，低头太多，颈椎有问题，供血不足。这种疲劳怎么消除？减少用脑。

怎么防治头晕？按住耳朵往上抠，即抠耳朵的鸣天鼓法。就是让内耳振动，一振动循环就快了。循环快，代谢产物排出来，也就消除脑疲劳。每个人要做鸣天鼓100下，上午50下，晚上50下。总练鸣天鼓的少林寺和尚，没听说哪个中风的，头痛的也很少。因为他们经常敲脑袋，脑袋里面三秒动雷进去，三秒静雷出来。所以和尚念经，厚厚一本经从头背到尾，都没有漏的。

二、养生先养骨，养骨重姿势

在脊柱与四肢病损的患者中，很多是由于工作、生活中姿势不良造成的，低头伏案、弯腰或其他固定在某一姿势的人发生率更高。如司机、会计、统计、电脑、办公室、手术医生、学生，以及缝纫工、刺绣工、装订工、钳工、电焊工等，累积时间2～3年后，又不注意活动与体育锻炼的人更容易犯病。

低头或头颈处于某一姿势长期紧张工作，形成慢性劳损，破坏脊柱与四肢内外平衡。只有改变对颈椎、腰椎的不均衡作用力及作用时间，颈、腰椎内外软组织的劳损是能够避免或减轻的。

对于长期低头伏案者，首先要使案台（或办公桌）与座椅高度相称，而且更重要的是适合于使用者身材。如座椅太高或案台过低，就必然低头屈颈、屈腰。长时间工作的台或桌应高些，勿过低，目前办公桌一律为平面式，应改成半坡式更为有利。

对于长期低头或低头伏案工作，与头颈固定某种姿势下工作的人员，除改善工作条件外，应有工间操，包括颈椎保健操。同时指导他们在长时间工作中，作短暂的颈、胸、腰椎运动，如伸展、前屈、后伸、左右旋转和回环等活动，改变颈、腰部的姿势，做到挺胸伸腰平视或微仰视，改善颈肌、竖脊肌、腰背肌筋膜疲劳，恢复最优应力应变状态。提醒人们不要小视这几分钟的颈、胸、腰椎运动，推广颈、胸、腰椎保健操尤为重要。晨起后、就寝前坚持锻炼，持之以恒，不但有预防作用，也有治疗之功。

不良的生活娱乐习惯，会导致人体慢性疲劳性累积伤，应加予纠正、改变。

1. 观看电视、电影的注意事项

电视已经进入千家万户，电影更是人们喜闻乐见的。颈源性亚健康和颈椎病患者却常感觉每每看电视、电影，病情有加重。本来是休息娱乐、解除紧张疲劳的，然而众多精彩的节目在给他们长时间观看的同时却也增添了不少痛苦。这是因为精神集中，头颈持续保持某一固定体位上，或仰头或俯视或歪着头看或其他不适当姿势而造成的。电视机放置高度要适当，应以平视荧光屏为准；看电影应选择适当座位，避免头项过伸、过屈或歪斜，同时在聚精会神时勿忘记颈部活动。

2. 长时间同一体位下玩牌、下棋等的不良影响

长期固定某个体位看书学习等不良生活习惯，易造成颈肩背部软组织牵制性的累积性劳损，使组织原有的张力和弹性消失，减弱了对颈椎的保护作用，使得颈椎的外平衡失调，累积到一定程度，内平衡也出现失调而出现临床症状和体征。临床研究发现，造成颈部慢性劳损的原因多是不良的生活、工作习惯，如长期卧位或半卧位看书报、电视，喜高枕造成反复落枕，长时间低头位操作电脑、打扑克、搓麻将、下棋等，占49.79%。有这些陋习的人，务请尽快戒除掉。

3. 注意保护自己，防止外伤

脊源性亚健康患者，追溯其病源，多数有明显外伤史和不良生活习惯史。青少年是多动好胜时期，更不小心保护自己，例如摔跤、顶牛（两头顶架）、翻滚、爬高等都是他们最喜爱的运动，也是脊柱特别是颈椎损伤常见的原因。由于这个时期自我恢复能力强，往往不受重视，而得不到及时适当的治疗。家长和老师应该教育青少年勿做有损健康的运动。体育活动要有科学性，否则有害无益，如垫上滚翻，颈部预备活动就非常重要；练习仰卧起坐的双掌交抱姿势要正确，抱在颈后而不是枕后，练习应循序渐进、切勿过猛过急或体力不支强硬操行造成维持脊柱平衡的软组织损伤；体育专科学校和杂技训练班，凡有头顶、颈部功夫时，充分的颈椎准备运动是不可缺少的，其后，颈部整理活动也很重要，以恢复颈椎的内外平衡。一旦发生颈椎损伤，要及时治疗，勿留后患。

对儿童和学生体罚本身就是错误的。更不能揪住头发或双耳推来揉去，或抓住双肩前后摆动，造成颈椎挥鞭样损伤，无知的惩罚会给孩子播下颈源性亚健康、颈椎病痛苦的种子。

另有些人从小就习惯身子趴着头侧向或半侧半趴的姿势睡觉，造成颈椎、胸腰椎交接部及其上下几个椎体扭转、其两侧肌肉韧带则经筋紧张度不统一，长时间会导致颈椎或胸腰椎的扭索样改变，相应的脊源性亚健康症候出现。所以，作为家长应及时提醒并纠正孩子的不良睡姿。

4. 注意床、枕与睡姿的卫生

床和枕头伴随着每一个人度过一生中约三分之一的时光，或许比这个时间更长。床、枕头是保证脊柱休息不可缺少的卧具。

改正睡软床的不良习惯，用平而硬的平板床代替，仰卧其上。被子厚薄以不冷、不潮热为宜，不要太厚。平板床厚度3cm，长、宽与床一般大小；木质以吸水性强、透气度好、硬度合适的木板或合板为最好。在硬平板床上睡，能使脊椎骨排列整齐，在枕很高、铺很厚的沙发床上睡，会使脊柱弯曲变形。

刚开始不适应睡平板床时，以前铺两床褥子的人减铺一床，铺一床褥子者改铺毛毯，逐渐换成铺一条毛毯、一块褥单，最后睡到平板床上。开始时，脊背很疼，难以入睡，这时可采用脊柱整脊正骨手法中的颈椎定点双向旋转拔伸顶推复位法和胸腰椎双斜扳一垫按复位法调整脊柱的偏歪。

5. 乘坐车别睡觉

许多人在乘坐长途车时，坐着打盹甚至全然睡着了，这很危险。因行驶中的车由于路况的不同会出现上下颠簸、左右摇晃、前后晃动，甚至有急刹车等情形出现。而人在睡眠状态下，头颈等脊柱部是毫无防备的，它们完全依靠倚靠物来支撑。在没有任何防护情况下，人入睡后，当车出现前述的情形时，头颈等也随着惯性向相反的方向摆动，更甚者突然的急刹车还会造成头颈的挥鞭样损伤。由于损伤不严重置之不理，或许压根儿不留意这种损伤，任其发展会形成陈旧性颈部损伤，后患无穷。

本人曾在临床中观察到237例青年性颈椎病患者，有陈旧性颈部损伤的占38.82%，如玩耍、训练、车祸、坠伤或突然急刹车等情形挫伤头颈部。这些损伤使颈、肩背部的软组织受损、渗出水肿，未及时治疗或处理不当，渗出的血液或组织液粘连，使肌肉、肌腱、韧带纤维发生变性和缺血性挛缩，出现颈部活动受限和僵硬感；同时也可导致颈椎小关节紊乱，甚至椎间关节错位，如不及时矫正，势必造成颈椎的内平衡失调，一段时间后促使外平衡失调加重，出现临床症状，损伤的颈椎出现骨赘。而青年性颈椎病的前期是颈源性亚健康。因此，若在乘车睡觉时，应先系好安全带、戴好护颈套、整个上身靠在椅垫上，以免脊柱特别是颈、腰椎造成不必要的损伤。

6. 注意骑自行车的卫生

自行车既可作为交通工具，也可作为锻炼的器材。讲究骑车卫生，对减少脊源性亚健康，特别降低颈源性亚健康的发生率，有着特别的意义。

大多数骑车人身体前倾、头颈前屈，两臂用力撑把、双肩内收，呈缩颈屈背之状。这样脊柱的自然垂直重力线前移，脊柱的应力点椎体数增加、应力加大，如经常骑车或长途骑车而不注意骑车姿势，脊源性亚健康和脊柱病就在所难免了。

矫正骑车姿势是预防脊源性亚健康和脊柱病的手段之一。除了赛车和紧急赶路外，一般情况下，骑车时应头正颈直，挺胸拔背直腰，两臂轻扶车把，头颈肌肉自然放松。另外，自行车结构、车型大小要合理，首先车座与车把高度要相称。高身材者骑大型号车，矮小身材者骑小型号车。实际上，正确的骑车姿势是非常必要的。看那些自行车比赛的运动员，他们昂首翘臀，整个动作像一架充满流线型的兰博基尼（跑车），始终保持脊柱挺直状态，而生物力学证明：人的腰部只有在保持直立状态下才是最省力的，好比两点之间直线最短。

三、温度、饮食、劳逸与病损

古人云："顺我者昌，逆我者亡。"此话很有道理，说明人体的生活跟大自然息息相关，早在几千年前的《黄帝内经》中就有记载，人体应该顺应天气的变化才能使自己健康长寿，慢性病损不是一朝一夕形成的，是由于人们长年累月不良的生活习惯所造成的。

1. 温度与风度

要想知道怎样保养，首先应该认识中医的六淫（即风、寒、暑、湿、燥、火）。六淫致病与季节气候、居住环境有关。十几年前人们还在为温饱所努力，现在我们不再为温饱担忧，取而代之的是款式新颖、颜色艳丽的服装和丰盛的饭菜。爱美是女人的天性，女性们往往在衣着上下功夫，为了买一些时髦的服装，她们不惜花掉大把大把的金钱，只要款式新颖、流行就穿，于是她们在冬天越穿越少，真所谓要风度不要温度！低腰裤、吊带装等更是她们的最爱。女士们，你们可曾为自己的健康着想，你穿吊带装时考虑过颈椎病的烦恼吗？你穿低腰裤时可曾想过腰椎间盘突出症的滋味吗？国内曾经有过报道，认为吊带装和低腰裤所带来的清凉，是引发颈椎病和腰椎间盘突出的罪魁祸首。穿着裸露大面积皮肤的衣服，在空调或者温度较低的环境下工作，容易使肌肉痉挛性收缩，对局部的交感神经产生压迫，导致局部的血液循环功能障碍，而局部的血液循环功能障碍，又反过来加速肌肉的强烈收缩，产生巨大的牵拉力，使附近的颈腰椎小关节发生错位（紊乱）！从而脊柱开始失衡。长期下来，人体为了维持病理性平衡，就开始出现慢性病损。

2. 饮食与肥胖

"民以食为天"，广西人对美食情有独钟！各地夜市千姿百态，竞显繁华，夜生活也尤为受到追捧，南宁老友面、宾阳酸粉、黎塘田螺、柳州螺蛳粉、桂林米粉等美食正逐步成为广西大众饮食文化的主流。每当夜幕降临，人们最喜欢的是喝上几杯，品尝美食，舒坦自己的心情！古书曾有记载："无论何物，多食必损！"上面列举的食物中，基本都含有酸笋，酸笋中富含草酸，草酸能抑制钙的吸收，加快骨质增生的形成！所以这些美食还是少吃为妙。酒是一种湿热的东西，暴饮对身体是一种损伤，暴饮暴食会使脂肪沉淀，堆积在体内。走在大街上，每每看到一个个挺着啤酒肚的人，表面看似潇洒，其实他们有着许多难言之隐！啤酒肚也称为腹部肥胖，有专家提出腹部肥胖是加速衰老的原因之一，目前已经证明有15种死亡跟腹部肥胖有直接关系，其中包括冠心病、心肌梗死、脑栓塞、乳腺癌、肝肾衰竭等，有研究表明，挺着"啤酒肚"的男性得高血压的概率是正常男性的8倍，得冠心病的概率是常人的5倍，得糖尿病的概率是常人的7倍，脑溢血和脑梗死等疾病在"啤酒肚"男性中也很常见。有道是"腰带越长，寿命越短"。一些伴有脊柱前滑脱的病人更要注意控制饮食，防止腹部肥胖，加重腰椎的负担。人的腰椎正常曲度为前凸，腰椎的椎体高而大，从上面观，似一横放的肾型，椎体的上下面平坦，而前面略比后面凹陷，适合于其负重的机能，该部位负重大，活动多，受重力的冲击和外伤机会最多，所以腰部在原有负重的基础上在加之腹部的肥胖，加重腰部向前的牵拉力，这样就加重腰椎的前滑脱。

3. 劳与逸

随着社会的竞争越来越激烈，人们所要承受的压力越来越大，为了能赚更多的钱，为了能完成更好的工作，人们废寝忘食地工作，完全不顾及自己的身体，等到累得实在不行了，才知道找时间休息，可是正当您休息的时候，你可曾知道你的身体已经开始生病了，头昏、眼花、四肢乏力等这些都是你的体力透支的表现。众所皆知汽车开久了都要休息保养，人也同样需要这样。疲劳的出现，归根到底是脊柱的失稳，脊柱的不平衡首先会引起亚健康的问题，每日许多白领人群都不停地在办公室低头工作，炎炎夏日，没有空调哪能工作，于是空调越开越大，工作起来开始非常舒服，渐渐才发现感觉颈肩酸累，眼睛酸胀，双上肢容易疲劳，其实身体已经外感风寒之邪，"风为六淫之首"，寒气往往随风而至。人们在工作时经常一味贪凉，特别是晚上睡觉的时候，没睡着时也许还知道凉了把被子盖好，一旦睡着觉，就不知道被子是不是还盖在自己的身上，加之空调猛烈地吹着，风寒往往开始都是由外到内侵入，原来有颈腰慢性劳损的人群这个时候就最容易发病了！于是第二天早上起床就开始出现不舒服，有的又没有时间来医院及时治疗，日复每日，年复一年，劳损性疾病就会越来越严重！

四、为"第二心脏"添活力

常言道，千里之行，始于足下。人的双脚不仅支撑着全身的压力，而且随时配合其他肢体共同完成人体最高司令部——大脑布置的各项任务。纵然怀有鹏程万里的凌云壮志，也必须依靠一双脚板，一步一个脚印地走出广阔天地，才能建功立业，将理想变为现实。

然而，脚是离心脏最远的器官，又是身体循环的返折处，加上承受全身重压，除了躺下休息的时间外，脚板基本上处于受压迫状态，成了血液循环最差、温度最低的人体器官。祖国医学有"百病从寒起，寒从脚下生"之说。如果冷天不注意对双脚进行"防寒保暖"的话，脚板往往容易出现发麻、冻疮或干脚、裂脚等病变。

脚是人体经络循环与腧穴分布最为集中的部位之一。确切地说，人体12条经脉中有6条经于足部，这些经络都是运行气血、联络脏腑、沟通表里、贯穿上下的通路。足部的穴位有60多个，约占全身穴位的十分之一。《黄帝内经》中有对足部经络和穴位的详细介绍，刺激这些穴位，其经络循行线传导到全身，可以起到疏通经络的健身作用，正如医道中"上病取下，百病治足"的说法。

由于人的心、肺、肝、脾、胃、肠等脏器都在足底有特定的反射区，因此，保持双脚温暖，经常进行足部按摩，就可以使脚踝柔软、富于弹性，从而使回流心脏的静脉血液顺畅地流过脚踝。否则，血液瘀在脚踝附近，会导致心脏的负担加重。经常活动脚踝并做足部按摩，可以达到以下几方面的功效。

第一，人体脚板有多条经络经过，同时，奇经八脉中也有数条从足部起行。因此，经常活动脚踝，按摩足部的穴位，对疏通经络，保障气血运行，减轻或消除疾病有着重要的作用。

第二，活动脚踝，按摩足部，以达到"外治反射区，内调脏腑病"的功效。如有胃消化不好的症状时，就会在足内侧第一跖骨小头下见到肤色发黄，像姜一样，按之有胀痛感，手下有沙粒状的触感。当通过一段时间的按摩压刮，沙粒状代谢物消失，胃口自然就会变好起来，饮食正常。

第三，年纪一大，行走必然逐步迟缓，这是不可逆转的自然法则。因为年老后的腿脚逐渐缺少血液的营养，有的足部血枯肌萎，摸之僵硬，脚底肌肉无弹性。通过长期运动锻炼和足部按摩，排出沉积代谢物，摩松肌肉，滑利关节，使气血循环得到充分改善，筋骨得到充分濡养，就可以有效地缓解人老行路难的艰辛。

第四，活动脚踝，按摩足部，可以激活内源药物因子，增强人体免疫抗病能力。

第五，足部按摩至脚底发热，使全身暖和，可以改善睡眠，减少疾病上身，增强体质。

养护双脚，保持"第二心脏"充满活力的方法很多，其中有"以步代车走，活到九十九"之说。因为人走路时，脚步肌肉的紧张与松弛能迫使静脉血管扩张与收缩，使静脉血管的流速增强，从而减轻心脏回收血液的负担，使血液循环畅通无阻，将营养能量源源不断地输送到身体的各个器官，确保全身充满活力，并达到延年益寿的目的。当然，也有的患者不宜多做运动，如患有腰肌劳损、骨质增生、腰椎间盘突出等疾病的人，就不宜靠跑步、跳高、跳远等运动来增强体质健康。

"拍打足三里，胜吃老母鸡。"这是流行在民间的说法，有其道理。因为拍打足三里，能使手脚的血管扩张，增加血液循环。据相关专家介绍：用双手以中等速度稍用力地拍打双腿足三里穴各100下，每日早晚各做一次，长期坚持，就可以达到防病治病的目的。

此外，冬天多吃羊肉、狗肉、姜、葱、蒜、辣椒等温性、热性食物，配合适当的运动锻炼，如慢跑、散步，每晚坚持用温热水泡脚，最好加用一些中药，如鸡血藤、锁阳、制附子水煎成药液泡脚，效果更佳。最后，再坚持做按摩推拿，搓耳朵，搓腰眼，按揉涌泉穴，搓搓脚趾等，可以很好地养护"第二心脏"。

五、运动得当，才会长高

高大英俊、亭亭玉立是每一个进入青春期的男孩、女孩对自己身高外形的期望，同时也是父母在孩子成长环节中最为关注和重视的方面之一。为此，他们拼命给孩子补充营养，牛奶、蛋白质、维生素、钙片、鸡鸭鱼肉等应有尽有，可有些孩子就是偏偏长不高！这些长不高的孩子，不是因为缺乏营养，也不是缺少运动锻炼，那么，他们长不高的原因在哪里呢？人体的身高主要是靠双下肢的长度和脊柱的高度所决定的，孩子要长高一定得要在这两方面上想办法、下功夫。营养、运动和睡眠是几乎所有家长都能够想得到让孩子长高的"三大法宝"，营养可以补充孩子骨骼生长所必需的成分养料，因此在孩子的每一个生长发育阶段，牛奶、鱼、肉、蛋、蔬菜、水果等是孩子的最佳成长伙伴；光摄入了营养，骨骼不吸收也不成，所以还得配合运动和良好充足的睡眠，使骨骼能够很好地吸收利用这些营养成分。如果"三大法宝"都使用上了，又排除父母身材矮小的遗传因素影响，就一定要考虑是不是孩子脊柱或者骨盆出现什么问题了。

人体正常的脊柱从侧面看应该是有颈、胸、腰、骶四个生理弯曲，从后面看，脊柱位于背部正中，无凸起侧弯等异常情况；正常的骨盆位置是平衡对称，没有一边高一边低的，检查时让孩子双足并拢、直立，双手自然下垂，看其两肩高度是否在同一直线上，或者看孩子是否是一条腿长一条腿短，以此来判定孩子的脊柱、骨盆是否正常。对于成长发育中的孩子来说，脊柱侧弯、骨盆偏斜等问题，如果家长平时不注意观察，就很容易被忽略，侧弯的脊柱、偏斜的骨盆就会影响孩子的身心发育，阻碍个子的长高。

对这部分长不高的孩子来说，有没有能让他们长高的法子呢？有！那就是脊椎调理。本来决定身高的脊柱骨，该直的地方不直，该弯的地方不弯，就像一条蜷曲的麻绳一样，不把它拉开，它是永远都不会有长度的！另外，脊柱是人体神经集中的区域，它如果出现扭曲侧弯，势必会影响刺激到这些向大脑中枢传送信息的通路，让孩子的"长高因子"得不到释放，成为孩子长高的巨大阻碍。脊椎调理通过改善解决这些问题，能够使孩子快速增高。

这里再顺便提醒家长一下，一些体育运动项目非常受人们的欢迎，例如乒乓球、羽毛球等，但是从身体平衡的角度来说，这些运动项目只是利用单侧的力量。由于孩子从小学到中学甚至大学毕业前，都是在长骨骼、长身体，如果长期只进行这些运动，就比较容易造成骨骼偏歪，身体两边的力度和韧性会失去平衡。也许有人会问，那些运动员呢？事实上，这些项目的专职运动员除了经年累月练这些项目外，他们有专门的体能教练指导，还要练习跑步、弹跳、俯卧撑、游泳等活动，以保证全身力量平衡或基本上平衡。

最有利于全身骨骼均衡发育的项目莫过于游泳。在双休日里，家长应多带小孩去游泳。因为游泳最能让孩子全身得到平衡的伸展，身体两边的肌肉得到几乎一样的锻炼，并促进全身血脉畅通，有利于锻炼其筋骨的韧度，有利于孩子的发育长高。

要让孩子的身体发育与智力发育同步增长，除了前面所讲到的食物营养搭配和身体锻炼之外，还要增加或补充一些有机赖氨酸，因为赖氨酸是人体内自己不能合成的氨基酸之一，其主要作用是促进体内的消化吸收，蛋白质合成的加速剂，且有抗病抗炎，增加人的脑细胞的活动能力。让孩子多吃些含氨基酸的物质，如赖氨酸面包、饼干，或者平常在膳食中添加些赖氨酸制剂等，以达到促进孩子发育旺盛、智力增长的效果。

第六章 世家薪火

第一节 传人选介

以下为韦贵康教授为主（总）导师培养的骨伤科硕士、博士、博士后及临床跟师弟子名单。

一、中国内地弟子名单

1988—1991年：黄俊卿；1989—1992年：戴七一、杨仪靖；1992—1995年：黄荣、周军；1993—1996年：陈锋；1995—1998年：叶军；1996—1999年：梁文杰；1997—2000年：陈小刚、许建文；1998—2001年：鲍杰、韦坚；1999—2002年：刘武；2000—2003年：钟远鸣、刘锐、张璇、王飞云、盘荣贵、祁文、任志宏；2001—2004年：吴华章、麦敏军、曹顺海、胡钢锋；2002—2005年：刘道兵、韦理；2004—2007年：胡永华；2005—2008年：汪洋；2006—2009年：张春松、赵明明、王明杰；2007—2010年：徐贞官；2009—2012年：邸鑫。以上均为硕士研究生。

1996—1999年：周红海；1997—2000年：陈锋；1998—2001年：周军、韦理。以上为博士研究生。

2008—2011年：谢冰、刘建航（全国第四批老中医药专家学术继承人）；2008—2011年：安连生、兰小春、杨祖毅（在职读硕士）；2009年：沈茂荣、谢富荣、梁卫国、唐玉萍（瑞康医院组织的拜师会会员）；2008—2011年：陈柯、赵治伟、李新生（中华中医药药学会与河南省洛阳正骨医院共建的师带徒）；

2011—2014年：杨祖毅，黄如慧（根据卫生部令第52号文带徒，经公证）；2013年：刘建航（在读博士后）、叶军（深圳，在香港拜师），郑茂斌与农泽宁（全国第三批优秀中医临床人才）；2014年：章恒、王海洋、莫志海、王柏懿。

临床跟师弟子：黄有荣（1974—1975年，1983—1985年），安连生（1981—1985年），周宾宾（1982—1985年），周学龙（1990年、1999—2002年），张翠洲（1999—2000年，针灸推拿），李海娟（1999—2000年，小儿推拿），黄如娇（2000—2003年），韦荣忠（2000—2003年），韦丽珍（2001—2004年），韦剑华（2002—2005年），陈昌凤（2006—2009年），张孙云（2006—2008年，医疗保健），黄增学（2006—2009年，运动医学），黄勇（2008—2011年，医疗保健），徐波（2008—2010年，医疗保健）。

以上共70人（其中3人硕士、博士连读）。

二、中国香港弟子名单

1998—2001年：袁启顺、陈炳枢、陈得生、张炜生、黄杰、林润清、何国伟。2005—2008年：陈志成、叶振桦。以上均为硕士研究生。2008—2013年：李锦威（学士）。2013年：陈锦焜（医师）。共11人。

三、中国台湾弟子名单

2006—2007年：徐汉祥（台湾、硕士肄业）。2012—2015年：陈秋隆、简鸿钦、陈正林。

四、外国弟子名单

1986—1988年：林春发（新加坡）。1992年2—7月：黎成钊（南非），跟师进修。

1994—1997年：何保宗，陈国全，苏佽吉，沈融才，沈德才，卢荣初，谢辛财，吴友贤，林成福，余有明，文海全，刘爱顺（以上为新加坡），卢荣秋（澳大利亚），丘德兴（马来西亚）。2000—2003年：陈印亮，苏添喜，何伟南，佃仁森，王朝平，李沺葆，林美妘，麦翠玲，曹素华，林财碟（以上为新加坡）。2000—2003年：裴长江（越南）。2002—2005年：D·G·KUMMER（德国）。2003—2005年：陈海东，施树典，洪金山，何立成，李逢顺，莫愈强，胡美香，林金水，陈秋顺，蔡其，蔡祥碧，周启仕，苏雅虹，何克忠，张坤赐，刘博礼（以上为新加坡）。2005—2008年：曾意盛，黄崧淯，柯琦璇（以上为新加坡），周怡平（瑞典）。2006—2009年：陈奋莆，巫德光，苏晟民，郭俊缃，叶迎安，许柏光（以上为新加坡）。2009—2012年：杨仲立（越南）。2009—2012年：Thomas Otto（德国）。2010—2013年：单京宝（阿联酋）。以上均为硕士。

2009—2012年：何保宗（新加坡，博士），张志杰（美国，博士）。2010—2013年：吴洁（美国，博士），常光哲（美国，博士）。2013年：张星一（美国，医师）。2013年：欧阳光（美国，博士），熊涛（美国，医师），黄仪（美国，博士）。

以上共65人。

第二节　韦贵康导师的研究生列题论文一览（部分）

一、博士研究生列题

益气化瘀补肾法防治颈椎病的实验与临床研究　　　　　　周红海

益气化瘀活血法治疗脊髓型颈椎病实验研究　　　　　　　陈　锋

葛根汤防治颈椎病的作用机制研究　　　　　　　　　　　周　军

二、硕士研究生列题

论骨伤科手法系统的形成与发展规律　　　　　　　　　　黄俊卿

论损伤性腰痛证治的形成与发展　　　　　　　　　　　　戴七一

论骨折活血化瘀法的形成与发展　　　　　　　　　　　　杨义清

论腰椎间盘突出症中医治疗的渊源与发展　　　　　　　　黄　荣

论中医救治损伤昏厥的渊源与发展　　　　　　　　　　　周　军

论附骨疽证治的形成与发展　　　　　　　　　　　　　　方素萍

老年性腰椎间盘突出症治疗方法选择及其作用机理探讨　　叶　军

退变性腰椎管狭窄症血流变学改变与中药配合手法治疗观察　梁文杰

腰椎间盘突出症血流变学改变与疗效关系临床研究　　　　许建文

伊里扎洛夫骨科外固定架的引进应用分析与改进研究　　　陈小刚

中药外熨配合手法治疗腰椎间盘突出症疗效观察与机理探讨　鲍　杰

颈椎病颈曲改变对椎——基底动脉血流动力学影响及手法疗效分析

韦　坚

中药十一方药酒对骨折愈合过程中细胞凋亡的影响的实验研究　　刘　武

三、中国香港研究生列题

儿童少年前臂下1/4双骨折外固定临床研究　　　　　　　　袁启顺

斜板伸腿手法治疗腰椎间盘突出症的临床研究　　　　　　　陈炳坚

手法加塑型纸夹板外固定治疗急性外踝扭伤的临床研究　　　何国伟

腰腹肌"均衡"疗法治疗退行性腰椎滑脱症的研究　　　　　陈得生

通关活络油治疗膝关节软组织损伤的临床观察与实验研究　　张炜生

旋转复位手法治疗颈椎性头痛疗效观察与机理探讨　　　　　林润清

骶髂关节错位与腰3横突综合征的关系临床研究　　　　　　黄　杰

四、外国研究生列题

手法治疗颈性头痛的临床研究　　　　　　　　　　文海金（新加坡）

桃红四物汤加味治疗椎动脉型颈椎病临床研究与机理探讨

丘德兴（马来西亚）

寰枢椎半脱位容易引发的症状、手法治疗和机理探讨　余有明（新加坡）

旋转复位手法治疗腰椎间盘突出症临床观察及机理探讨　何保宗（新加坡）

整脊手法治疗脊柱性胃脘痛的临床应用探讨　　　　何丰明（新加坡）

正骨理筋手法治疗颈椎性肩病症的临床观察及机理探讨　吴友贤（新加坡）

血府逐瘀汤加虫类药治疗胸背部软组织损伤临床观察与机理探讨

沈融才（新加坡）

滋补肝肾汤治疗产后损伤性腰腿痛的临床观察及机理探讨　沈德才（新加坡）

整脊手法为主治疗过敏性鼻尖疗效观察及机理探讨　　林成福（新加坡）

手法为主治疗儿童髋关节急性软组织损伤疗效观察与机理探讨

陈国全（新加坡）

舒筋活络止痛油治疗软组织损伤临床观察与实验研究　　卢荣初（澳大利亚）

手法治疗骶髂关节损伤所致痛经的临床观察与机理探讨　　苏侲吉（新加坡）

腰椎小关节紊乱症的发病机理及手法治疗探讨　　　　　　谢幸财（新加坡）

手法治疗"梅核气"疗效观察与机理探讨　　　　　　　　刘爱顺（新加坡）